Homöopathisches Jahrbuch 2012
der Clemens von Bönninghausen-Akademie

3. Band aus der Reihe „Homöopathisches Jahrbuch"

AF139500

Homöopathisches Jahrbuch 2012

der Clemens von
Bönninghausen-Akademie

www.cvb-gesellschaft.de

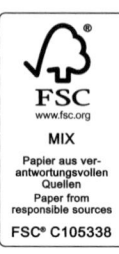

Impressum

1. Auflage 2013

Herausgeber:
Clemens von Bönninghausen-Akademie (Wissenschaftliche Abteilung)
der Clemens von Bönninghausen-Gesellschaft für Homöopathik e.V., Bergstr. 7,
35510 Butzbach (Kernstadt). Tel. 06033 - 924 28 57, Fax. 06033 – 924008.
Email: verwaltung@cvb-gesellschaft.de, Internet: www.cvb-gesellschaft.de

Umschlaggestaltung: Hp Ralf Blume, Hp Gisela Immich
Redaktion + Lektorat: Hp Gisela Immich, Irmgard Edbauer
Layout: Hp Gisela Immich
Satz: Irmgard Edbauer | web & mobile Design
Herstellung und Verlag: BoD – Books on Demand, Norderstedt
Gedruckt in Deutschland
ISBN-Nummer: 978-3-7322-3393-9

Inhaltsverzeichnis

Vorwort

Wir freuen uns, nun das 3. Jahrbuch der Clemens von Bönninghausen-Akademie für Homöopathik herauszubringen! Denn das Studieren und Forschen an der Clemens von Bönninghausen-Akademie hat langjährige Tradition. Unsere Absolventen fertigen zum Ende ihrer 3-jährigen komplexen Homöopathieausbildung eine umfangreiche Abschlussarbeit an, worin die erworbene homöopathische Fachkompetenz in klassisch-miasmatischer Homöopathie dargelegt wird.

Seit 2009 veröffentlichen wir die allerbesten Abschlussarbeiten eines jeden Studienganges in einem *CvB-Jahrbuch*. Diese „Juwelen" verdienen es, einer größeren Öffentlichkeit zur Verfügung gestellt zu werden. Unsere Studierenden haben viel Energie, Leidenschaft und Schweiß in jede einzelne Abschlussarbeit gesteckt und es wäre deshalb sträflich, dieses höchst kompetente Wissen im Archiv verstauben zu lassen.

Dieses dritte *CvB-Jahrbuch* widmet sich sieben ganz unterschiedlichen Themenbereichen innerhalb der Homöopathie:
Die ersten beiden Arbeiten erörtern fundiert die homöopathische Therapie von Diabetes mellitus sowie von Nierentumoren – jeweils mit den miasmatischen Hintergründen. Im dritten Kapitel wird die Klassisch-miasmatische Homöopathie mit einer systemischen Therapie verglichen sowie nach Gemeinsamkeiten/Ergänzungen gesucht. Mögliche Zusammenhänge von Befunden der Irisdiagnostik mit miasmatischen Hintergründen legt das vierte Kapitel präzise dar. Im fünften Kapitel wird offengelegt, wie die Zungendiagnostik aus der traditionellen chinesischen Medizin ergänzend in der homöopathischen Praxis eingesetzt werden kann. Für Tierhomöopathen ist das sechste Kapitel von Interesse – es geht hier fundiert um die feline Pankreatitis und deren Behandlung mittels miasmatisch konstitutioneller homöopathischer Behandlung. In einem historischen Rückblick wird

die Entwicklung der Homöopathie im Nationalsozialismus kompetent im letzten Kapitel dargelegt.

Wir freuen uns, dass unsere Absolventen der CvB-Akademie unser tiefgehendes und praxisnahes Studium mit solch hochwertigen Abschlussarbeiten krönen und die hohe Qualität der homöopatischen Ausbildung an unserer Akademie somit bestätigen.

Wir sehen schon mit Spannung den nächsten *CvB-Jahrbüchern* entgegen.

Butzbach, den 28. Februar 2013

Hp Gisela Immich

Hp Maria Schuller

1. Vorsitzende der CvB-Gesellschaft
für klassische Homöopathik e.V.

Leiterin der CvB-Akademie

Diabetes mellitus in der Homöopathik
Lisa Felkel

I. Einleitung

Die Bezeichnung „Diabetes mellitus" bedeutet „Honigsüsser Durch-fluss". Das Wort „Diabetes" leitet sich von dem altgriechischen Wort „diabainein" ab, das „hindurchgehen, hindurchfliessen" bedeutet. „Mellitus" kommt aus dem Lateinischen und bedeutet „honigsüss". Die Diagnosestellung erfolgte bereits in der Antike über eine Ge-schmacksprobe des Urins, obwohl die Zusammenhänge der Erkrankung mit dem süssen Geschmack des Harns noch nicht erforscht waren.

Um 100 nach Christus beschreibt Aretaios diese Erkrankung als „ein Schmelzen des Fleisches und der Glieder zu Harn". Er beschreibt schon damals den unstillbaren Durst als Krankheitszeichen und spricht von furchtbarem Leiden und unausweichlichem Tod.[1]

Henri Goullon bezeichnet bereits 1872 den Diabetes als Krankheit der Zukunft.[48a]

Heute bedeutet Diabetes mellitus zwar nicht mehr den sofortigen Tod, jedoch steigt die weltweite Diabetesrate stetig. Laut neuester Studien sind weltweit mehr als 350 Millionen Menschen an Diabetes erkrankt.[2] Daher ist die Behandlung des Diabetes mellitus ein aktuelles Thema in der homöopathischen Praxis.

Im ersten Teil meiner Arbeit werden die Pathologie sowie die wichtigsten therapeutischen Massnahmen aus schulmedizinischer Sicht beleuchtet.

Im zweiten Teil geht es um die Betrachtungsweise und Therapie aus der Sicht der Homöopathik. Besonders eingehen möchte ich hier auf die Lehre der Miasmatik und die Lehre der einseitig destruktiven Erkrankungen sowie deren spezifische Behandlung.

Zwei Fallbeispiele sollen das Gelesene veranschaulichen.

II. Diabetes mellitus aus schulmedizinischer Sicht

1. Definition „Diabetes mellitus"

Diabetes mellitus, umgangssprachlich Zuckerkrankheit, ist eine chronische Stoffwechselerkrankung, die mit erhöhtem Glucosegehalt im Blut einhergeht.
Es handelt sich dabei um Störungen des Kohlenhydratstoffwechsels mit absolutem oder relativem Mangel an Insulin.[3a,4a]
Glucose ist vorwiegend in kohlenhydratreicher Nahrung enthalten und gilt als lebensnotwendig für den menschlichen Körper, da die Körperzellen durch die Verstoffwechselung der Glucose (*Glycolyse*) die Organe mit der nötigen Energie versorgen. Glucose wird über die Darmschleimhaut ins Blut aufgenommen und gelangt mit Hilfe des Hormons Insulin in das Innere der Zellen. Insulin wird in den B-Zellen des Pankreas, die in den Langerhansschen Inseln liegen gebildet und gespeichert um bei Bedarf an die Blutbahn abgegeben zu werden.
Beim Diabetiker ist das Eindringen der Glucose in die Zellen infolge Insulinresistenz (Typ 2) oder Insulinmangel (Typ 1) erschwert. Dadurch sinkt der Blutzuckerspiegel weniger schnell.

2. Ätiologie

Aus schulmedizinischer Sicht handelt es sich bei der primären Form des Diabetes mellitus in erster Linie um eine erblich bedingte Erkrankung. Doch auch Umweltfaktoren sowie Übergewicht spielen als Auslöser eine Rolle.[3a,4a]
Der Entstehung von Diabetes mellitus 1 liegt fast immer eine Autoimmunerkrankung zu Grunde. In den meisten Fällen sind mehrere genetische Veränderungen daran beteiligt. Bei 20% der Patienten tritt Diabetes 1 in der Familienanamnese auf.[3a,3b]

Darüber hinaus wird angenommen, dass eine Exposition mit Fremd-antigenen in den ersten Lebensmonaten zu einem autoimmunen Diabetes 1 führen kann.[1a]

Die Hauptursache für Diabetes Typ 2 liegt in der Kombination aus der entsprechenden genetischen Disposition und dem Vorhandensein von Adipositas und Überernährung.

Es kann aller Wahrscheinlichkeit nach, wie bei Typ 1, von einer poly-genen Erkrankung ausgegangen werden. Die angeborene Insulin-unempfindlichkeit spielt bei der Entstehung von Diabetes 2 eine grosse Rolle.[2a]

Der Alters-, oder Erschöpfungsdiabetes tritt infolge verzögerter Insulin-antwort bei Glukosezufuhr und weitaus seltener als der Wohlstands-diabetes auf.

Sekundärer Diabetes mellitus bedeutet das Auftreten der Erkrankung infolge anderer primärer Erkrankungen. Einige Pankreopathien, endo-krine Entgleisungen, Schwangerschaft, genetische Defekte in der B-Zellfunktion, genetische Defekte der Insulinwirkung, seltene immuno-logisch bedingte Formen (z.b. Anti-Insulin-Rezeptor-Antikörper), sowie einige Infektionskrankheiten, wie z.b. Kongenitale Rötelninfektion, Zytomegalie, Echoviren, Herpesviren, aber auch andere Stressfaktoren wie Traumen, Operationen, Apoplexie sowie Herzinfarkt können primäre Auslöser eines Diabetes mellitus sein.[3a,3b,4a]

Das Auftreten einiger genetischer Syndrome wurde vergesellschaftet mit Diabetes beobachtet (z.B. Down-Syndrom, Klinefelter-Syndrom, Turner-Syndrom).

Medikamente, wie beispielsweise Glukokortikoide, Schilddrüsen-hormone, Diazoxid, Betaadrenergika, Thiazide, können Diabetes mellitus auslösen.[3b]

3. Formen des Diabetes mellitus

Primärer Diabetes mellitus wird vor allem aufgrund der Ätiologie klassifiziert in:

3.1 Diabetes mellitus Typ 1

Auch unter der Bezeichnung „Diabetes mellitus juveniles" bekannt, da diese Form vorwiegend zwischen dem 15. bis 24. Lebensjahr auftritt. Grundsätzlich kann die Erkrankung aber in jedem Alter erstmalig auftreten, wobei man bei Erwachsenen von einem LADA (=latent autoimmune diabetes with onset in adults) spricht.

Bei diesem Krankheitstyp richten sich körpereigene Antikörper gegen die B-Zellen des Pankreas und zerstören diese. Wenn ca. 80-90% der B-Zellen zerstört sind kommt es zu einem absoluten Mangel an Insulin und folglich zu einem Anstieg des Blutzuckers.

Weniger als 10% der Diabetiker leiden unter Typ 1.[3b,4a]

3.2 Diabetes mellitus Typ 2

Wird in die beiden Untergruppen „Wohlstandsdiabetes" und „Erschöpfungs-diabetes" unterteilt, wobei ca. 80% der Erkrankten „Wohlstandsdia-betiker" sind.

Der Wohlstandsdiabetes tritt meist nach dem 40. Lebensjahr auf. Es handelt sich um eine angeborene Insulinresistenz an den Zell-rezeptoren, die meist mit Anzeichen eines metabolischen Syndroms (= Adipositas, Hypertonie, Dyslipidämie) auftritt.[4a]

Bei diesem Krankheitstyp ist Insulin vorhanden, wirkt jedoch nicht ausreichend an den Zellrezeptoren. Daher können die Zellen die Stoffe aus dem Blut nicht aufnehmen und der Blutzucker steigt. Der Pankreas produziert als Ausgleichsfunktion höhere Insulinmengen. Die erhöhte Insulinkonzentration steigert die Unempfindlichkeit der Körperzellen für Insulin noch mehr, was wiederum zu erhöhter Blutzuckerkonzentration führt und den Teufelskreis schliesst.[5,5a]

Insulin hat aber noch weitere, für den Stoffwechsel ausschlaggebende Aufgaben. Durch Insulin wird beispielsweise Glucose zu Körperfett

umgebaut und Insulin sorgt auch dafür, dass das Körperfett in den Fettdepots gespeichert wird.[6]
Demnach sind Menschen mit angeborener Insulinresistenz gute Futterverwerter. Die hohe Insulinausschüttung führt zu einer zuverlässigen Verstoffwechselung aller aufgenommener Kalorien. In Ländern mit vorherrschender Mangelernährung hat die angeborene Insulinresistenz folge dessen durchaus einen biologischen Sinn und tritt auch vermehrt in solchen Ländern auf.[7]
Aufgrund der Zunahme westlicher Ernährungsgewohnheiten und „Fast-Food" steigt die Diabetesrate aus diesem Grund vor allem in Entwicklungsländern gewaltig an. In einigen pazifischen Inselstaaten sowie in Saudiarabien, Lateinamerika und Südasien hat die Erkrankungsrate in den letzten Jahren rasant zugenommen.[2]
Beispielsweise litt bereits im Jahr 2009 jeder vierzigste Inder an Diabetes.[8]
Zusätzlich zu der beschriebenen adipogenen Wirkung von Insulin, erhöht die vermehrte Insulinausschüttung das Hungergefühl. Diese beiden Faktoren sind unter anderem verantwortlich für Adipositas, der seinerseits wiederum zu Insulinresistenz an den Zellen führt.[3b]
Das Hormon Glucagon wird in den A-Zellen des Pankreas gebildet und fungiert als Gegenspieler von Insulin. Die Leber speichert Glucose in Form von Glycogen und ist auch fähig, Glucose neu zu bilden (*Gluconeogenese*).
Insulin hemmt und Glucagon stimuliert bei Bedarf den Abbau von Glycogen sowie die Gluconeogenese in der Leber. Kommt es nun aufgrund der angeborenen Insulinresistenz zu erhöhtem Zuckerbedarf in den Zellen, steigert Glucagon als Antwort darauf die Zuckerneubildung. Dadurch steigt der Blutzuckerspiegel weiter an.
Der Versuch des Pankreas, die Insulinunempfindlichkeit der Zellen auszugleichen, funktioniert in den ersten Krankheitsjahren, kann aber auf Dauer nicht aufrecht erhalten werden. Wenn die Insulinmenge nicht mehr ausreicht um den Blutzuckerspiegel zu senken spricht man von einem manifesten Diabetes Typ 2.[1a]

Der Erschöpfungsdiabetes macht ca. 10% der Diabetiker aus. Hier ist grundsätzlich Insulin vorhanden aber der Pankreas reagiert verzögert mit der Sekretion.[4a]

4. Komplikationen des Diabetes mellitus

Aus schulmedizinischer Sicht treten Folgeschäden meist nach längerer Krankheitsdauer auf und sind vor allem dann zu erwarten, wenn keine bzw. nicht ausreichende Therapiemassnahmen getroffen werden. Durch dauerhaft erhöhten Blutzucker bindet sich vermehrt Glucose an die Bestandteile des Blutes und schränkt diese in ihren spezifischen Funktionen ein. Man kann von einer sogenannten "Verzuckerung des Blutes" sprechen. Vor allem Erkrankungen der Blutgefässe und des NS sind die Folge. Weiters kommt es z.B. durch „Verzuckerung" der Leukozyten zu einem erhöhten Infektionsrisiko, mit häufiger Neigung zu bakteriellen Haut- und Harnwegsinfekten. Durch „Verzuckerung" der Erythrozyten kommt es zu mangelnder Sauerstoffversorgung und Schädigung der Nerven.[9]

Lipidstoffwechselstörung und Fettleber sind ebenfalls mögliche Komplikationen. Das metabolische Syndrom forciert das Auftreten von Gefässerkrankungen.[3c,5b,4b]

Erkrankungen der Blutgefässe und deren Folgeerkrankungen werden unterteilt in:

4.1 Mikroangiopathien

sind Veränderungen oder Verdickungen an kleinen und kleinsten Gefässen.[9]

Mikroangiopathien können folgende Erkrankungen auslösen:

4.1.1 Retinopathien

sind Schäden kleiner Gefässe an der Netzhaut des Augenhintergrundes und treten nach 15 Jahren Krankheitsdauer zu 90% bei Typ 1 und zu 25% bei Typ 2 auf.[5c]

Unter anderem können Gefässneubildungen, intraretinale Blutungen, Mikroaneurysmen, Netzhautablösung, Glaukom, Makulaödem auftreten.

30% der Erblindungen europaweit sind diabetesbedingt. Nach 10 Jahren Diabetes mellitus erblinden 50% und nach 20 Jahren 80% der Patienten.[3d,3e,4b]

4.1.2 Nephropathien

sind Nierenerkrankungen infolge Verstopfung der kleinen Nierengefässe und treten nach 10 Jahren Krankheitsdauer zu ca. 25% auf.[5d]

Glomerulosklerose sowie chronische Pyelonephritis gehören zu den möglichen Komplikationen.

Innerhalb von 20 Jahren manifester diabetesbedingter Nierenerkrankung enden 75% der Typ 1-Patienten und 20% der Typ 2-Patienten in einer Niereninsuffizienz.

Bis zu 50% aller Dialysepatienten in Europa und USA sind Diabetiker.[3c,3d,4b,4c]

4.1.3 Neuropathien

Zucker lagert sich an die Nerven und lässt sie schwellen. Vor allem lange Nervenstränge, wie die der Unterschenkel und Füsse, sind betroffen. Aber auch Schädigungen Nerven versorgender Gefässe können Ursache sein.[9]

Nach 10 Jahren Krankheitsdauer entwickeln 50% der Diabetiker Neuropathien.[3e,5e]

Neuropathien werden unterschieden in:

4.1.3.1 Periphere sensomotorische Polyneuropathie

Es kommt zu Reiz- und Ausfallserscheinungen, die vorwiegend an Füssen und Unterschenkeln beginnen. Parästhesien der Hände und Füsse, brennende Schmerzen der Fusssohlen („burning feet"; symmetrisch), warmer Fuss mit sehr trockener Haut ohne Fussgeruch, tastbare Fusspulse, Verminderung von Temperatur-, Schmerz- und Vibrationsempfinden sowie Areflexie sind typische Anzeichen. Später können auch motorische Störungen hinzukommen. Man spricht hier von einem neuropathisch diabetischen Fuss, wovon 50% der Diabetiker mit diabetischem Fusssyndrom betroffen sind.

Auch Fehlstellung, Versteifung und Nekrosen der Fussgelenke gehören aufgrund von Fehlbelastung und vermindertem Vibrationsempfinden des Fusses zu möglichen Folgeerscheinungen späterer Stadien (Chargot-Fuss).

Weiters werden Verletzungen aufgrund fehlender Schmerzempfindung nicht mehr wahrgenommen. Ausserdem kommt es durch „Verzuckerung" der Thrombozyten zu erhöhter Blutgerinnung. Infolge können schlechte Wundheilung, Wundinfektionen, Eiterungen sowie Entzündungen des Knochens auftreten. Man spricht dann von einem diabetischen Gangrän. Auslöser dafür können auch schon Druckstellen oder kleinste Verletzungen sein.[3f,4b, 5e,9]

4.1.3.2 Autonome diabetische Neuropathien

Das vegetative Nervensystem ist betroffen mit eventuellen Auswirkungen auf die inneren Organe. Herz, Magen-Darm, Urogenitaltrakt, Gefäßsystem und Haut können angegriffen werden. Weiters kann es zu Erektionsstörungen, Störungen der Thermoregulation sowie gestörten Pupillenreflexen kommen.[3e,4b,4c,5e]

4.2 Makroangiopathien mit Früharteriosklerose

Entspricht der Arteriosklerose des Nicht-Diabetikers. Es kommt zu Schäden an den grossen Blutgefässen, die vor allem Herz, Gehirn und Beine versorgen. Arterielle Hypertonie, koronare Herzkrankheit, Herzinfarkt, Zerebralsklerose und ischämischer Hirninfarkt sowie periphere arterielle Verschlusskrankheit sind mögliche Folgen.

Infolge peripherer arterieller Verschlusskrankheit kann es zu einem ischämischen Fuss kommen, wovon 50% aller Diabetiker mit diabetischem Fusssyndrom betroffen sind. Im Gegensatz zum neuropathischen

diabetischen Fuss ist der ischämische Fuss kühl und blass, eventuell mit livider Verfärbung und erhaltener Sensibilität. Weiters sind bei peripherer arterieller Verschlusskrankheit die Fusspulse nicht tastbar. Es besteht ebenfalls das Risiko eines diabetischen Gangräns.
Bei etwa 35% aller Diabetiker mit diabetischem Fusssyndrom kommt es zu einer Kombination aus neuropathischem und ischämischem diabetischem Fuss.[3f,9]
Makroangiopathien sind aufgrund begleitender Neuropathien oft schmerzlos![4c]

4.3 Diabetische Kardiomyopathie

ist eine spezifische Herzerkrankung, welche sich bei Diabetikern entwickelt, die aber keine koronare Herzerkrankung oder Hypertonie haben.[10] Diabetische Kardiomyopathie, arterielle Hypertonie und koronare Herzkrankheit sind die 3 Risikofaktoren für die Entwicklung einer Herzinsuffizienz, woran jährlich ca. 15% der Diabetiker erkranken.[3e]

5. Coma diabeticum und hypoglykämischer Schock

5.1 Coma diabeticum oder hyperglykämisches Koma

Durch exzessiven Anstieg des Blutzuckers kommt es zu einem sogenannten entgleisten Diabetes. Wenn der Blutzucker über ca. 180mg/dl ansteigt, können die Nieren die Glucose nicht mehr in das Blut zurückholen (Nierenschwelle) und es kommt zu Glycosurie und erhöhtem harnspezifischem Gewicht. Da Zucker dem Körper Wasser entzieht ist erhöhte Urinproduktion, starker Durst und schliesslich Austrocknung (Exsiccose) die Folge.

Allgemeine Symptome: Müdigkeit, Schlappheit, trockene Haut und Schleimhaut, weiche Augenbulbi, nicht verstreichende Hautfalten, prärenales Nierenversagen, schwache Muskelreflexe, Thrombosen, Übelkeit, Erbrechen, massive Bauchschmerzen (Pseudo-Peritonitis), Durchfälle, Gefässdilatation, Hypotonie, Schock mit Hypotonie und

erhöhter Pulsfrequenz, Tachykardie, Oligurie-Anurie, Hypokaliämie-zeichen, Rhythmusstörungen, verwaschene Sprache, Bewusstseins-veränderungen bis zur Schlaf-Parese und Koma.
Hyper- sowie Hypoglykämien können ohne Behandlung mit Insulin und, wenn nötig, Verabreichen von Salzen (Natrium und Kalium) und Flüssigkeit zum Tod führen.[4d]

5.1.1 Diabetes mellitus Typ 1

Typisch ist das ketoazidotische Koma mit absolutem Mangel an Insulin. Der Blutzucker steigt auf 300 - 700 mg/dl.[5d] Bei absolutem Insulin-mangel gerät auch die Fettverbrennung ausser Kontrolle. Es kommt zu einem gesteigerten Fettabbau da der Körper versucht durch Abbau von Fetten und Eiweissen Energie zu gewinnen. (siehe Kapitel 3.2.) Ketone, die Abfallprodukte der Fettverbrennung, fallen an. Ketone und Zucker werden im Urin ausgeschieden. Um das Blut im Gleichgewicht zu halten werden auch Elektrolyte, beispielsweise Natrium, ausgeschie-den. Dem Körper werden grosse Mengen Wasser und Salze entzogen. Es kommt zur Übersäuerung = Ketoazidose. Der Körper versucht, die überschüssige Säure durch beschleunigte, tiefe Atmung abzubauen. Diese "Kussmaulatmung" und Acetongeruch in der Atemluft sind ty-pische Anzeichen.
Diabetische Ketoazidose tritt in 40% der Fälle in Verbindung mit Infektionskrankheiten auf. Der Patient hält es dann häufig für nötig, aufgrund seiner reduzierten Nahrungseinnahme auch die Insulinzu-fuhr zu reduzieren. Aufgrund der Infektion besteht jedoch erhöhter Insulinbedarf und es kann schnell zu einer Ketoazidose kommen.[4d]

5.1.2 Diabetes mellitus Typ 2

Typisch ist das hyperosmolare Koma mit relativem Mangel an Insulin. Das heisst, dass der Pankreas bereits verhältnismässig erschöpft ist und nur noch geringe Mengen Insulin produziert. Die Insulinsekreti-on reicht noch aus um den Abbau von Fett und Eiweiss zu hemmen. Infolgedessen sind die Elektrolyte, besonders Kalium, im Blut erhöht. Die Insulinsekretion reicht aber nicht mehr aus, um die vermehrte

Produktion der Glucoseneubildung in der Leber zu hemmen. Dadurch kommt es zu massiv erhöhten Blutzuckerwerten von 400-1000 mg/dl und höher.

Neben allgemeinen Symptomen des Coma diabeticum wird die Exsiccose durch Erbrechen und Diarrhö verstärkt. Die Zellen dehydrieren und können nicht mehr auf den Insulinreiz reagieren.

Infektionen, Magen-Darm-Erkrankungen, bestimmte Medikamente (Entwässerungsmittel, Kortison) können das hyperosmolare Koma auslösen und begünstigen.[4d]

5.2 Hypoglykämischer Schock

Meist durch Überdosierung von Insulin oder blutzuckersenkenden Medikamenten indiziertes Sinken des Blutzuckerspiegels unter 50 mg/dl. Auch Fasten oder/und zu viel Sport kann zum Unterzucker führen, wenn der Diabetiker das nicht durch geringere Insulin-, bzw. Medikamentengaben ausgleicht. Starker Alkoholkonsum kann, auch ohne Diabetes, in den Unterzucker und zur Hypoglykämie führen, da der Alkoholabbau die Glucoseneubildung in der Leber hemmt.

Der hypoglykämische Zustand kann bei Diabetikern äusserst schnell auftreten. Bei Bewusstlosigkeit besteht äusserste Lebensgefahr und sofortiger Handlungsbedarf.

Da zum einen die Nervenzellen als einzige Zellen im Organismus unabhängig von Insulin Glukose aufnehmen können und zum anderen Glukose die einzige Energiequelle für das Gehirn ist, wird primär NS und Gehirn von der geringen Glukosekonzentration im Blut angegriffen. Man erkennt ein hypoglykämisches Koma am ehesten an den sehr markanten Symptomen des Vorstadiums. Der Patient ist fahrig, unruhig, manchmal aggressiv. Konzentrationsstörungen, Sprachstörungen, Schwindel, Sehstörungen, Wahrnehmungsstörungen, Panik, Zittern, weiche Knie, Herzklopfen, Kribbeln, Blässe, Heisshunger, kalte Schweissausbrüche und pelziger Mund sind typische Frühwarnsymptome. Es gilt, augenblicklich zu reagieren und dem Patienten Traubenzucker oder süsse Getränke zu verabreichen. Unbehandelt folgt diesem Zustand das Koma, gekennzeichnet durch Pulsrasen, normalem Blutdruck, feuchter Haut und Krämpfen. Eine Glucose- oder Glucagonspritze subkutan injiziert gilt dann als lebensnotwendige Massnahme. Zusätzlich kann man ein Stück Traubenzucker zwischen Zähne und Wange stecken.[4e,11]

6. Klinik

6.1 Diabetes mellitus Typ 1

Es handelt sich meist um schlanke Patienten im Alter von 15 - 24 Jahren. Meist Beginn mit ketoazidotischem Koma. Neben den in Kapitel 5.1.1. beschriebenen Leitsymptomen gilt die rasche Entwicklung sowie rapider Gewichtsverlust als spezifisch.

6.2 Diabetes mellitus Typ 2

Übergewicht sowie eine langsame, schleichende Entwicklung sind spezifisch. Meist Beginn mit hyperosmolarem Koma oder Diagnosestellung erhöhter Blutzuckerwerte im Zuge einer Routineuntersuchung. Frühsymptome können sein: Müdigkeit, Leistungsminderung, Heisshunger, Schwitzen, Kopfschmerzen, nächtliche Wadenkrämpfe, Sehstörungen, Pruritus - häufig anal und genital, bakterielle Hautinfektionen, Pilzinfektionen, diabetische Gesichtsröte (rubeosis diabetica), Nekrosen - bläulich-rote Herde - zum Teil mit Ulzeration und meist an beiden Unterschenkeln, Potenzstörungen, Amenorrhö sowie die typischen Symptome eines hyperosmolaren Komas.

Patienten die an Erschöpfungsdiabetes leiden haben in der Regel Normalgewicht. Die Erkrankung entwickelt sich langsam und verläuft relativ unscheinbar.[3c,4b]

7. Diagnostik

Die Diagnose "Diabetes mellitus" stützt sich auf die spezifischen Symptome und Begleiterkrankungen (Kapitel 5), die eigene Krankengeschichte (Infektionen, primäre Erkrankungen, etc.), die genetische Disposition sowie den Nachweis über die Bestimmung des Glukosegehalts im Urin, im Blut und mittels Langzeitdiagnose. Typ1 kann mittels Antikörper gegen das Enzym Glutamat-Decarboxylase und Insulin-Autoantikörper – Bestimmung diagnostiziert werden.[3g,4c,4d]

7.1 Blutzuckeruntersuchung

Blutzuckerwerte unterliegen starken Schwankungen, da sie abhängig sind von körperlicher Belastung, Nahrungsaufnahme und Gesundheitszustand des Patienten. Die Diagnose Diabetes darf daher nicht allein auf einem erhöhten Blutzucker basieren. Der Befund muss differentialdiagnostisch abgesichert und Untersuchungsergebnisse durch Wiederholungsmessungen bestätigt werden. Der Patient kann seinen Blutzucker mit Hilfe spezieller Blutzuckermessgeräte und Teststreifen im Schnelltestverfahren durch Blutabnahme aus der Fingerbeere selbst messen. Untersuchungen im Labor sind bezüglich der Messgenauigkeit qualitativ hochwertiger. Der Patient sollte ein Blutzucker-Tagesprofil erstellen. Der Blutzucker sollte dafür vor und ungefähr eine Stunde nach den Mahlzeiten gemessen werden.
Werte: *normal:* unter 120 mg/dl, *Diabetes:* über 180mg/dl.

7.1.1 Nüchternblutzucker

Wird nach mindestens 8-12 Stunden Fasten gemessen.
Werte: *normal:* < 100mg/dl (< 5,6mmol/l). *gestörte Glucosetoleranz:* 100 - 125 mg/dl (5,6 - 6,9mmol/l). *Diabetes:* ab 126 mg/dl (ab 7,0 mmol/l).

7.1.2 Oraler Glucosetoleranz-Test (OGTT)

Werte 2 Std. nach Verabreichung von 75g Glucose oral: *normal:* < 140 mg/dl (< 7,7 mmol/l). *gestörte Glucosetoleranz:* 140-199 mg/dl (7,7-11,0mmol/l). *Diabetes:* ab 200 mg/dl (ab 11,1 mmol/l). Bei diagnostiziertem Diabetes sowie einigen schweren Erkrankungen und um die Menses ist diese Methode kontraindiziert.[12,13]

7.1.3 Langzeitdiagnose: Bestimmung des "Blutzuckergedächtnisses"

ist vor allem für die Verlaufskontrollen unerlässlich. Dabei wird das Zuckerhämoglobin HbA1C in einer Blutprobe gemessen. Dieser Wert zeigt die Höhe der durchschnittlichen Blutzuckerwerte während der letzten 6 - 12 Wochen an. Bei diagnostiziertem Diabetes mellitus muss dieses Verfahren alle drei Monate wiederholt werden, da die Überlebensdauer der Erythrozyten in etwa 120 Tage beträgt („Blutzuckergedächtnis").

Ab einem HbA1C-Grenzwert von 7,0% im nüchternen Zustand (ca.110mg/dl) muss eine Therapie erfolgen. Ziel ist ein HbA1C-Grenzwert von 6,5% im nüchternen Zustand (unter 100 mg/dl). Diese Methode ist bei hämolytischen Erkrankungen kontraindiziert.[4d,15]

7.2 Laboruntersuchung des Urins

Ab einem Blutzuckerspiegel von 160 - 180 mg/dl wird die normale Nierenschwelle überschritten und Glucose im Urin ausgeschieden. Glycosurie ist jedoch kein Beweis für einen manifesten Diabetes mellitus. Jeder diagnostizierte Diabetiker sollte aber mittels Sticktest seine individuelle Nierenschwelle zur Verlaufskontrolle bestimmen.[4c,16]

Anm.: Glycosurie kann laut Goullon beispielsweise auch durch Affektionen des Gehirns und NS, der Respirationsorgane, nach Contusion der Leber, Schwefel-Kohlenstoffvergiftung, Pfeilgift, Chlorophorm, Äther ausgelöst werden.[48b]

8. Schulmedizinische Behandlung

Die Therapie verläuft nach Stufenplan, der sich an Verlaufskontrollen orientiert und stützt sich auf drei Säulen:

8.1 Diät, Gewichtsnormalisierung und Bewegung (Stufe 1)

Die Manifestation des Diabetes kann durch Diät und regelmässige körperliche Aktivität verhindert bzw. stark verzögert werden. Beim Diabetes 2 hat die Gewichtsreduzierung höchste Priorität. Daher sollten bereits im Stadium der Glucosetoleranzstörung diäthetische Massnahmen erfolgen.[3h]

Beim Diabetes 1 müssen Diät und Insulintherapie optimal aufeinander abgestimmt werden. Bei der konventionellen Insulintherapie wird die Nahrungsaufnahme an die Insulinwirkung angepasst. Bei der Insulinpumpentherapie erfolgt die Anpassung der Insulinwirkung an die Nahrungsaufnahme.[18] Natürlich muss der tägliche Energiebedarf (körperliche Arbeit etc.) bei der Diätzusammenstellung berücksichtigt werden.

Diäthetisch empfohlene Süssstoffe: Saccharin, Cyclamat, Aspartam, Fruktose, Xylit. (Anm: Aspartam ist im Tierversuch kanzerogen!).

Körperliche Aktivität erhöht die Sensitivität der Muskeln für Insulin.[3h,4d]

8.2 Medikamentöse Behandlung: orale Antidiabetika (Stufe 2)

Wenn trotz einer entsprechenden Gewichtsreduktion die Normalisierung der Blutzuckerwerte ausbleibt, ist eine medikamentöse Behandlung mit oralen Antidiabetika (OAD) indiziert. OAD werden zur Behandlung des Diabetes 2 eingesetzt.

Alle Medikamente weisen meiner Recherchen nach mehr oder weniger schwerwiegende Nebenwirkungen auf. Kontraindikationen müssen unbedingt beachtet werden!

Die wichtigsten Arzneistoffe und Substanzgruppen sind:

8.2.1 Sulfonylharnstoffe (SH)

v.a. bei Normalgewicht (es könnte sich bei solchen Patienten auch um ein LADA (siehe Kapitel 3.1.) handeln! Wirkung: Stimulation der Insulinproduktion. Neben einigen schwerwiegenden Nebenwirkungen, ist nach ca.10 Jahren mit Therapieversagen durch Erschöpfung der B-Zellen zu rechnen. Dann muss eine Kombinationstherapie von SH+Insulin verordnet werden. In weiterer Folge können die B-Zellen gar kein Insulin mehr produzieren und es muss Insulin verordnet werden.

8.2.2 Metformin

v.a. bei Übergewicht. Wirkung: Drosselung der Glucoseproduktion in der Leber, Erhöhung der Insulinsensitivität.

8.2.3 Glitazone

werden nur in Kombination mit anderen OAD eingesetzt. Wirkung: Erhöhung der Insulinsensitivität, Verminderung der Lipolyse und damit der Freisetzung freier Fettsäuren, was die B-Zellfunktion verbessert, weiters Reduktion der Glucoseneubildung in der Leber. Hauptsächliche Nebenwirkung: Ödembildung.

8.2.4 Glinide

Aufgrund ihrer Wirkung auf die Blutzuckerspitzen können sie nach Bedarf vor den Mahlzeiten eingesetzt werden. Nebenwirkung: Hypoglykämie.[3i]

8.3 Insulin (Stufe 3)

Frederic Banting behandelte 1922 erstmalig einen Typ 1 - Diabetiker mit Insulin. Früher wurde Schweine- oder Rinderinsulin verwendet. Heute erfolgt die Behandlung ausschliesslich mit Humaninsulin. Typ 1 ist absolut insulinpflichtig.

Bei Typ 2 wird Insulin verordnet wenn das HbA1C weder mit diäthetischen Massnahmen noch mit medikamentöser Behandlung unter 7,0% zu halten ist. Das kann nach Jahrzehnten oder bereits nach Monaten sein. Auch prekäre Situationen wie Operationen, Infektionen, Traumata, Stress sowie bereits vorhandene Spätfolgen oder nicht beherrschbare Blutzuckerspitzen indizieren eine Insulintherapie. Ist der Patient noch unter OAD einstellbar hat eine frühzeitige Insulintherapie hinsichtlich Folgeschäden keine Vorteile.

Therapiespezifisch eingesetzt werden kurzwirksame Insuline, Verzögerungsinsuline und Mischinsuline.

Es wird in der Behandlung unterschieden zwischen:

a. der konventionellen Insulintherapie (CT): 1-2x tägliches Injizieren von Insulin nach starrem Schema. Diese Methode wird häufig bei Typ 2 angewendet.

b. intensivierte konventionelle Insulintherapie (ICT) oder Insulinpumpentherapie (CSII): v.a. bei Typ 1, in besonderen Fällen auch bei Typ 2 angewandte Methode. Es wird der Insulinhaushalt des Gesunden nachgeahmt. Bei der ICT wird Insulin mit Spritze oder Pen verabreicht. Bei der CSII wird über einen Katheter im Unterhautfettgewebe kontinuierlich Insulin abgegeben. Dadurch kann der Insulinhaushalt des Gesunden noch besser nachgeahmt werden. Die Insulinmenge wird zu den Mahlzeiten errechnet und über die Pumpe injiziert.[3),16,17,21]

8.4 Ziel der schulmedizinischen Behandlung

Hauptziel der schulmedizinischen Behandlung des Diabetes mellitus ist es, durch palliatives Senken des Blutzuckerspiegels, das Ausmass an Folgeschäden zu reduzieren.

Eine grosse Untersuchung im Fachblatt Lancet zeigt jedoch, dass durch intensivierte Therapie Spätfolgen nicht verzögert werden. In der Testgruppe wurde ein HbA1c von unter 6% angestrebt. Diese aggressive Blutzuckersenkung führte zu mehr Todesfällen und Herzinfarkten. Konkret bedeutet das, dass sich durch Senken jener Messwerte, die aus schulmedizinischer Sicht für ein verzögertes Auftreten von Spätfolgen sprechen, in der klinischen Praxis keine relevanten

Auswirkungen zeigten. Die Intensivtherapie führt laut dieser Accord-Studie ausserdem zu verstärkter Gewichtszunahme sowie erhöhten Risiken einer Hypoglykämie.

Diese Studienergebnisse und die Aussage des Diabetes-Experten Martin Reinke: „Nur auf den Blutzucker zu starren bringt nichts", sind meiner Ansicht nach vor allem in Hinblick auf einen ganzheitlichen Therapieansatz von Bedeutung.[14]

III. Diabetes mellitus aus der Sicht der Homöopathik

"Similia similibus curentur" bedeutet *"Ähnliches wird durch Ähnliches geheilt"*. Dieses Prinzip steht als Pendant zur schulmedizinischen Sichtweise im Mittelpunkt der Homöopathik und ihren Lehren. Dr. Samuel Hahnemann schreibt dazu im *§ 25* seines Organons der Heilkunst, dass die Arznei, welche im gesunden Organismus Symptome grösster Ähnlichkeit mit denen, des durch Verstimmung der Lebenskraft entstandenen, Krankheitszustandes zu erzeugen fähig ist, in potenzierter Form und kleinster Gabe, das passende Heilmittel sein wird. Weiters schreibt er in *§ 153*, dass das Hauptaugenmerk bei der Symptomenauswahl zur Arzneimittelfindung auf die aussergewöhnlichen, charakteristischen Symptome zu legen ist. In den *§§ 5* und *206* beschreibt er die Wichtigkeit der Suche nach der krankheitsauslösenden Ursache, der Causa occasionalis.[19]

In einem akuten Zustand, z.B. bei Coma diabeticum oder Hypoglykämie, sollte das Similimum nach der aktuellen Symptomatik und, wenn vorhanden, der amiasmatischen Causa ausgewählt werden. Da es sich beim Diabetes mellitus aber um eine chronische Krankheit im Sinne der Homöopathik handelt, sollte nach der akuten Krise immer eine chronische Behandlung folgen. Ausnahmefälle sind weit fortgeschrittene Pathologien, die es palliativ zu behandeln gilt, da die Lebenskraft für eine chronische Kur bereits zu sehr geschwächt ist.[23g]

1. Diabetes mellitus als chronische Krankheit

„Ihr Anfang war erfreulich, die Fortsetzung minder günstig, der Ausgang hoffnungslos", schreibt Hahnemann in seinen chronischen Krankheiten und meint damit das Versagen des, rein nach der aktuellen Symptomatik verschriebenen, Similimums bei der Behandlung chronischer Krankheiten.[21b] Weiters schreibt er im Organon der Heilkunst in den §§ 78 und 204, dass chronische Krankheiten aus chronischen Miasmen entstehen, die ihre spezifischen Heilmittel erfordern. In § 206 können wir lesen, dass Homöopathie Ähnlichkeit mit der Ursache bedeutet. Da die Miasmen die Ursache für die Entstehung chronischer Krankheiten sind, ändert sich daher die Art und Weise der Ähnlichkeitsbeziehung zwischen Erkrankung und Heilmittel.[19]

J.H. Allen schreibt dazu: *„Das wahre Simile basiert immer auf den vorhandenen, zugrundeliegenden Miasmen..."* Es gilt daher, nach der letzten miasmatischen Causa sowie nach den miasmentypischen Zeichen, Symptomen und Krankheiten zu suchen um das miasmatische Similimum zu finden.[23I,23g,26d,26i]

1.1 Diabetes mellitus aus der Sicht der Miasmatik

1.1.1 Samuel Hahnemann

In seinem Buch "Die chronischen Krankheiten", Band 1 nennt er den Diabetes in seiner Auflistung psorischer Symptome und Erkrankungen.[21a] Er ordnet ihn der sekundären, aktiven Psora sowie der unterdrückten Psora zu.[21b]

1.1.2 J. T. Kent

schreibt: *„Fast alles ist Psora in weit entwickelter Form. Die erste Grundursache ist die Psora, an zweiter Stelle steht die Syphilis und dann folgt die Sykose."* und fügt in der Fussnote hinzu: *„sind auch TBC und Diphterie nahe daran als unterjocht zu gelten, so quellen doch die Irrenanstalten fast über vor Patienten; der chron. Rheumatismus, Diabetes und vor allem der Krebs nehmen immer mehr zu und dezimieren die Völker."*

Dies lässt vermuten, dass Kent, Diabetes wie auch Krebs als Erkrankungen ansieht, die auf dem Nährboden weit entwickelter Miasmen
entstehen. In der Fussnote beschreibt er, dass sich die Miasmen vor
allem aufgrund von Unterdrückungen ihrer Exazerbationen (TBC,
Diphtherie etc.) so weit entwickeln, dass schwere Erkrankungen wie
Diabetes oder Krebs entstehen. Kent erwähnt Diabetes häufig in einer
Auflistung mit Krebs.[22]

1.1.3 J. H. Allen

schreibt: *„Zwei latente Miasmen werden selten zur selben Zeit aktiv.
Wenn dies doch zutrifft, dann haben wir es bestimmt mit Bösartigkeit zu
tun"* und *„wenn ich von Bösartigkeit spreche meine ich Krebs, …Diabetes
mellitus, …und Tuberkulose."*[23k,23l]
Allen sieht die Entstehung des Diabetes mellitus vor allem auf der
Basis der erworbenen sowie der hereditären Sykose. Besonders die
Unterdrückung der Sykose im ersten sowie zweiten Stadium kann zu
einem Diabetes mellitus führen. Er reiht den Diabetes demnach vor
allem in das zweite und dritte Stadium der Sykose ein.[24a] Er erwähnt
das Auftreten des Diabetes auch in Verbindung mit Gicht.[23b] Er spricht
von einem anämischen Zustand in diesen Stadien, der *„zur Grundlage
tiefreichender, zerstörender Krankheiten, unter anderem Diabetes, Krebs
und Tuberkulose führt."*[23a]
Er schreibt aber auch, dass die tuberkulöse Diathese und Pseudo
Psora vor allem Drüsen und Darmtrakt schädigt.[23e,24d] Weiters, dass
tuberkulöse Prozesse durch eine erworbene Sykose die bösartigsten
Verläufe nehmen.[23c,24a]
Er führt dazu ein, meiner Ansicht nach auch heute noch sehr praxisre-
levantes Fallbeispiel an, das ich hier kurzgefasst wiedergeben möchte:
Frau, 25, hereditär stark psorisch und tuberkulös, erwarb die Sykose
im ersten Stadium. Der Ausfluss wurde durch Spülungen unterdrückt.
Tumoren und Zysten im Unterleib waren als Zeichen der Sykose im
zweiten Stadium die Folge. Der Uterus wurde entfernt und das zweite
Stadium der Sykose damit ebenfalls unterdrückt. Allen beschreibt hier
die Operation oft als schlimmste Form der Unterdrückung. Daraufhin

entwickelte sie verruccae filiformis, ein Zeichen des dritten Stadiums der Sykose. In Folge traten ein Magenleiden und Diabetes mellitus auf.[23d] Er weist ausserdem darauf hin, dass die Sykose durch Unterdrückung im ersten Stadium, vor allem im späteren Leben, auch gleich in das dritte Stadium übergehen kann.[24a]

Weiters erwähnt er die Vakzinose als *„Ursache der Sykose"*. (Anm.: Schlussfolgernd kann sie demnach auch Ursache für Diabetes sein).[24b] Auch trockenes Gangrän ist seiner Erfahrung nach sykotisch.[24c]

1.1.4 Henri Goullon

schreibt, dass bei ¾ aller Diabetiker verschiedenartigste Zeichen und Manifestationen der Tuberkulose beim Sezieren der Leichen festgestellt wurden (nach Lebert). Tuberkel und Tumoren des Gehirns wurden wiederholt nachgewiesen. Weiters spricht er von Diabetes auf gichtiger Grundlage.[48b,48c]

1.1.5 Fortier Bernoville

schreibt, dass die Tuberkulinie zusammen mit Syphilis eine grosse Rolle bei der Entstehung endokriner Erkrankungen, wie Diabetes etc., spielt.[25a] Er führt die endokrinen Erkrankungen sowie die Assimilationsstörungen als *„Konsequenz tuberkulären Befalls, sehr oft hereditär, manchmal in jungen Jahren erworben"*, an.[25b] (Anm.: gilt wohl auch für mangelnde Assimilationsfähigkeit der Zellen für Glucose?)

1.1.6 Yves Laborde

beschreibt den Diabetes mellitus vor allem als stellvertretende Erkrankung für Krebs.

„Das bedeutet, dass die miasmatische Kombination auch eine Generation lang anders als Krebserkrankung sich ausdrücken kann, zum Beispiel unter der Maske von Diabetes mellitus...".[26a]

Er ordnet den Diabetes mellitus schwerpunktmässig dem dritten Stadium der erworbenen Sykose, der hereditären Pseudo Psora mit sykotischem Stempel (v.a. juvenilis),[33a] der Tuberkulinie mit erworbener Sykose (*„Pseudo Psora mit syphilitischem Stempel plus erworbene*

Sykose."), der Vakzinose (v.a. Hep-B, Grippe) und vor allem dem hereditären Krebs (*„syphilitische oder sykotische Pseudo Psora mit Krebs-Stempel"*) zu.[28a]

1.1.7 Markus Gantenbein

ordnet den Diabetes mellitus der hereditären und erworbenen Sykose, der hereditären Syphilis, der hereditären syphilitischen Tuberkulinie und der Kanzerinie zu. Weiters führt er ihn als iatrogen (Aspartam, Cortison) und vakzinotisch (HIB, -Mumps, -Polioimpfung) an. Der Diabetes mellitus juveniles ist laut Gantenbein als Leitsymptom der hereditären sykotischen Tuberkulinie anzurechnen, kann aber auch hereditär syphilitisch und vakzinotisch (Keuchhustenimpfung) sein. Weiters gibt er in der Rubrik *„Diabetes mellitus, Beginn von"* die erworbene Sykose im zweiten Stadium an. Diabetes mellitus nach unterdrücktem Fussschweiss ordnet er der hereditären syphilitischen Tuberkulinie zu.[29a]

1.1.8 S. K. R. Pavri

ordnet den Diabetes mellitus fast ausschliesslich der Tuberkulinie zu. Autoimmunerkrankungen wie der Typ 1 sind seiner Ansicht nach ebenfalls tuberkulinisch.
Er schreibt aber auch, dass die bösartigsten Krankheitsverläufe unter Anwesenheit der Sykose auftreten.[20]

1.2 Miasmatische Übersicht des Diabetes mellitus

Dr. Samuel Hahnemann entdeckte drei erworbene Miasmen: die unvenerische Psora und die beiden venerischen Krankheiten Syphilis und Sykosis.
Er schrieb zwar in seinen chronischen Krankheiten sowie auch im Organon über eine mögliche Heredität der Miasmen, starb aber bevor er diese Theorie erforschen konnte.
Seiner Ansicht nach war die Psora das grösste Übel und die Ursache unzähliger chronischer Krankheiten. Daher gibt er in seinem Buch „Die chronischen Krankheiten" eine Unmenge an Symptomen und

Erkrankungen als psorischer Natur an, darunter auch den Diabetes mellitus.[26f,21a]

Seine Nachfolger erforschten die Miasmen und ihre Heredität weiter. Sie teilten die Erkrankungen aus der *„psorischen Liste"* Hahnemanns allmählich unterschiedlichen Miasmen zu.[26g]

Aus den miasmatischen Überlegungen der unterschiedlichen Autoren in Kapitel 1.1. geht meiner Ansicht nach hervor, dass der Diabetes mellitus nicht auf dem Terrain einer Psora allein, sprich ohne das Mitwirken anderer erworbener und hereditärer Miasmen, auftritt.

1.2.1 Die Dynamik der Miasmen

Um den Boden, der für die Entstehung eines Diabetes mellitus nötig ist, verständlich zu machen, möchte ich hier kurz auf die Dynamik der Miasmen eingehen.

Geht man davon aus, dass eine Person mit aktiver Psora (P) zur Welt kommt und sich im Laufe ihres Lebens mit Sykose (S) oder Syphilis (L) infiziert, so geht zum Zeitpunkt der Infektion die P in Latenz, wenn die S/L diese an Stärke übertrifft. Stattdessen ist nun die erworbene S/L aktiv. Durch Unterdrückungen der Krankheitserscheinungen der S/L wird diese in ihr drittes Stadium manövriert und die P aus ihrer Latenz geweckt. Es bildet sich eine Miasmenkombination aus P+S/L 3. Stadium. Von diesem Zeitpunkt an arbeiten die beiden Miasmen P und S/L3 Hand in Hand.[19a,21d,21e]

J.H. Allen entdeckte weiters: zeugt eine Person im Stadium der Kombination P+L ein Kind, so verschmilzt die Miasmenkombination über den Erbgang zur syphilitischer Pseudo Psora (PPL). Er erwähnt auch die sykotische Pseudo Psora, schenkt ihr aber weniger Bedeutung (PPS).[23h] (Anm.: Pseudo Psora bedeutet also hier eine durch die Verschmelzung mit dem venerischen Miasma veränderte Psora).

Bereits die, vor dem Erbgang bestehende, Miasmenkombination bildet einen guten Nährboden für die Entstehung einer Tuberkulose. Findet diese statt, kommt es durch die Verschmelzung über den Erbgang zur „syphilitischen bzw. sykotischen Tuberkulinie" (T bzw. ST).[26l] Laborde nennt dieses neue Miasma „syphilitische bzw. sykotische Pseudo Psora mit Tuberkulose-Stempel".[33e,33f] (Anm.: meiner Meinung nach ist es völlig egal welche Begriffe man für die hereditären Miasmen wählt solange der Hintergrund verstanden wird).

Die Entstehung der Krebskrankheit und ihrer Stellvertreter schaffte jedoch bei mir aus miasmatischer Sicht aufgrund der unterschiedlichen Standpunkte, Begrifflichkeiten und Lehrmeinungen einiges an Verwirrung. Daher habe ich mir erlaubt, diese zu durchdenken: Laborde schreibt in „Die hereditären chronischen Krankheiten Band 2", dass die, vor dem Erbgang bestehende Miasmenkombination (P+L/S), vor allem bei zusätzlichen iatrogenen Belastungen und Unterdrückungen, bereits ebenfalls einen guten Nährboden für die Entstehung von Krebs bildet. Findet dieser statt, kommt es durch die Verschmelzung über den Erbgang zur „syphilitischen bzw. sykotischen Pseudo Psora mit Krebs-Stempel" (PPL/PPS+CA). Er schreibt weiters, dass diese hereditäre chronische Krankheit fälschlicherweise "Kanzerinie" genannt wurde.[33c]

Doch nach meiner Auffassung ist die "Kanzerinie" etwas völlig anderes, nämlich:

Allen sagt, dass auch zwei Miasmen gleichzeitig aus ihrer Latenz kommen können, was mit Sicherheit zur Bösartigkeit, sprich zu Krebs/ Stellvertretern, führt. In „Die hereditären chronischen Krankheiten" schreibt Laborde, dass Krebs aus der dreifachen miasmatischen Kombination P+L+S, plus iatrogene Belastungen und Unterdrückungen, entsteht und dass diese drei Miasmen über den Erbgang miteinander verschmelzen, wodurch es, wenn vor dem Erbgang Krebs/ Stellvertreter aufgetreten waren, zur „Kanzerinie" kommt.[26m, 26s] Laborde müsste dieses hereditäre Miasma meiner Ansicht nach heute „sykosyphilitische Pseudo Psora mit Krebs-Stempel" (PPLS+CA) nennen.

Demnach können Krebs und Stellvertreter vor dem Erbgang sowohl auf der Kombination P+S/L als auch auf der Kombination P+S+L stattfinden. Ergebnis meiner Überlegungen ist, dass es sich bei diesen beiden jedoch um zwei unterschiedliche miasmatische Kombinationen handelt und dass die hereditären Miasmen „Kanzerinie" und "PPL/PPS+CA" schlussfolgernd ebenfalls unterschiedlicher Natur sein müssen.

1.2.2 Fazit der miasmatischen Überlegungen

Tuberkulose und Krebs können also auf dem selben miasmatischen Nährboden entstehen. Das ist vor allem nachvollziehbar unter dem Aspekt, dass Tuberkulose eine stellvertretende Erkrankung für Krebs ist.[26m] Tuberkulose und Krebs treten daher oft innerhalb einer Generation auf oder alternieren von Generation zu Generation.[26c] Die Tuberkulinie, sykotisch wie syphilitisch, macht daher ebenfalls, vor allem wenn zusätzlich noch ein weiteres Miasma erworben oder aktiviert wird oder/und viele Unterdrückungen und iatrogene Belastungen hinzukommen, sehr empfänglich für Krebs. Man sieht häufig das Auftreten einer Tuberkulose bei Patienten mit Diabetes mellitus. Diabetes mellitus tritt auch häufig in Familien mit erhöhter Krebsbelastung auf.

Es kann demnach davon ausgegangen werden, dass der Diabetes mellitus eine stellvertretende Erkrankung für Krebs ist. Schlussfolgernd tritt er vor allem auf der miasmatischen Grundlage der Kombination P+L/S oder P+L+S sowie der syphilitischen und sykotischen Tuberkulinie ("PPL/S+TBC-Stempel od./u.+CA-Stempel") und Kanzerinie (C) auf. Eine erworbene Sykose im dritten Stadium ist nach Allen häufigste miasmatische Causa. Auch Pavri schreibt von bösartigsten Krankheitsverläufen in Anwesenheit der Sykose und Goullon spricht von Gicht, die eine Erkrankung des dritten Stadiums der erworbenen sowie hereditären Sykose ist. Auch auf der Basis einer hereditären Sykose und hereditären Syphilis im dritten Stadium (PPS/PPL) kann Krebs entstehen. Es ist daher naheliegend, dass auch Diabetes mellitus auftreten kann, was Gantenbein bestätigt.

Die Miasmatik bildet die Basis, auf der Erkrankungen wie Diabetes oder Krebs entstehen können. Doch braucht es zur Entstehung dieser schweren Erkrankungen meist einige zusätzliche Auslöser. Laut Burnett steht der Krebs *„am Ende einer Kette mit vielen causalen Gliedern".*[60] Ich möchte diese Aussage in Hinblick auf den Diabetes mellitus prüfen: Kent spricht von dem Auftreten eines Diabetes mellitus durch Unterdrückung von Krankheitszeichen der Miasmen, Allen von Unterdrückung der erworbenen oder hereditären Sykose im ersten oder zweiten Stadium.

Allens Fallbeispiel veranschaulicht, wie die Entwicklung der Miasmen durch Unterdrückung ihrer Zeichen und Symptome vorangetrieben werden kann, bis zur Entstehung von Diabetes (Kapitel 1.1). Laborde spricht von Traumen, Unterdrückungen, Vakzinose sowie physikalischen und chemischen Reizen als Auslöser für die Krebsentstehung.[26o] Gantenbein, Laborde und Allen erwähnen die iatrogene Krankheit, insbesondere die Vakzinose, als mögliche Auslöser eines Diabetes mellitus. Laut Gantenbein schädigt die BCG-Impfung die Drüsen.[29b,29c] Das klingt einleuchtend, da auch die Tuberkulose und die Tuberkulinie die Drüsen schädigen. Die Masern-Impfung führt laut Gantenbein zu Autoimmunerkrankungen.[29c,29d]

Die Annahme, dass Impfungen sowie auch die hereditäre Vakzinose einen Diabetes mellitus auslösen können ist nachvollziehbar, da diese das Monocyten Makrophagen System (MMS) lähmen.[26p] Das MMS bildet unsere unspezifische Immunabwehr. Vor allem in den ersten Lebensjahren ist das MMS hochaktiv. Hirte schreibt, dass durch Impfungen eine „Zwangsaktivierung" des zellulären spezifischen Immunsystems zu Lasten des MMS stattfindet. Es kommt dadurch zu einem Ungleichgewicht im Immunsystem. Das Immunsystem reagiert darauf über und richtet sich häufig gegen sich selbst. Autoimmunerkrankungen wie Diabetes 1 sind sehr oft die Folge.[55a]

Untersuchungen von D.C. Classen (1997-2003) zeigten, dass nach Einführung der HIB-Impfung und einer Ganzkeimkeuchhustenimpfung in Finnland zwischen 1974 und 1976 die Diabeteshäufigkeit bei Kindern um 64% anstieg. In mehreren Tierversuchen führte auch ein niedrigdosierter Keuchhustenimpfstoff zu einem deutlich erhöhten Diabetesrisiko (Classen 1999).[55b]

In Kapitel II.2. meiner Arbeit ist zu lesen, dass eine Exposition mit Fremdantigenen in den ersten Lebensmonaten zu einem autoimmunen Diabetes 1 führen kann. Es müsste dem schulmedizinischen Denken meiner Ansicht nach möglich sein, eine Verbindung zwischen Fremdantigenen und Impfungen herzustellen.

Die Vakzinose kann, wenn mit Psora kompliziert, sogar auch eine Grundlage für die Entstehung einer Tuberkulose sein.[26q]

Auch andere iatrogene Belastungen können Diabetes mellitus auslösen. Explizit erwähnt Gantenbein Aspartam und Cortison. Aspartam ist im Tierversuch auch kanzerogen. Diesen Süssstoff als Zuckerersatz für Diabetiker zu empfehlen ist daher meiner Ansicht nach fahrlässig. Aspartam findet sich ausserdem in vielen, im Handel erhältlichen, vor allem Kinder- und Jugendgetränken. Weiters ist es Bestandteil vieler Medikamente (siehe Rote Liste).

Aber auch übertriebener Hygienewahn und Behandlungen mit Antibiotika im ersten Lebensjahr bringen laut Hirte das Abwehrsystem aus dem Gleichgewicht und können daher Co-Faktoren bei der Entstehung von Autoimmunerkrankungen sein.[55a]

Sämtliche iatrogene Belastungen, vor allem die Vakzinose, treiben zum einen die bestehende Miasmatik voran und können zum anderen jedes Miasma (v.a. die P) aktivieren. Dasselbe gilt für psychische wie physische Traumen, Unterdrückungen, Operationen, Stimulanzien, Nahrungsmittel und Schwangerschaften.[19b,26o]

Henri Goullon führt, neben Fettleibigkeit, Übertreibungen des Geschlechtstriebes, Furcht, Kummer, Trauer, Angst, Besorgnis, geistige Überanstrengung, sitzende Lebensweise, Affektionen der Nervenzentren und diäthetische Sünden als Auslöser an.[48d]

Grundsätzlich gilt: Umso stärker die miasmatische Belastung, desto geringere Auslöser sind nötig um an schweren Krankheiten wie Krebs oder Diabetes mellitus zu erkranken.

1.3 Diabetes mellitus - eine einseitig destruktive chronische Krankheit

1.3.1 Definition einseitig destruktive chronische Krankheit

Hahnemann beschreibt im Organon *§§ 172-184* die einseitigen Krankheiten als chronische Krankheiten, die sich durch Symptomenarmut auszeichnen, während ein Hauptsymptom meist besonders stark hervortritt und damit die übrigen vorhandenen Symptome überdeckt. Er weist an, nach den wenigen Symptomen das am besten passende Arzneimittel zu suchen. Ist die Arznei nicht das Similimum, wird sie dennoch, wenn homöopathisch gewählt, neue Symptome hervorrufen, die dann wiederum auf das Similimum hinweisend sind. Einseitig destruktive chronische Erkrankungen sind Endzustände der Miasmen, die sich durch Einseitigkeit auszeichnen. Kent schreibt dazu: *„In proportion as the pathology progresses the signs and symptoms decrease"*, und weiter: *„this is marked in cancer, in tuberculosis, in diabetes".*[32] In den Vordergrund treten also die pathognomonischen Symptome der Pathologie in Ermangelung an individueller Symptomatik. Es handelt sich bei diesen Erkrankungen um Endprodukte einer langen causalen Kette im Sinne von Burnett (siehe Kapitel 1.2.2.).

2. Homöopathische Behandlung des Diabetes mellitus

Die Arznei muss dem aktiven Miasma entsprechen, Wirkung zur Pathologie haben (Klinik) und die individuelle Symptomatik möglichst abdecken. Um eine Arznei mit grösstmöglicher Homöopathizität zu der Erkrankung des Patienten zu finden, hat eine gute Anamnese oberste Priorität. Eine genaue Aufnahme der Familienanamnese sowie einer Chronologie der Krankengeschichte des Patienten sind zur Ermittlung der primären und sekundären Miasmatik unerlässlich. Die genaue Chronologie der krankhaften Biographie des Patienten gibt ausserdem Aufschluss über die wichtigsten miasmatischen und amiasmatischen Causae sowie die Erkrankungen und Symptome vor dem Auftreten des Diabetes. Diese spielen eine wichtige Rolle, da sie häufig, in Ermangelung der charakteristischen Symptomatik, zur Arzneiwahl herangezogen werden müssen.[26j]

Da die Pathologie bei einseitig destruktiven Erkrankungen von grosser Bedeutung ist, sind sämtliche klinische Befunde des Patienten einzufordern.

Der Therapeut sollte bei der Behandlung einseitig destruktiver chronischer Krankheiten flexibel bezüglich in Frage kommender Behandlungsstrategien sein. Auf amiasmatische Zwischencausae während der

Behandlung sollte mit amiasmatischen Arzneien auf den akuten Zustand reagiert werden, um danach die chronische Behandlung fortzusetzen.

2.1 Das miasmatische Similimum

ist Dreh und Angelpunkt der chronischen Behandlung, da die anti-miasmatische Arznei das aktive Miasma abdecken muss. Um dieses zu ermitteln, müssen die miasmentypischen Symptome, Krankheiten und Stigmata eines jeden Miasmas genau studiert werden (siehe „Die hereditären chronischen Krankheiten" von Risch/Laborde).[26k]

2.2 Die Individualität der Erkrankung

Hahnemann schreibt dazu in § 178, dass wir manchmal das Glück haben, dass die einseitig (destruktive) Krankheit ihre Individualität zeigt. Schlussfolgernd sollten wir bei Diabetes, Krebs, etc. auch nach charakteristischen Symptomen im Sinne des § 153 bezüglich der Pathologie suchen. (Beispiel: Diabetes mell. + Neuropathie. Individualität der Erkrankung: Einschlafen der Hände und Finger nachts. Dieses Symptom ist ein Keynote für Medorrhinum).[59]

2.3 Die klinische Indikation, das pathologische Similimum

Die Arznei sollte den Bereich, die Lokalisation sowie die Art der Erkrankung abdecken.[56a]

Wirkung zur Pathologie bedeutet, dass die Arznei nach klinischer Erfahrung entweder einen Diabetes mellitus geheilt oder/und hervorgerufen (Toxikologie) haben sollte. Klinische Repertorien, aber auch Materiae Medicae und Erfahrungsberichte sind jedoch unvollständig. Es sollte daher auf klinischer Ebene immer weiter geforscht werden. In jedem Fall muss nachgewiesen sein, dass die Arznei über die pathologische Kraft verfügt, einen Diabetes mellitus heilen zu können.[26r] Burnetts Forderung nach dem „pathologischen Similimum" sollte also erfüllt werden.[56b,56c]

2.4 Das toxikologische Similimum

In *§ 105* appelliert Hahnemann, die krankmachenden Kräfte der Arzneien zu erforschen, da sie die Werkzeuge zur Heilung natürlicher Krankheiten sind.

Burnett schreibt: *„Kein Arzneimittel ist in der Lage, einen krankhaften Zustand homöopathisch zu heilen, wenn es nicht in der Lage ist, einen ähnlichen zu produzieren"* und weiter, dass man Arzneien eigentlich über Generationen prüfen müsste um schwere pathologische Veränderungen hervorzubringen.[56d] Doch niemand würde sich freiwillig bereit erklären, eine Arznei bis zum Auftreten von Diabetes oder Krebs zu prüfen. Daher sind klinische und toxikologische Erfahrungen von grosser Bedeutung.[26e]

Bereits Hahnemann benutzte toxikologische Indikationen schulmedizinischer Arzneien, beispielsweise Mercurius oder Iodum.

Daher ist es bei der Mittelfindung wichtig, toxikologische Indikationen aus jeglichen Bereichen zu studieren. (siehe Levin, Daunderer, klinische Materiae Medicae sowie Nebenwirkungen diverser schulmedizinischer Arzneien (rote Liste, Beipackzettel)).

2.5 Das Organmittel

J.C. Burnett lehrt uns, dass der Wirkungsort des Heilmittels dem Sitz, also der Lokalisation der Pathologie entsprechen sollte.[56e] Er beruft sich auf Paracelsus mit der Aussage, dass gewisse Körperorgane, beispielsweise die Leber, der Pankreas, etc., unabhängig vom Organismus erkranken und dadurch den Organismus krank machen können, genauso wie die Lebenskraft ein Organ krank machen kann.[57a,57b]

Wenn also ein Organ autonom erkrankt war, setzte Burnett organotrope Arzneien ein. Er wechselte bei der Behandlung fortgeschrittener Pathologien häufig zwischen antimiasmatischen und organotropen Arzneien, je nach Krankheitsfall.

Weiters lehrt er uns: *„In schwierigen, chronischen, komplizierten Fällen von Krankheit benötigen Sie nicht ein Mittel, sondern eine Leiter von Mitteln, …, deren zusammengefasste Wirkung aber in Heilung endet."*[56f]

Der Einsatz organotroper Arzneien ist meiner Einschätzung nach vor allem in fortgeschrittenen Fällen mit Komplikationen nötig um Organe und Organsysteme zu unterstützen. Doch auch in weniger fortgeschrittenen Krankheitsfällen kann es nötig sein antimiasmatische und organotrope Arzneien im Wechsel zu verordnen, da im Falle eines Diabetes mellitus die Schwäche sehr häufig von bestimmten Organen, wie Pankreas, Leber, Magen, Darm, Galle, Milz, Nieren, Cerebrospinal-Mark (Bernard erzeugte künstlichen Diabetes durch Einstich in den Boden der 4.Hirnhöhle. Es kam zu Glykosurie plus Albuminurie!) etc. ausgeht.[48a,48b,61] Dr. Assmann schreibt bereits im Jahr 1939, dass der Pankreas in enger Beziehung zu Zwischenhirn, Nebennieren, Hypophyse und Schilddrüse steht und spricht von nervösen, hormonalen und humoralen Einflüssen für das Zustandekommen eines Diabetes mellitus.[65a]

Optimal ist die Wahl von Arzneien, die sowohl die aktive Miasmatik abdecken als auch eine Affinität zu dem erkrankten Organ/Organsystem aufweisen.

2.6 Materia Medica

Die Materia Medica enthält einige wichtige Arzneimittel zur Behandlung von Diabetes mellitus, erhebt aber keinen Anspruch auf Vollständigkeit. Miasmatische, klinische, toxikologische sowie organotrope Indikationen wurden eingearbeitet. Es werden ausschliesslich Indikationen angeführt, die für die Behandlung eines Diabetes mellitus von Bedeutung sein könnten. Allgemeine Indikationen, Modalitäten etc. werden kaum beschrieben, da diese in jeder guten Materia Medica nachzulesen sind.

Folgende Abkürzungen werden verwendet:

M = Miasmatik

F.V. = Folgen von

Kl. = Klinik

KN = Keynotes

Tox. = Toxikologie

S, L, T, ST, C = siehe Kapitel III.1.2.1.

2.6.1 Alloxan

(Oxidationsprodukt der Harnsäure)

Tox.: 1943 entdeckte Dr. Dum die diabetogene Wirkung von Alloxan. Bei Tierversuchen mit Alloxan trat Diabetes mellitus auf, den man „Alloxan-Diabetes" nannte. Allox zerstört die B-Zellen des Pankreas.[34a,37] 1949 und 1951 prüfte Dr. W. L. Templeton Alloxan am Gesunden.[35a,35b] 1967 forschte Dr. Cier aus Frankreich weiter mit Alloxan: Nachdem sie bei einem Tier einen Alloxan-Diabetes induziert hatten, heilten sie das Tier mit Alloxan CH 7.[34a]

Das **Arzneimittelbild** ist nachzulesen in der Materia Medica von James Stevenson M.D., „Hahnemannian Provings, A Materia Medica and Repertory", B.Jain Publishers, New Delhi, India, 1998.[36]

2.6.2 Arsenicum album

M.: L. T. S. V. P. C.[31]

F.V.: Sorgen, Kummer, Schreck, Alkohol, Tabak, Verdorbene Nahrungsmittel, Eiscreme, Jod, Chinin, Verstauchungen, Verbrennungen 3. Grades.[41a] Malaria.[33a]

KI.: Diabetes + Dyspepsie: periodische Diarrhö mit schwarzen Stühlen fötiden Geruchs. Paralyse. Polyneuritis.[39a] Trockene, schuppige Haut. Ulcera heilen nicht. Brennende Geschwüre. Arteriosklerotische, diabetische Durchblutungsstörungen; Gangrän mit Schmerzen, fauligem Geruch. Martervoller Harndrang, -verhaltung, -inkontinenz. Blasenlähmung. Albumin, Protein, Zylinder, Blut, etc. im Harn.[47h,49f] Degenerative Entzündungen. Schwere Veränderungen der Retina, des Nervus optici.[52a,52c] Fettige Degeneration an Gefässen, Leber, Niere.[52b] Ödeme. Urämisches Asthma.

KN: Schwäche, Abmagerung, Kachexie plus oder alternierend mit Ruhelosigkeit. Angst. Kälte. Durst nach kleinen Schlucken Wasser. Kollaps.[39a]

Wenn ars. indiziert scheint bei Diabetes mit Akne rosacea; indurierter Akne; harten Drüsenschwellungen dann siehe auch **ars-brom**.[40n]

2.6.3 Aspartam

Tox.: Die FDA (Federal Drug and Food Administration) gibt unter vielen anderen Nebenwirkungen, folgendes für Aspartam an: *„Probleme der Blutzuckerkontrolle (Hypoglykämie und Hyperglykämie), ...extremer Durst oder Hunger..."*
Im Tierversuch: Gehirn-CA, Lymphdrüsen-CA. Schädigung des NS. Intraokuläre Blutungen, Ablösung der Retina mit plötzlicher Blutung aus dem Auge.[38]

2.6.4 Bafilomycin

Tox.: *„Bafilomycine werden insbesondere an den faulen Stellen von Wurzelgemüse (Kartoffeln, Karotten) durch Streptomyceten gebildet. Bafilomycin A1 verursacht im Tierversuch bereits in Nanogramm-Mengen Glukoseintoleranz und schädigt die Langerhansschen Inseln. Ein solcher Stoff ist nach medienüblicher Lesart ein „Ultragift". Bafilomycin B1 störte bei trächtigen Mäusen ebenfalls in minimaler Menge die Entwicklung der Langerhansschen Inseln und führte beim Nachwuchs zu einer Zunahme von Diabetes 1".*[1a]

2.6.5 Bovista

M.: P.[46b] erworbene S.[31]
F.V.: Verletzungen. Überanstrengung. Kohlegase. Lokaler Teeranwendung.[45a] Angst, Schreck, Kränkung, Ungeschicklichkeit.[49a]
Kl.+KN.: Aufgesprungene Mundwinkel. Taubes, markiges Gefühl im Mund. Venöse Stase. Ulzera der Zunge. Wunden. Panaritien. Hautausschläge am ganzen Körper: feucht oder trocken; feuerrot; vesikulär, mit gelbbraunen, dicken Krusten; Juckreiz, agg. Wärme, nervöse Erregung; + rheumatische Schmerzen im Bein. Häufiger Harndrang selbst unmittelbar nach dem Urinieren. Blutwallungen mit grossem Durst. Aufgetrieben + lautem Flatus.; Diarrhö (früh)morgens. Roter Urin nach Diarrhökrisen. Kolik. Stechende Schmerzen zwischen den Schultern. Ikterus. Taubheit und Kribbeln bei Polyneuritis. Auffallende Mattigkeit, Abgeschlagenheit. Stottern. Ungeschickt, lässt alles fallen.[47c,40e] Stauungen. Gedunsene Haut. Vergrösserungsgefühl. Myo-

cardschwäche. Instrumente (Scheren) hinterlassen Dellen an den Fingern. Hämorrhagien, v.a. nachts u. frühmorgens (Menses, Myome, Tumoren, Zysten etc.). Jucken an der Spitze des Steissbeins.[45,40e] Gefühl eines Eisklumpen im Magen (bei Dyspepsie).[49a]

2.6.6 Carcinosinum

M.: P. erworbene und hereditäre S und L. T. ST. C. V. [31]

F.V.: unterdrückter GO, Kondylome. Mononucleose. Impfung. Antibiotika. Cortison. Hormone. Drogen. Malaria. Influenza. Kummer, Schreck, Tadel, Vorwürfen, Misserfolgen, langem Unbehütetsein od. Überbehütetsein, Kontrolle. Kopfverletzungen.

Kl.: CA und Stellvertretererkrankungen in der primären und sekundären Miasmatik. Typische Zeichen und Symptome der Kanzerinie. Down-Syndrom. Azetonämisches Erbrechen. Enuresis nocturna. Hepatitis. Chron. Diarrhö/Obstipation. Nachtschweiss. Zöliakie. Adipositas. Onanie. Netzhautblutungen. Perniziöse Anämie. Nephrosklerose. Periphere Neurofibromatose. Varicosis. Chronische Ekzeme. Schlecht heilende Wunden, Geschwüre. Diabetische Gangrän.[34d,42] Rheumatismus. Bronchitiden in früher Kindheit. Kind hartnäckig, eigenwillig oder/und überangepasst.[53b]

2.6.7 Curare

M.: TBC.[31]

F.V.: Diabetes nach Kopfverletzungen[39l] *(arn, nat-s)*. Störungen der Medulla oblongata. Polyneuritis. Neurasthenie durch Säfteverlust. Diabetes nervlichen Ursprungs.[47I]

Kl.+KN.: Motorische Lähmung, v.a. bei Greisen od. geschwächten Diabetikern. Muskuläre Lähmung, ohne Einschränkung von Bewusstsein und Sensibilität; Beginn in der oberen Körperhälfte. Abschwächung der Reflexe. Schwäche, Schwere, Taubheit; mit Prickeln. Lähmung der Atemmuskulatur. Plötzlicher Schwindel. Streckt nachts die Füsse aus dem Bett. Zentrale Hypothermie bei Temperaturerhöhung an den Extremitäten *(Tox.)*. Reichliche Urinmengen. Nächtliche Unruhe.[40e] Leberzirrhose. Scrophulöse Hautausschläge. Blut sickert durch die

Haut. Jucken. Klarer, häufiger Harn. Harndrang; Glykosurie,+ starke Abmagerung. Trockener Mund; großer Durst, v.a. abends, nachts.[47i]

2.6.8 Helonias dioica

M.: erworbene S.[31]

Kl.: Sich rapide verschlimmernder Diabetes.[39h] Albuminurie (chronisch oder subakut), + Schwäche, Deprimiertheit. Phosphaturie. Urin blass, reichlich. Frigidität. Schlaflosigkeit.

KN: Schmerzhafte Schwäche im lumbo-renalen Bereich. Körperliche und geistige Erschöpfung + amel. durch Beschäftigung, Arbeit. Erschlaffung der Unterleibsorgane.[40f]

2.6.9 Iodum

M.: P. erworbene und hereditäre L. erworbene S. TBC. T. ST. C.[31]

F.V.: Blei. Klapperschlangenbisse. Schilddrüsenerkrankungen.[47a] Unterdrückte Malaria.[33b]

Kl.+KN: TBC und Pneumonie der Diabetiker. Sexuelle Impotenz. Diabetes mit rapider Abmagerung, Heisshunger, Durst und Diarrhö. Erschöpfung. Schweiss bei geringster Anstrengung. Drüsenschwellung/-atrophie.[9e,47a,52e] Schilddrüsenerkrankungen.[52d] Chron. Hepatitis. Hepatosplenomegalie. Leberzirrhose. Chron. Pankreatitis.[33b] Diarrhö wechselt mit Obstipation. Herzklopfen bei geringster Anstrengung. Schnupfen.[53f]

2.6.10 Kreosotum

M.: erworbene und hereditäre L. TBC. (erworbene S)[31] Krebsmittel.[50]

F.V.: TBC. Syphilis. Senilität. Durchblutungsstörungen. Arteriosklerose. Dentitio.[49c,40e]

Kl.: Hauptmittel bei diabetischem Gangrän (*Ars, Sec);* feucht. Brennende Ulcera, Nekrosen, Entzündung der Verdauungs-, Respirations- od. Urogenitalschleimhäute + wundmachenden, stinkenden, blutigen Sekreten. Stinkender Atem, Urin, Diarrhö etc…

Karies. Schwarze Zähne. Stomatitis. Kachexie. Schwäche. Zittrig. Versagen der Beine. Passive Hämorrhagien, schwärzlich, stinkend.[39f,40g,46c]

Diabetischer Katarakt. Fötide Bronchitis. TBC. Azätonämisches Erbrechen. Diabetischer Pruritus, agg. abends, Bettwärme, kalte Luft. Pruritus vulvae; + sexuelle Erregung. Muskel-, u. Gelenkrheuma. Reizblase der Diabetiker.[49c,50] Harninkontinenz (paretisch) im ersten Schlaf. Atonische Obstipation. Kreislauferethismus + Geflühl von generalisiertem arteriellen Klopfen.

KN: Brennen. Blutungen. Faulige, scharfe, ätzende Absonderungen. Frostig, Kälte agg.[40g]

2.6.11 Lacticum acidum

M.: TBC.[31]

Kl.+KN: Diabetes + chron. Gelenkrheuma. Arthritis. Befall der Knie, kleine Gelenke; Bewegung agg. die Schmerzen. Mutlos. Gehfaul. Glykosurie. Hyperglykämie. Mager trotz gutem Appetit. Heftiger Durst u. Speichelfluss. Polyurie; hell. Schwäche. Pollakisurie + Nieren - od. Lendenschmerz beim Aufhalten des Urins. Reichlicher Fussschweiss. Anämie. Diabetes + anhaltende Übelkeit; essen amel. Saure u. flatulente Dyspepsie. Diarrhö.[45b,47k] Diabetes + akute rheumatische Affektionen. Diabetischer Ischias. Polyurie u.Pollakisurie, v.a. nachts; dabei reichliche Schweisse. Schmerz in der Herzgegend.[66d]

2.6.12 Lac vaccinum defloratum

M.: P. T. TBC.[31]

F.V.: Schlafmangel. Unterdrückter Malaria. Wechselfieber. Milchgenuss.[34e, 40h]

Kl.+Sy.: Diabetes mellitus und dessen Folgen: Hypertension, Albuminurie, Abmagerung, Verstopfung, Asthenie, Neuritis. Neuralgien mit häufigem, reichlichem Harnabgang. Grosse Unruhe. Völlige Erschöpfung. Wassersucht bei organischen Herzkrankheiten, chron. Lebererkrankungen, weit fortgeschrittener Albuminurie.[34e] Adipositas; junger Mädchen, + kalte, blaue Hände.[34e] oder Abmagerung. Fettige Degeneration.[45c] Ständiges Frieren. Symmetrische Erkrankungen. Polyurie; farblos.[34e] Periodische (7 Tage) Migräne, tagsüber; während Menses + Übelkeit, Erbrechen, Polyurie oder Pollakisurie, Eiseskälte des ganzen Körpers trotz Heizung; + hartnäckiger atonischer Obstipation: grosse, harte, schmerzhafte Stühle; + chron. Lebererkrankungen; bei anämischen Frauen. Abmagerung und Schwäche.[40h] Intensiver Durst, oft, auf grosse Mengen; trockener Mund. Abzehrung. Menses unregelmäßig; dunkel, spärlich; farbloses Wasser. Unterdrückte Mens durch Halten der Hände in kaltes Wasser. Niedergeschlagenheit + Weinen und Herzklopfen.[45c] Milchallergie. Ekel vor Milch. Erbrechen: zuerst unverdaute Nahrung, sauer, dann von bitterem Wasser. Typhus. Diarrhö. Nierenkolik. Gallenkolik. Gelbsucht. Leber vergrössert, empfindlich. Asthma mit kardialer Dyspnoe. TBC. Ischias. Haut empfindlich gegen Kälte. Symmetrischer Herpes am Hals, juckt und brennt nach Kratzen.[34e]

2.6.13 Lecithin

M.: Schwerpunkt: TBC.[31]

Albuminurie, Glykosurie, v.a. Phosphaturie. Impotenz. Bleiches Gesicht. Anorexie. Durst. Verlangen nach Wein und Kaffee. Neigung zur Tuberkulose. Schwäche.

Wirkt gut mit Phos und seinem Antidot Cholesterinum.[39j]

2.6.14 Medorrhinum

M.: Schwerpunkt: Erw. u. hered. S. Gicht. ST. C. Erw. u. hered. Vakzinose (V)/ Iatrogenesis.[31]

F.V.: Unterdrückter Gonorrhö, Kondylome oder/und Sykose und ihren Zeichen. Impfungen. Antibiotika. Influenza.[26b]

Kl.+Sy.: Diabetes + Erkrankungen und Zeichen der erworbenen und hereditären Sykose. Sehr starker Durst und Heisshunger, agg. durch essen. Kälte der Nasenspitze, blasse Haut, Akne. Obstipation, muss sich zurücklehnen um Stuhl absetzen zu können. Afterbeissen und Nässen. Rheumatismus; bei Kindern. Haut gelb, + Beissen, agg. daran denken. Häufiger Urindrang während der Mens. Kolik.[53a] Cholera infantum. Enuresis nocturna. Feuerrote Genitalien und After der Neugeborenen. Ikterus neonatorum. Nymphomanie. Masturbation; der Kinder. Down-Syndrom. Gastritis. Leberabszess. Hepatosplenomegalie. Colitis ulcerosa. Hypercholesterinämie. Akute beginnende

TBC. Abmagerung. Konvulsionen der Kleinkinder. (Cerebrospinal) meningitis. Anämie. Zahnwurzel-Karies. Chronische Diarrhö. Taubheit. Ameisenlaufen. Zittern, Vibrieren. Anfälle kollapsartiger Schwäche, möchte angefächelt werden. Ohnmacht nach dem Wasserlassen. Urin riecht nach Ammoniak. Nierenkolik. Nephritis. Chron. nässende Ekzeme. Herpes genitalis. Impetigo. Intertrigo. Seborrhoisches Ekzem. Grosse Eile. Nervös, ruhelos. Empfindlich. Verliert den Faden der Unterhaltung. Schläft in der Knie-Ellenbogen-Lage, die amel. Amel am Meer. Empfindliche, juckende Ballen, Fußsohlen. Bläuliche Fußsohlen. Fersenneuralgie; Brennen.[26b]

2.6.15 Natrium muriaticum

M.: P. erworbene S. Gicht. T. ST. TBC. C.[31]

F.V.: Kummer, Sorge, Kränkung, Demütigung, Todesfall, Enttäuschung, Schreck. Blut und Säfteverlust, schleichende Sepsis.[49b] Malaria.[31] Überanstrengung.

Kl.+KN.: Hauptmittel bei Bernoville, stoppt häufig Glucosurie. Polyurie u. unstillbarer Durst, trinkt häufig grosse Mengen. Abmagerung trotz Heisshunger; v.a. der oberen Körperhälfte. Schweiss während Essen. Sexuelle Schwäche; nach Koitus. Schwäche der Extremitäten mit Lahmheit. Asthenopie. Visuelle Accomodationsschwäche. Beginnender Katarakt. Generelle Depression. Basedow. Hyper- und Hypothyreose.[39e] Laut Dorcsi wichtigstes Mittel neben Phos. Wässrige Durchfälle oder atonische Obstipation.[52e] Schleichende Sepsis mit Kachexie. Chron. Gelenkrheumatismus. Nerven: Hirnmüdigkeit, Schwäche, Schläfrigkeit, Pädatrophie. Zerstreut, weiss nicht was er sage wollte, kann nicht zusammenhängend denken. Muss lange auf den Urin warten, wenn andere anwesend sind.[49b] Landkartenzunge. Salzverlangen. Ekzeme an Haargrenze u. Handflächen. Nietnägel, Haut um den Nagel trocken u. gesprungen.[53e]

2.6.16 Natrium sulphuricum

M.: Erworbene u. hereditäre S. Sykotische TBC. Gicht. ST. T. C. (erworbene L)[31]

F.V.: Kopfverletzung. schwächende Erkrankungen. Influenza. Anstrengung. Malaria u. Malariagegenden. Hepatitis nach Zorn. Gonorrhö.[40I,45d] Lebererkrankungen.[66c]

Kl. u. KN: Exzessive Urinsekretion. Diabetes. Spinale Meningitis. Epilepsie. Saure Dyspepsie + Flatulenz, chron.Hepatitis od. Obstipation bei Hydrogenoiden: Galliges Erbrechen, Diarrhö; wechselt mit Obstipation + grossen Stühlen. Mund pappig, Geschmack bitter, Zunge belegt. Dicker, klebriger Schleim in Mund und Rachen. Speichelfluss. Starker Durst auf Kaltes; abends. Frostig. Hydrogenoides Rheuma; Modalitäten ähnlich rhus-t. Schmerz; Jucken der Finger, Zehen. Allg. agg: Frühmorgens; Feuchtigkeit; auch wasserreiche Nahrung. Periodizität. Suizidneigung. Reizbarkeit. Melancholie. Nervöse Erschöpfung. Scrophulöse Ophthalmie. Trachom. Photophobie. Hypothyreoidismus. Leukämie. TBC + Schwäche u. Flauheit der Brust. Asthma. Asthmaanfall + Diarrhö. Schnupfen. Ödem und ödematöses Erysipel; auf der Haut Bläschen, die gelbliches Wasser enthalten. Jucken beim Entkleiden. Sykotische Auswüchse. Gelbe Hautfarbe.[40I,45d]

Nat-s ist Hauptbestandteil von **Carlsbad-Aqua**, einer Arznei bei Adipositas, Diabetes u. Gicht. Mit Schwäche aller Organe. Zittern. Obstipation, Erkältungsanfälligkeit. Periodizität. Hitzewallungen; + Angst. Pelziges Gefühl im Mund. Starker Appetit und Durst. Harnstrahl schwach u.langsam; od. sehr häufig, reichlich, wässrig. Rote Flecken u. Streifen auf der Haut; Brennen wie Feuer. Pickel, Pusteln. Krabbeln, Prickeln, Jucken an verschiedenen Stellen,+ Schweiss. Starkes Jucken u. Schweiß an den Genitalien. (vgl. nat-s) [45e,47j]

2.6.17 Phosphoricum acidum

M.: Erworbene und hereditäre L. erworbene S. T. ST.[31]

F.V.: Kummer. Enttäuschte Liebe. Heimweh. Übermässiges Studieren. Sexuelle Exzesse. Säfteverluste. Nachtwachen. Geistige oder emotionale Überlastung. Schwangerschaft.[45f]

KN: Nach Bernoville eine der besten Arzneien bei Diabetes. Grosse Schwäche: muskulär (v.a. der Beine[66b]), sexuell, sensoriell, mental. Sehschwäche. Schwere, schwächende Formen des Diabetes juveniles.

Profuse Harnmengen, wässrig od. milchig, häufiger nächtlicher Harndrang. Profuse Schweisse nachts u. morgens. Schwindel abends beim Gehen oder Stehen. Haut trocken, Gesicht bleich, aufgesprungene Lippen.[39k] Kalkmangelzustände. Wachstumsschmerzen. Phosphaturie. Atonische Dyspepsie; helle, schmerzlose Diarrhö. Nächtliche Pollutionen[40j] u. Pollakisurie.[66b] Fortgeschrittene Fälle mit Stuhlinkontinenz bei Flatus u. Bewegung; blutende Gingivitis. Niedergeschlagen; Suizidneigung. Gleichgültig. Allg. agg. durch Kälte; Anstrengung.[40j]

2.6.18 Phosphorus

M.: Schwerpunkt: T, C.[41c] Weiters: TBC. P. ST. hereditäre u.erworbene L und S.[31]

F.V.: Chlorophormnarkose. Körperliche Überanstrengung. Kummer.[31] Pubertät.[66a]

Kl.: Paralysen mit Schwäche. Fettige Organdegenerationen. Pankreatitis. Leberhypertrophie. Ikterus. Cardiale Insuffizienz. Kongestion der Retina. Netzhautblutung. Katarakt. Glaukom. Diplopie. Paresen der Augenmuskulatur. Haut-Ulcera. Diarrhö, schmerzlos, + Schwäche nach Stuhlgang.[40a,39b,53c] Diabetes juveniles mit Acidosis.[66a]

KN: Nervöse, reizbare, blasse, asthenische Patienten.[52e] Brennende Schmerzen. Kleine Stühle. Sensorielle Überempfindlichkeit (Berührung, Gerüche, Geräusche, Licht). Unruhe, rasche Erschöpfung, Zittern bei geringer Anstrengung. Schwäche- und Leeregefühl in Kopf, Brust, Magen. Blutungen. Ödeme. Starker Durst nach Kaltem. Heisshunger.[40a,39b,53c]

2.6.19 Picrinicum acidum

M.: Schwerpunkt: hereditäre und erworbene S und L.[31]

F.V.: unterdrückter GO, unterdrückter Sykose. Kummer. Liebeskummer. Sorgen. Ärger. Überarbeitung. Onanie. Chron. Hepatitis. Perniziöser Anämie. Schwäche nach Stillen. Verbrennungen 3. Grades. Bestrahlungen.

Kl.+Sy.: Diabetes mellitus - siehe Causae. Degeneration der Nerven, vor allem des Rückenmarks, mit Paralyse, Paraplegie. Schwäche des Rückens und der Lenden. Physische und psychische sexuelle Erregung mit nächtlichen Erektionen und Samenergüssen im Schlaf, gefolgt von grosser Schwäche. Neurasthenie. Perniziöse Anämie. Nebennie-reninsuffizienz. Arterielle Hypotonie. Fettige Degeneration der Nieren + Oligurie.

KN: Hochgradige Schwäche, paretisch, vor allem der Beine. Agg. durch jegliche Anstrengung. Nervöse Erschöpfung.[40B,39c,45g]

2.6.20 Plumbum metallicum

M.: Schwerpunkt: erworbene und hereditäre L. erworbene S. Gicht. TBC.[31]

F.V.: Apoplex. Harnröhrenstriktur nach Gonorrhö.[51] Überbeanspruchung der Streckmuskeln (Lähmung).[47e]

Kl.+KN: Wirkt v.a. auf: Zentralnerven-Gefäss-System, Leber, Nieren, Blut. Verdauungssystem.[49d,47e] Diabetes mit Tendenz zur Paralyse. Kräfteverfall. Neigung zum Koma oder Konvulsionen. Tabes dorsalis. Läsionen der Augen, Neuritis des Sehnervs. Paralyse der externen Augenmuskulatur.[39a] Paralyse, v.a.der Fingerextensoren; der unteren Extremitäten. Progressive Muskelatrophie. Fallhand. Sensibilitäts-ausfall.[49d,47e,53d] Grosser Durst schon morgens; nach Tisch; häufig auf kaltes Wasser. Grosser Hunger auch bald nach dem Essen.[45] Kolik; alternierend mit Schmerz in den atrophierten Gliedern; Gefühl als würden die Gedärme nach innen gezogen. Obstipation + harten, schafskotähnlichen Stühlen, + vergeblicher Drang. Schmerzen beim Stuhlgang durch Sphinkterspasmen. Impotenz. Vaginismus. Chron. interstitielle Nephritis.[53d] Apoplex. Aneurysma. Sklerotische Prozesse. Demenz. Hirntumor.[51] Encephalomalazie. Basedow. (Nephrogene) Hypertonie. Arteriosklerose. Ikterus. Anämie. Leberatrophie. Tropfen-weiser, spärlicher Harnabgang. Blasentenesmus. Haut welk, trocken, gelblich-bläulich, berührungsempfindlich. Blaue Linien entlang dem Zahnfleischrand. Zunge trocken, braun, rissig, gelb-grün belegt, gelähmt. Zähne schwarz, hohl, bröckelig, Bleisaum. Kalte Hände u. Füsse, ohne Schweiss. Neuralgien.[49d,47e]

2.6.21 Secale cornutum

M.: erworbene S und L.[31]

F.V.: Blutungen. Rauchen. Schlaflosigkeit bei Süchtigen (Burnett). Arteriosklerose. Diabetes.[28b] Secale vermindert durch Hypertonie die Absonderung des Pankreassaftes.[47m]

Kl.: Gangrän, trocken. Ulcus cruris *(Pyrog)*. Durchblutungsstörung. Arterielle Spasmen. Ameislaufen u. Taubheit; Parästhesien, ziehende Schmerzen i. d. Extremitäten. Muskelkontrakturen, Krampfzustände einzelner Teile mit nachfolgender Gangrän. Schwäche. Brennen. Abmagerung trotz gutem Appetit u. exzessiver Durst, trockene, rissige Zunge. Hypertonie. Spasmen. Choleraartige spastische Diarrhö. Deprimiert. Kalte, trockene Haut. Hämorrhagien. Purpura hämorrhagica. Störungen der Menses.[47m,40l,66b]

KN: Will Körperteile unbedeckt trotz grosser objektiver Kälte . Abneigung gegen Hitze.[40l]

Tox.: Durch Secalefütterung an Hühner (Bergmann): trockene Gangrän der Kämme sowie degenerative Veränderungen an den Inselzellen des Pankreas wie bei Diabetes.[62]

2.6.22 Syzygium jambolanum

Böricke schreibt: *„Kein anderes Mittel führt in einem so ausgeprägten Grade zur Verminderung und zum Verschwinden des Blutzuckers."* Bernoville warnt jedoch vor Routineverschreibungen. Es gilt, wie für jede andere Arznei auch, das Mittel nur anzuwenden wenn es homöopathisch angezeigt ist. Dann in niedrigen Potenzen oder Urtinktur. Er erwähnt es auch als Drainagemittel, beispielsweise neben *Nat-m* als Hauptarznei.[39l] (Anm.: z.B. D4, 2-3x täglich 5 Glob., ca. 4 Wochen lang als Kur, danach das chronische Mittel fortsetzen). Starker Durst, Schwäche, Kachexie, Polyurie. Grosse Mengen an Urin mit hohem spezifischem Gewicht.[39g] Alte Hautgeschwüre. Diabetische Ulcera. Milia rubra am Oberkörper; kleine rote Pickel jucken heftig.[47f]

(Anm.: Zum Beispiel bei Altersdiabetes, wenn noch Insulin produziert wird, aber die Langerhansschen Inseln zunehmend erschöpft sind).

Tox.: ruft einen unmittelbaren Anstieg des Blutzuckers hervor und führt zu Glykosurie.[47f]

2.6.23 Tarentula hispanica

M.: erworbene S.[31] P. T.[46a] Nach den Erkrankungen zu urteilen, auch die L erkennbar.

F.V.: Überreizung (Berührung, Licht, Geräusche, etc.). Sexuellen Reizzuständen. Reizmittel (Alkohol, Drogen, etc.). Kummer.[47g,49e,54]

Kl.+Sy.: Diabetes mellitus; mit Kummer, Angst, Prostration, Zerschlagenheitsschmerz am ganzen Körper. Trockenheits- und Taubheitsgefühl im Mund. Grosser Durst. Polyurie, Glucosurie, Abmagerung.[54] Behinderter od. unfreiwilliger Harnabgang. Diarrhö + unfreiwilliger Stuhl. Nekrotisierende, periodisch (jährlich) aufbrechende, livide bis schwarz verfärbte Wunden. Kältegefühl u. Schwarzwerden der Extremitäten. Sepsis. Jucken u. Kältegefühl am ganzen Körper. Ekzem; Pruritus; vulvae, trocken, heiss. Überempfindlichkeit der Sinne. Sexuelle Erregung; fast bis zum Wahnsinn; Priapismus. Spasmen. Zittern, Zucken, Schwere, Lähmigkeit; der willkürlichen Muskulatur; Parästhesien. Ameisenlaufen. Wandernde Gelenkschmerzen. Atembeschwerden; bei Herzaffektionen. Malariafieber (Kent).

KN: Erregung des cerebrospinalen u. sympathischen Systems. Empfänglich gegenüber Musik. Nervös; innere Unruhe; muss die Beine ständig bewegen; tanzen.[40m,47g,49e,54]

2.6.24 Thuja occidentalis

Bei Bönninghausen eine der Hauptarzneien bei Diabetes mellitus.[43]

M.: erworbene u. hereditäre S, ST, C, P, V, Gicht.[31] Präkanzerosen u. Carcinom.[40k]

F.V.: Unterdrückungen: Gonorrhö/Kondylome/Sykose; Hautausschläge; Fussschweiss. Impfung. Bluttransfusion. Sterilisation. Quecksilber. Hormonen. Schlaf– u. Betäubungsmittel. Chemo. Tiergiften. Tee-Abusus. Hydrogenoider Konstitution.

Kl.+KN.: Polyurie Tag u. Nacht. Glykosurie. Pankreopathien. Allg. agg.: feuchte Kälte. Rheumatische Schmerzen + Polyurie, Pollakisurie; Dyspepsie, Flatulenz. Ischias links. Diarrhö; später atonische Obstipation; schüchterner Stuhl. Anämie. Schwäche, Abmagerung; od. adipös; + Zellulitis. Haut fettig, wächsern. Schweiss an unbedeckten Körperstellen. Sykotische Zeichen, Erkrankungen und Symptome.[40k] Laborde: „Das Alkaloid „Thujum" zerstört die Leber wie eine Phosphor-Vergiftung."[28a]

2.6.25 Thyreoidinum

M.: Schwerpunkt: hereditäre L. T. Weiters: TBC. erworbene L. Erworbene S. C.[31]

F.V.: Gestose (Mutter u. Kind), Diabetes mellitus, etc.nach Unterdrückung/Aufhören von Allergien. Diabetes mellitus nach langem Kummer (Ph-ac, Pic-ac, Sil, Tub).

Kl. +Tox.: Familienanamnese von: Tuberkulose, Syphilis, Diabetes mellitus, Allergien, allergisches Asthma, Epilepsie, Früh- und Fehlgeburten, Wassersucht, Urticaria, Quinkesches Ödem.- oder/und Auftreten dieser Erkrankungen beim Patienten selbst. Diabetes mellitus + Adipositas. Verzögerte Knochenbruchheilung. Anämie. Schilddrüsenerkrankungen. Neuritis nervi optici. Akkomodative Asthenopie. Glaukom bei Wassersucht. Pruritus ani mit oder ohne Hautausschlag. Hat Diabetes mell. ausgelöst u. geheilt.

KN.: verdickte, dunkle Schwellung (Burnett). Adipositas u. Aufgedunsenheit. Haarausfall u. Haarwachstum an falschen Stellen. Starke Frostigkeit. (Vgl.Tub Koch) [34c, 44, 45]

2.6.26 Uranium nitricum

M.: SP: L. C. Weiters: erworbene S. TBC.[31]

Tox.: Leconte fand Zucker im Urin von langsam mit Uranylnitrat vergifteten Hunden.

Kl.: wirkt v.a. auf Stoffwechsel. Magen. Darm. Nieren. Pankreas. Leber. Diabetes mellitus u. insipidus geheilt (meist mit niedrigen Potenzen). Diabetes + Albuminurie; Phosphaturie; mit Magerkeit, übermässigem Durst, wechselhaftem Appetit, abdomineller Auftreibung u. Polyurie. Sexuelle Schwäche. Pollutionen. Häufig Hypertonie.

Leberkongestion, dann Degeneration u. Hypertrophie mit Cirrhose (Cartier). Gastro-duodenales Ulcussyndrom. Pruritus ani. Stomatitis. Enuresis nocturna. Ophtalmie. Urin-Inkontinenz. Fischgeruch des Urins. Schlaflosigkeit.[39d,40c,45]

2.6.27 Urea

M.: Gicht. TBC. ST. T. C.[31]

Kl.+KN: Gicht. Ekzem. Gicht + Urin dünn u. von geringem spezifischem Gewicht. (Burnett) Albuminurie. Urämie. Diabetes. Wassertreibend bei Wassersucht. Nerventonikum bei Tuberkulösen. Tuberkulöse Drüsen; Gelenke. Lupusknötchen. Ständiger Harndrang; + viel Sediment im Urin. Unerträgliches Gefühl im Abdomen; Brennen der Haut.[47l, 45]

2.7 Rubriken

Aus Platzmangel kann ich in dieser Arbeit leider nur einige wenige Arzneien zur Behandlung des Diabetes mellitus anführen. Weitere wichtige Arzneien können in den Rubriken *„Allgemeines-Diabetes mellitus"* im Synthesis sowie *„Klinik-Diabetes mellitus"* im Kissling, plus Unterrubriken nachgeschlagen und in der Materia medica nachgelesen werden. Zur Akutbehandlung finden sich Rubriken wie *„Gemüt-Koma-Diabetes, bei"* im Synthesis sowie *„Klinik-Koma-diabeticum"* und *„Klinik-Hypoglykämie"* im Kissling.

Ausserdem: *„Klinik-Diabetes mellitus-Gangrän"* und *„Haut-Gangrän"* plus Unterrubriken im Synthesis.[30, 31]

Aufgrund ihrer schlechten Präsenz im Repertorium habe ich einige Rubriken zur Organotropie aus Band 4 der Reihe *„Homöopathie"* von M. Dorcsi zusammengestellt:[52]

Niere: Berb, Solid, Caust, Acon, Dulc, Rhus-t, Apis, Canth, Cann-s, Cupr, Phos, Ars

Augen: Staph, Euphr, Gels, Aethi-a, Petr, Graph, Caust, Sep, Plb, Aur, Phos, Ars

Gefässe: Arn, Abrot, Sec, Tab, Cupr, Kreos, Card-m, Ham, Calc-fl, Aesc, Coll

Leber: Card-m, Chel, Tarax, China, Bry, Lyc, Nux-v, Quas, Cean, Sulph, Phos, Ars

Pankreas: Bell, Coloc, Dios, Iris, Sec, Mag-c, Iod, Nat-m, Phos, Verat, Tabac, Ars

Nerven: Acon, Bell, Coloc, Cedr, Verb, Cham, Gels, Caust, Plb, Rhus-t, Gnaph, Ars

Im Kissling finden sich brauchbare Rubriken unter: *„Klinik-Pankreas"*, *„Klinik-Leber"*, *„Klinik-Augen"*, *„Klinik-Gefässe"*, *„Klinik-Nieren"*, *„Klinik-Nerven"* plus Unterrubriken.

Sowie *„Organotropie-Pankreas"*, *„Organopathie-Leber und Galle"*, *„Organopathie-Nerven"*, *„Organopathie-Blutgefässe"*, *„Organopathie-Nieren"*[31]

2.8 Diät

Im Zuge meiner Recherchen stellte ich fest, dass viele, meist pauschale, Empfehlungen seitens der Ärzte, Ernährungsberater, etc. bezüglich Diät kursieren. Beispielsweise wird empfohlen, öfter am Tag kleinere Mahlzeiten zu sich zu nehmen.[64] Andere Empfehlungen lauten, dass es zu einer Überforderung der Langerhansschen Inseln durch Zwischensnacks kommt und man sich satt essen und danach einige Stunden fasten sollte, was ich nachvollziehbar finde. Meiner Meinung nach kann es dennoch keine einheitliche Diätverordnung für Diabetiker geben. Der Diätplan sollte individuell abgestimmt werden um ein optimales Behandlungsziel zu erreichen.

Dr. Assmann empfiehlt beispielsweise, die „individuelle Toleranzgrenze" des Patienten festzustellen anstatt sich langfristig an ein starres Diätschema zu klammern.[65b,65c]

Sehr empfehlenswert finde ich das ganzheitliche Stoffwechselprogramm „Methabolic Balance". Dabei werden im Zuge eines Bluttests Nährstoffmängel, Unverträglichkeiten etc. des Patienten ermittelt. Ein spezielles Computerprogramm erstellt individuell nach Mikronährstoffgehalt, Alter, Geschlecht, Körperbau, Erkrankungen, usw. einen Diätplan aus der Lebensmitteltabelle.

Dr. Helmut Retzek schreibt, dass seiner Erfahrung nach etwa 70% der Typ2-Diabetiker mit dieser Methode in den normalen Bereich kommen, über 50% ihre Medikamente anpassen oder sogar beenden.[58] Grundsätzlich gilt, „Fast Food" zu vermeiden und ungesättigte Fette zu bevorzugen.

3. Fallbeispiel aus der Praxis

Im Anschluss möchte ich einen kurzen Fall aus der Praxis vorstellen, der veranschaulicht, wie lange Diabetes 2, trotz entsprechender miasmatischer Belastung, unter angemessener Diät und Lebensweise in Latenz bleiben kann.

Frau V., 65 Jahre, leichter Diabetes Typ 2
16.11.2011: Frau V., Flötistin und Pianistin. Geb. 1946. 1,60 cm, 69 kg. Sie will keine Dauermedikation. Sie ernährt sich gesund und macht viel Bewegung.

Chronologie ihrer bisherigen Krankengeschichte
Bis zu ihrem 3. LJ hatte sie Scharlach, Diphterie, Masern, Windpocken sowie eine Pneumonie, von der bis heute ein Fleck auf der Lunge geblieben ist. Mit ca. 3 Jahren wurde sie gegen Pocken geimpft. Die Impfung ist aufgegangen aber die Impfstelle entzündete sich und es bildete sich ein Gewächs, das nicht heilte und operativ entfernt wurde. Mit ca. 6 Jahren hatte sie Keuchhusten, der nicht besonders schwer verlief. Sie wurde in der Volksschule immer wieder gegen Polio geimpft. Mit 20 Jahren hatte sie einen gelben Fluor, der von selbst verschwand. Mit 26 Jahren heiratete sie. Mit 32 Jahren kam ihre Tochter mit Kaiserschnitt zur Welt. Mit 38 Jahren war die Scheidung. In diesem Zeitraum wurde sie 2x FSME geimpft. Sie hat seit ihrem 40. Lebensjahr eine Fettleber. Mit 56 Jahren wurde sie gegen Gelbfieber und Hepatitis B geimpft. Seit ihrem 59. Lebensjahr sind ihre Bronchien

chronisch „verschleimt". Das begann, nachdem sie eine Grippe über-
gangen hatte. Seit ihrem 63. Lebensjahr leichte Hyperglykämie.

Die Familienanamnese
Mutter: Grippe ging auf Gelenke und Herz. Eine Herzklappe war danach
nicht mehr dicht. Kreislaufstörungen. Leber- und Nierenerkrankung.
Sie hatte offene Beine mit braunen Wunden, die immer wieder heilten
und aufbrachen. Tod mit 69 J.
Grossmutter: Diabetes 2.
Vater: Ischias. Gutartiger Nierentumor-Operation mit 80 J. Prostatahy-
pertrophie mit 82 Demenz (92 J.). Grosse Abneigung gegen Zwiebeln.
Grossmutter: Unterleibskrebs.
Schwester: schwerer Diabetes 2, hält keine Diät. Schilddrüsen-
erkrankung.
Tochter: Kaiserschnitt da Frau V. keine Wehen hatte. Masern. Wind-
pocken. Rezidivierende Anginen.

Zusammenfassung der Erkrankungen und Symptome
Der Schleim in den Bronchien kommt immer im Herbst, wenn es kalt
wird und endet wenn es warm wird. Sie hustet absichtlich, wenn sie
den Schleim spürt, kann ihn dann leicht abhusten und hochräuspern.
Auswurf: meist kleine, durchsichtige, gallertige Klumpen. Fettleber
wurde diagnostiziert. Der Cholesterinwert ist leicht erhöht. Sie ist etwas übergewichtig, mit Fettansatz am Bauch. Leichte Hyperglykämie
seit 2 Jahren. Gerüche wie süsse Parfüms, bestimmte Blumendüfte,
z.B. Lilien, sind unerträglich. Seit ihrer Jugend Pickel im Gesicht, nur
auf den Wangen, die bis heute geblieben sind. Bräunliche Flecken auf
den Wangen. Haarausfall vermehrt seit 3-4 Monaten. Stuhlgang gut,
eher Obstipation als Diarrhö. Abdomen abends dicker als am morgen.
Schwitzt wenig. Fiebert selten und nie höher als 38°C. Kaltes Wetter
mag sie nicht, v.a. feuchte Kälte. Sie friert aber nie. Braucht keine
Handschuhe im Winter, mag keine Mütze. Zu warm geheizte Räume
sind unangenehm. Sonne liebt sie. Sauna ist unangenehm. Sie liebt

warmen Wind an der See. Die Berge sind beklemmend, sie braucht die Weite.

Schlaf: Gut. Von 5-7h muss sie unbedingt schlafen, sonst ist sie schrecklich müde.

A: Butter, Fett, rohe Zwiebeln. Picksüsses. V: Süsses Gebäck. Bitterschokolade. Tee.

Bei Föhn und/oder Vollmond manchmal Kopfschmerzen. Die Augen tränen im Wind.

Sie träumt fast nie, nur ca. 2x jährlich von Friedhöfen, Särgen, Toten. Sie kann sich nicht gut durchsetzen, nicht nein sagen. Stellt ihre Bedürfnisse hinten an. Sagt nie Ihre Meinung um andere nicht zu verletzen. Zieht sich zurück bei Kummer. Teilt ihre Sorgen nicht, bittet selten um Hilfe. Wenn sie benutzt wird, bricht sie den Kontakt ab. Selten wütend, wenn, dann unkontrolliert. Ihr Vater war sehr streng und sie hatte nichts zu sagen als Kind. Die Scheidung war ein grosser Kummer. Sie ist bis heute mit dem Mann befreundet. Er war ihre grosse Liebe und sie hatte seitdem keinen Partner mehr. Es ist ihr wichtig, dass die Leute sie mögen. Sie wirkt beherrscht und kontrolliert.

Besprechung des Falls und Repertorisation

1. Miasmatische Hypothese

Primäre Miasmatik: Mütterlicherseits würde ich die Herzkrankheit und Gelenkbeschwerden nach Grippe am ehesten als sykotisch werten. Der rezidivierend aufbrechende Ulcus legt die C nahe. Diese Annahme wird durch das Auftreten eines Diabetes 2 bei der Grossmutter bekräftigt. Väterlicherseits tritt Krebs bei der Grossmutter auf. Der Unterleib ist zudem häufig Lieblingsregion der S. Die Erkrankungen des Vaters sind miasmatisch nicht eindeutig. Ischialgie ist oft sykotisch. Sykotische Zeichen können aber auch innerhalb der C auftreten, da die S in der C enthalten ist.

Sekundärmiasmatik: Das Auftreten vieler Kinderkrankheiten (unterschiedlicher Miasmen) innerhalb kurzer Zeit deutet auf die C hin. Höchstwahrscheinlich besteht eine Vakzinose durch die Pockenimpfung.

Die Tuberkulinie zeigt sich ebenfalls (Pneumonie, Keuchhusten, Bronchialleiden), wobei man nicht sagen kann ob es sich um die ST oder LT handelt bzw. ob diese Erkrankungen im Rahmen der C auftreten. Der Kummer durch die Scheidung könnte als amiasmatische Causa im Fallverlauf von Bedeutung sein.

Für die Behandlung wichtig wäre eine antikanzerinische und antivakzinotische Arznei.

2. Repertoriumsrubriken aus Kissling (K) und Synthesis (Synth)

1. a. Klinik - Diabetes mellitus (K)
2. a. Klinik - Diabetes mellitus - alte Menschen, Alter im (K)
3. a. Familiengeschichte - Diabetes mellitus (K)
4. Allgemeines – Impfungen - Folgen von (Synth)
5. Gemüt - Gefühle, Emotionen, Gefühlsbewegungen - unterdrückte (Synth)
6. Gemüt - Nachgiebigkeit (Synth)
7. Brust – Schleim - chronisch (Synth)
8. Klinik – Husten – Auswurf - Kugel, wie, klumpig (K)
9. Klinik – Husten - kalten Zimmer, Wetter (K)
10. b.Nase – Geruch – Geruchssinn – überempfindlich - Parfüm, gegen (Synth)
11. b. Nase – Geruch – Geruchssinn – überempfindlicher - Blumen (Synth)
12. Gesicht – Farbe – braun - Flecken (Synth)
13. c. Allg.- Speisen und Getränke – Abneigung -Butter, c. 14. -Fett, c. 15.-Zwiebeln
14. Allg. - Speisen und Getränke – Süssigkeiten -Verlangen (Synth)

(Die Buchstaben aa, bb, cc bedeuten zusammengezogene Rubriken).
Bei der Repertorisation kommt *Phosphorus* an erster Stelle, gefolgt von *Thuja*.
Carcinosin ist an 6. Stelle. Diese 3 Arzneien kommen differentialdiagnostisch in die engere Wahl.

Phos: überempfindlicher Geruchssinn für Blumen u. Parfüm (153er-Symptom). Zentrale Arznei bei Fettleber u. Hypercolesterinämie. Gutes Antikanzerinikum. Diabetes mellitus nach Kummer. Die Vakzinose deckt es weniger gut ab.

Thuj: starke Reaktion auf Pockenimpfung. Braune Hautflecken. Fettansatz um den Bauch. Es zerstört laut Laborde die Leber wie *Phos* obwohl es im Repertorium unter Fettleber nicht vertreten ist. Verbergen ihrer Gefühle vor anderen. Abneigung gegen rohe Zwiebeln. Antikanzerinikum,-vakzinotikum,- sykotikum. Ausgeprägte Agg. durch Kälte, vor allem feuchte Kälte.

Carc: Antivakzinotisch. F.V. langer Bevormundung, unterdrückten Gefühlsbewegungen, stillem Kummer. Kann nicht nein sagen. Viele Kinderkrankheiten unterschiedlicher Miasmen innerhalb eines relativ kurzen Zeitraumes.

Homöopathische Empfehlung: Thuja occidentalis
Die beiden anderen Arzneien, vor allem Carcinosin, könnten im Fallverlauf noch von Bedeutung werden.

4. Schlusswort

Diabetes mellitus stellt ein sehr umfassendes Themengebiet dar und kann daher in diesem Rahmen nicht zur Gänze abgehandelt werden. In dieser Arbeit war es mein vordergründiges Anliegen, die Entstehung eines Diabetes mellitus aus der Sicht der Miasmatik zu beschreiben. Weiters hoffe ich, dass es mir gelungen ist, ein praxistaugliches Behandlungskonzept im Sinne der Homöopathik zusammenzustellen.

Diabetes 2 ist meiner Einschätzung nach grundsätzlich durch eine homöopathische antimiasmatische Behandlung in Kombination mit individuell auf den Patienten abgestimmter Diät sehr gut therapierbar und auch zur Remission zu bringen. Ist aber der Diabetes schon sehr weit fortgeschritten, kann man das Krankheitsgeschehen oft nur noch lindern. In Fällen von Organdestruktionen durch Komplikationen ist vollständige Heilung meist nicht mehr möglich.

Es besteht meiner Einschätzung nach die Chance, dass der Diabetes 1 in sehr frühem Stadium heilbar sein könnte. Kasuistiken über sichere Heilerfolge konnte ich aber leider nicht finden. Ist der Pankreas seiner Funktion durch jahrelange Insulingaben komplett beraubt, ist eine Remission unwahrscheinlich.[63a,63b] Dennoch ist eine angemessene homöopathische Therapie auch in diesen Fällen nötig, um Komplikationen vorzubeugen und die Lebensqualität zu verbessern.

Ich möchte abschliessend noch einmal auf meine miasmatischen Überlegungen in Kapitel III.1.2.1. zurückkommen, da ich denke, dass es einen gravierenden Unterschied macht, auf welcher miasmatischen Grundlage die Krebskrankheit (vor dem Erbgang) stattgefunden hat. Denn die über den Erbgang verschmolzenen hereditären Miasmen PPL/PPS+CA-Stempel werden voraussichtlich nicht Erkrankungen und Zeichen aus drei unterschiedlichen Miasmen zur selben Zeit hervorbringen. Das kann logischerweise nur diese „sykosyphilitische Pseudo Psora" = "Kanzerinie" erzeugen. Wenn meine Überlegungen zutreffen, können wir in der Sekundärmiasmatik nicht automatisch von einer Kanzerinie ausgehen, wenn Krebs/Stellvertreter in der Primärmiasmatik stattgefunden haben. Denn es könnte sich auch um die P+S/L+CA bzw. PPS/PPL+CA handeln. Daher müssen wir genau prüfen, mit welcher Kombination bzw. Verschmelzung wir es zu tun haben. Denn es werden wahrscheinlich unterschiedliche Arzneien sein, die wir benötigen.

Ich möchte nicht behaupten, dass meine Überlegungen richtig sind. Doch halte ich es für notwendig, Gedankengänge dieser Art zu diskutieren, da wir als Homöopathiker nach grösstmöglicher Transparenz im Bereich Miasmatik streben sollten. Vor allem, da eine genaue und saubere Einteilung der erworbenen und hereditären Miasmen meiner Einschätzung nach von grosser therapeutischer Relevanz ist. Laut Laborde kommt heutzutage fast jeder Mensch bereits mit einer PPL/PPS zur Welt. Die P wurde also seiner Ansicht nach schon lange durch die PPL/PPS ersetzt.[33g]

Auch diese Aussage gilt es, meiner Meinung nach, weiter zu erforschen. Denn dass sich die P im Laufe der Zeit verändert hat und, wenn überhaupt, nur mehr sehr selten in ihrer reinen Form zu finden ist, finde ich naheliegend. Das bedeutet, dass sich die Miasmen durch Kombination, erbliche Verschmelzung, iatrogene Belastungen, Unterdrückung, etc. im Laufe der Zeit und Generationen verändern, man könnte sagen, sie mutieren. Das würde unter anderem eine Erklärung dafür geben, warum der Krebs und seine Stellvertreter heutzutage derart prävalent sind. Schlussfolgernd können wir nicht abschätzen, welche „Miasmenmutationen" uns die Zukunft bringen wird. Sicher ist meiner Ansicht nach jedenfalls, dass die Lehre der hereditären chronischen Krankheiten niemals abgeschlossen sein kann.

Als NachfolgerInnen Hahnemanns ist es unsere Pflicht, immer weiter zu forschen!

Danksagung

Ich danke meinem Lebensgefährten Clemens für seine grossartige Unterstützung während meines gesamten Studiums.

5. Literaturverzeichnis

1   http://de.wikipedia.org/wiki/Geschichte_der_Diabetologie, aufgerufen am 23.8.2011

1a   http://de.wikipedia.org/wiki/Diabetes_mellitus#Ursachen, aufgerufen am 23.08.2011

2   http://orf.at/stories/2065566/2065546/, aufgerufen am 23.08.2011

3   Gerd Herold und Mitarbeiter, Innere Medizin, Selbstverlag, 2010, (a: S. 685, b: S.686, c: 688, d: 689, e: 690, f: 691, g: 692, h: 694, i: 696-698, j: 699-702)

4   Margit Allmeroth, Kompendium für die Heilpraktiker-Prüfung, 2. Auflage, Sonntag-Verlag, 2003, (a: S. 118, b: S.119, c: S.120, d: S.121, e: S.122)

5   www.diabetes.hexal.de/grundwissen/was_ist/aufgerufen am 25.8.2011

5a   www.diabetes.hexal.de/grundwissen/insulin-blutzuckerwerte, aufgerufen am 25.8.2011

5b   www.diabetes.hexal.de/grundwissen/folgeschaeden/ gefaesse.php, aufgerufen am 26.8.2011

5c   www.diabetes.hexal.de/grundwissen/folgeschaeden/augen.php, aufgerufen am 2.9.2011

5d   www.diabetes.hexal.de/grundwissen/folgeschaeden/nieren.php, aufgerufen am 21.9.2011

5e   www.diabetes.hexal.de/grundwissen/folgeschaeden/nerven.php, aufgerufen am 21.9.2011

6   H. Mehnert und K. Schöffling, Diabetologie in Klinik und Praxis, Georg Thieme Verlag Stuttgart, 1974, S. 18

7   www.glucometrix.de/diabetes_mellitus_typ2.php, aufgerufen am 29.9.2011

8   www.arte.tv/de/2151166,CmC=3019436.html, aufgerufen am 30.9.2011

9   www.medhost.de/diabetes/folgeerkrankungen.html, aufgerufen am 26.9.2011

10   www.carsten-tschoepe.de/index.php?lang=de&katID=5, aufgerufen am 26.9.2011

11   http://diabetes.gesund.org/beschwerden/hypoglykaemisches-koma.htm, aufgerufen am 30.9.2911

12   www.netdoktor.de/Diagnostik+Behandlungen/Untersuchungen/ Oraler-Glukosetoleranztest-oGT-9345.html, aufgerufen am 6.10.2011

13   www.pflege-abc.info/pflege-abc/artikel/blutzucker_ normalwerte.html, aufgerufen am 7.10.2011

14   www.sueddeutsche.de/wissen/diabetes-zu-viel-des-guten-1.967321, aufgerufen am 10.10.2011

15   http://www.diabetes-news.de/info/hba_was_ist_das.htm, aufgerufen am 10.10.2011

16   www.heilpraxisnet.de/krankheiten/diabetes/index.php
      #8543109e640a9a604, aufgerufen am 11.10.2011

17   http://www.aerztemagazin.at/dynasite.cfm?dsmid=
      61464&dspaid=540116, aufgerufen am 11.10.2011

18   Erika Bernlöhr, Diabetes mellitus Typ 1 und seine homöopathisch-
      therapeutische Bedeutung, Abschlussarbeit an der CvB-Akademie,
      2000, S. 6

19   Dr. Samuel Hahnemann, Organon der Heilkunst, Standardausgabe
      der 6.Auflage, Karl F. Haug Verlag Stuttgart, 1999, a: §§ 36-42,
      b: §206 FN

20   Dr. S.K.R. Pavri, Essentials of Diabetes mellitus and its treatment
      by homeopathy, B. JAIN PUBLISHERS, 2001, S.33

21   Dr. Samuel Hahnemann, Die chronischen Krankheiten, Band 1,
      Karl F. Haug Verlag Heidelberg, 1979 (a: S. 98 FN, b: S.80,
      b: S.4, c: S. 15, d: S.108, e: S.115/116)

22   James Tyler Kent, Zur Theorie der Homöopathie: Vorlesungen
      über Hahnemanns Organon, 4. Auflage, Karl F. Haug Verlag
      Heidelberg, 2001, S.203

23   J.H. Allen, Die chronischen Krankheiten - Die Miasmen, Band 1,
      5. Auflage, Karl F. Haug Verlag Heidelberg, 2004, (a: S. 239,
      b: S.271, c: S.135, d: 244-247, e: 65, f: S.12, g: S.48, h: S.12,
      i: S.3, j: S.89/90, k: S.136, l: S.263)

24   J.H. Allen, „Die chronischen Krankheiten - Die Miasmen", Band 2,
      5. Auflage, Karl F. Haug Verlag Heidelberg, 2004 (a: S. 287, b:
      283, c: 279, d: 243, e: S.23)

25   Fortier Bernoville, Deseases of the Respiratory and Digestive
      System of Children, B. Jain Publishers, 1921 (a: S.4, b: S.7)

26   Y. Laborde/G. Risch, Die hereditären chronischen Krankheiten,
      Schriftenreihe der Clemens von Bönninghausen Akademie,
      Band 20, Verlag Müller und Steinicke München, 1998 (a: S. 469,
      b: 531-544, c: S.449, d: S.81, e: S.33, f: S.50-54, g: S.55,
      h: S.59, i: S.81, j: S.128, k: S.134, l: S.402, m: S.448-450,
      n: S.469, o: S.450-455, p: S.450-451, q: S.403, r: S.68/69, s: 447)

28 Yves Laborde, Vorlesung Miasmenreihe 2009/2010 an der Akademie für Homöopathie, Gauting, (a: Sykose am 11.-13.9.2010, b: Materia Medica Teil 2 am 24.-26.9.2010)

29 Markus Gantenbein, Symptome der primären und sekundären Miasmatik, Ausgabe 4, März 2003, (a: S.20, b: S.179, c: S.186, c: S.182, d: S.186)

30 Schroyens F., Synthesis Treasure Edition, Version 2009, Radar 10.0, Archibel, 2009.

31 Georg Kissling, Kompendium Klinik, Version 2009, Radar 10.0, Archibel, 2009.

32 T. Kent, New Remedies, Clinical Cases, Lesser Writings, Aphorisms and Precepts, B.Jain Publishers, Reprint Edition 2004, S. 223

33 Yves Laborde, Die chronischen Krankheiten, Band 2, Verlag Müller und Steinicke, München, 2011 (a: S. 50, a: S. 132, b: S.144, c: S.65, d: S.39, e: S.46, f: S.57, g: S.39)

34 Yves Laborde, Klinische und miasmatische Materia Medica, Encyklopedia Homöopathika (C:\EH\Data\Deutsch_SP5_2007_188_Baende.NFO), Radar 10.0, Archibel 2009 (a: S.1, b: S.16/17, .c: S. 18, d: 15-17, e: S.14-15)

35 a W. L. Templeton, Provings of Alloxan, The British Homoeopathic Journal, 1949, S.262-267

35b W.Ritchie Mc Crae, James Campbell Mackillop, A Quarterly Record of Scientific Therapeutics, General Medicine and Surgery, Alloxan Provings by W.L.Templeton, The British Homoeopathic Journal, 1951, S.117-122

36 James Stevenson M.D., Hahnemannian Provings, A Materia Medica and Repertory, B.Jain Publishers, New Delhi, India, 1998 (a: S. 1, b: S.2)

37 http://www.ncbi.nlm.nih.gov/pmc/articles/PMC1942709/pdf/amjpathol00604-0188.pdf aufgerufen am 1.11.2011

38 J.T. Waldron, Cori Brackett (directed and written by), Aspartame: Sweet Misery A Poisoned World, 90 min.documentary, 2004

39   Fortier Bernoville, Diabetes mellitus, B. Jain Publishers, 1999/2003 (a: S.13-14, b: S.15, c: S.11, d: S.12, e: S.16, f: S.21, g: S.18, h: S.22, i: S.25, j: S.26, k: S.10, l: S.20)

40   Henri Voisin, Materia Medica des homöopathischen Praktikers, Karl F. Haug Verlag Heidelberg, 1969 (a: S. 952-960, b:S.53-56, c: S.1193/1194, d: S.24, e: S.251-253, f: S. 619-621, g: 724-730, h: S. 735-736, i: S.888-892, j: S. 48-52, k: S.1176-1183, l: 1080-1084, m: S.1164-1166, n: S.184)

41   CvB-Arzneimittellehre, Mitschriften in Vorlesungen der CvB-Akademie für Homöopathik, 2009-2011, a: Juni Kirsch, am 5.6.2010, b: Juni Kirsch, am 3.-5.6.2011, c: Ralf Blume, am 3.6.2011

42   Yves Laborde, Klinische Materia Medica der Krebsmittel, Teil 1, Schriftenreihe der Clemens von Bönninghausen Akademie Band 14, Verlag Müller und Steinicke München, 1995, S.96

43   Dieter Till, Diabetes Mellitus und Homöopathie, Till Verlag Runkel, 2002, S.148

44   H.C. Allen, Grundzüge und Charakteristika der Materia Medica mit Nosoden (al1), Encyklopedia Homöopathika, C:\EH\Data\ Deutsch_SP5_2007_188_Baende.NFO), Radar 10.0, Archibel 2009, S. 10

45   J.H. Clarke, Der neue Clarke - Encyklopedie für den homöo-pathischen Praktiker, Band 1-4, Hahnemann Institut für homöopathische Dokumentation, 2005, (a: S.740-742, b: S.2841-2847, c: S.2772-2780, d: S.3680-3696, e: S.1044-1045, f: S.4152-4181, g: S.4288-4305)

46   Abdur Rehmann, Handbuch der homöopathischen Arznei-beziehungen, Karl F. Haug Verlag Heidelberg, 2007 (a: S. 274, b: S.57)

47   William Böricke, Handbuch der homöopathischen Materia medica, Karl F. Haug-Verlag Stuttgart, 2004, (a: S. 410-413, b: S.408, c: S.151/152, d: 540-544, e: S.616-619, f: S.740, g: 746, h: S.97, i: S.289, j: S206-207, k: S.459, l: S.776, m: S.684-686)

48   Henri Goullon, Diabetes mellitus und seine erfolgreiche Behandlung mit besonderer Berücksichtigung des homöopathischen Heilverfahrens, Verlag des Literarischen Instituts in Leipzig, Leipzig 1872 (a: S. 20, b: S.21, c: S.25, d: S.18-22)

49   Mathias Dorcsi, Homöopathie Band 5, Arzneimittellehre, Karl F. Haug Verlag Heidelberg, 1983 (a: S. 228/229, b: S.642-647, c: S.539, d: S. 696-700, e: S.823-827, f: S.174-179)

50   Wolfgang Mettler, Klinische Materia Medica der Krebsmittel, Teil 2, Schriftenreihe der Clemens von Bönninghausen Akademie, Band 15, Verlag Müller und Steinicke München, 1995, S. 47/48

51   Roland Methner, Klinische Materia Medica der Krebsmittel, Teil 3, Schriftenreihe der Clemens von Bönninghausen-Akademie, Band 16, Verlag Müller und Steinicke München, 1996, S. 32/33

52   Mathias Dorsci, Homöopathie Band 4, Organopathie, 4.Auflage, Karl F. Haug Verlag, 1977 (a: S. 32, b: S.59, c: S.74, d: S. 49, e: S.88)

53   Adolf Vögeli, Magen-,Leber- und Galleerkrankungen, 4.Auflage, Karl F. Haug Verlag, 1963 (a: S.92/93, b: S.51, c: S182, d: S. 182-184, e: S.180, f: S.156)

54   J.T. Kent, Homöopathische Arzneimittellehre, Band 3, Karl F. Haug Verlag Heidelberg, 2001, S. 629-638

55   Martin Hirte, Impfen pro und Contra, Knaur Verlag, 2008 (a: S.62-65, b: S.182)

56   J.C. Burnett, Die Heilbarkeit von Tumoren durch Arzneimittel, Schriftenreihe der Clemens von Bönninghausen-Akademie, Band 3, Verlag Müller und Steinicke München, 1991 (a: S. 22, b: S.16, c: S.105, d: S.27, e: S.18, f: S.65)

57   J.C. Burnett, Die Lebererkrankungen, Schriftenreihe der Clemens von Bönninghausen-Akademie, Band 10, Verlag Müller und Steinicke München, 1991 (a: S.20, b: S. 72)

58   http://www.homeopathy.at/metabolic-balance/ aufgerufen am 16.11.2011

59   Thomas Wedemeyer, Arzneivorlesung an der CVBA, Medorrhinum, 5.12.2010

60   J.C. Burnett, Tumore der Brust, Schriftenreihe der Clemens von Bönninghausen-Akademie, Band 2, Verlag Müller und Steinicke München, 1991, S. 34

61   Dr. Helmut Ludtmann, Pankreaserkrankungen, Deutsche Homöopathische Monatszeitschrift, Hippokrates Verlag Stuttgart, 1954, S. 81

62   Hellmuth Beuchelt, 50 Jahre eigene ambulante Diabetiker-behandlung im Spiegel moderner Erkenntnisse, Allgemeine Homöopathische Zeitung für wissenschaftliche und Praktische Homöopathie, Karl F. Haug Verlag Heidelberg, 1971, S. 157

63   Karl v. Petzinger, Erfahrungen mit Homöopathischer Behandlung des Diabetes mellitus, Deutsche Homöopathische Monatszeitschrift, Hippokrates Verlag Stuttgart, 1956 (a: S. 342, b: S.348)

64   Hans-Heinrich Jörgensen, Die Bauchspeicheldrüse – ein Schatten-dasein, S. 24

65   Dr. Erich Assmann, Diagnostisch – Therapeutische Erfahrungen, Diabetes mellitus, Allgemeine Homöopathische Zeitung, Archiv der wissenschaftlichen Homöopathie, Karl F. Haug-Verlag Berlin, 1939 (a: S.122, b: S. 123/124, c: S. 126)

66   Dr. A. Waterloh, Homöopathische Therapie des Diabetes, Deutsche Zeitschrift für Homöopathie Und Deren Grenzgebiete, Karl F. Haug Verlag Berlin, 1993 (a: S. 243, b: S. 244, c: S.245)

Nierentumoren
Hp Birgit Surger

1. Einleitung

In Deutschland erkranken pro Jahr ca. 11 000 Menschen an einem Nierentumor. Damit gehört er nach dem Prostatakarzinom und dem Blasentumor zu dem am dritthäufigsten auftretenden Tumor der Harn- und Geschlechtsorgane.[1] In der homöopathischen Literatur findet diese Thematik bisher kaum Beachtung. Dabei treten Nierentumoren in den Industrieländern immer häufiger auf.[1] Ziel dieser Arbeit ist es, die Aspekte der Nierentumorerkrankung umfassend zusammen zu tragen und eine Basis für weitere Forschungen zu schaffen. Der Schwerpunkt dieser Arbeit ist das Nierenzellkarzinom. Hierbei werden gleichermaßen die schulmedizinische, komplementärmedizinische und homöopathisch-miasmatische Sichtweise dargestellt. Auch interessante Optionen im Bereich der Toxikologie mit potentiellen Arzneien für die homöopathische Therapie werden aufgezeigt.

2. Nierentumoren aus schulmedizinischer Sicht

2.1 Definition Nierentumoren

Bei Nierentumoren handelt es sich um benigne und maligne Geschwülste im Bereich der Nieren. Das Wort „Tumor" stammt aus dem Lateinischen und bedeutet im Allgemeinen jede umschriebene Schwellung (Geschwulst) von Körpergeweben.[50]
Entzündliche Tumoren, die auf Exsudation und zellulärer Infiltration beruhen sowie Abszesse, Ergüsse etc. gehören ebenfalls zu den Tumoren, sind aber nicht Bestandteil dieser Arbeit.

2.1.1 Benigne Nierentumoren

Zu den gutartigen Nierentumoren zählen das Leiomyom, Lipom, Angiomyolipom, Rhabdomyom, Onkozytom[2], Papillom, Hämangiom, Lymphangiom, multilokuläres zystisches Nephrom, juxtaglomerulärer Tumor (Rinom), Fibrom. Das Adenom gilt bis zu einer Größe von 1 cm als gutartig, darüber hinaus kann es maligne entarten. Im Allgemeinen wachsen benigne Tumoren eher langsam, verdrängen das umliegende Gewebe, zeigen aber kein invasives Wachstum.[3,4]

2.1.2 Maligne Nierentumoren

85% aller Nierentumoren sind Nierenzellkarzinome. Frühere Bezeichnungen des Nierenzellkarzinoms sind Hypernephrom und Grawitz-Tumor. Dieser geht auf die falsche Annahme von Grawitz zurück, dass der Tumor von der Nebenniere stammt. Das Nierenzellkarzinom geht von den proximalen Tubuluszellen (Epithelzellen) aus. Zudem werden Sarkome, Nephroblastome (Wilmstumor), Lymphome und Metastasen anderer Organtumoren zu den bösartigen Nierentumoren gezählt. Sie sind selten, aber differenzialdiagnostisch zu berücksichtigen.[5]

2.2 Epidemiologie

Etwa 3% der bösartigen Tumoren sind Nierentumoren. In den Industriestaaten wird über eine steigende Inzidenz von Patienten mit Nierenzellkarzinom berichtet. Der Inzidenzgipfel liegt zwischen dem 5. und 7. Lebensjahrzehnt. Der jährliche Anstieg seit 1975 wird mit 2,3% für Männer und 3,1% für Frauen angegeben. Offenbar spielen demographische Faktoren eine Rolle, da in Skandinavien die Inzidenz am höchsten ist, während sie in Japan am geringsten ist.[5] Die jüngsten Ereignisse in Japan wurden bisher noch nicht berücksichtigt.

2.3 Ätiologie

Um Parallelen zur homöopathischen Sichtweise später besser zu verstehen, wird hier detaillierter auf die Ätiologie und Genetik eingegangen.

Mit zunehmender Industrialisierung einer Region steigt das Risiko ihrer Bewohner, an einem Nierenzellkarzinom zu erkranken, ohne dass bislang ein schädigendes Agens identifiziert werden konnte. Alter, Tabakrauchen (2-fach höheres Risiko), Alkoholkonsum, Übergewicht, Rasse (höherer Inzidenzanstieg in den letzten 10 Jahren bei Afroamerikanern), regelmäßige Einnahme von Analgetika sowie Diuretika und Hypertonie werden als Risikofaktoren diskutiert. Hormonelle Einflüsse wie Anzahl der Geburten, Einsetzen der Menarche oder Entfernen der Adnexen beeinflussen das Risiko, an einem Nierenzellkarzinom zu erkranken. Rezidivierende Harnwegsinfekte und Nierenentzündungen sollen über E-coli-assoziierte Toxine Ursache für das Entstehen von Nierenzellkarzinomen sein. Eine Hypertonie erhöht das Risiko um das 2 - 3 fache.

Abhängig von der Dialysedauer entwickeln 10% (3 Jahre) bis 90% (>5 Jahre) der Patienten Nierenzysten, die mehr als 25% des Nierenparenchyms einnehmen. Bei etwa 6% der terminal niereninsuffizienten Patienten treten von diesen Zysten ausgehende Nierenzellkarzinome auf. Als Risikofaktor für die Entwicklung von Nierentumoren wurden die Dauer der Dialyse, große Nieren und männliches Geschlecht identifiziert. Patienten mit erworbenen Nierenzysten haben auch nach erfolgreicher Nierentransplantation ein 5 bis 100 -faches Risiko, einen Tumor in den Eigennieren zu entwickeln. Auch die nachfolgende Immunsuppression birgt ein erhöhtes Risiko.[5] Zu weiteren Risikofaktoren zählen ionisierende Strahlung, Strahlentherapie, Exposition zu Kadmium, Trichlorethylen, Blei, petrochemische Substanzen, Thorotrast, Teer und Holzschutzmittel, Nierenadenome (ca. 30%) und polyzystische Nierenerkrankungen, Von-Hippel-Landau-Syndrom.[6]

2.3.1 Genetik

Nierentumoren können familiär gehäuft auftreten, so dass bei den betroffenen Familien an eine hereditäre Disposition zu denken ist. Etwa 1 - 4% aller Nierenzellkarzinome werden im Rahmen von anderen Syndromen diagnostiziert.

Es wurden mehrere vererbbare Formen des Nierenzellkarzinoms beschrieben, die mit entsprechenden genetischen Veränderungen assoziiert sind: Von-Hippel-Lindau-Erkrankung, hereditäres papilläres Nierenzellkarzinom, hereditäres Leiomyomatosis-Nierenzellkarzinom, das Birt-Hogg-Dubé-Syndrom, die tuberöse Sklerose und das familiäre renale Onkozytom. Bei Familien, die an papillären Schilddrüsenkarzinomen erkranken, treten auch gehäuft Nierentumoren auf.[5]

2.4 Klinik

2.4.1 Klinik der benignen Nierentumoren

Selten treten klinische Symptome, wie eine Mikro- oder Makrohämaturie, ein Flankenschmerz oder ein Tastbefund auf.[11]

2.4.2 Klinik der malignen Nierentumoren

Das Wachstum zeichnet sich durch Symptomlosigkeit aus. Erst Metastasen, am häufigsten in der Lunge, im Skelettsystem (Wirbelsäule, lange Röhrenknochen) und in den Lymphknoten, seltener im Gehirn und in der Leber, führen zur Diagnose. Wie bei allen Tumoren des Urogenitaltrakts gilt auch hier die schmerzlose Hämaturie als Leitsymptom. Die klassische Spätsymptomen-Trias Hämaturie, palpabler Tumor und Schmerz findet man bei 10% der Patienten mit Nierentumoren. Es überwiegen uncharakteristische Symptome wie BSG-Erhöhung, Hypertonus, Anämie, Fieber, Nachtschweiß, Appetit- und Gewichtsverlust. Eine linksseitige symptomatische Varikozele kann ein Hinweis für einen Tumorthrombus in der Vena renalis sinistra sein.[7,8] Durch Knochenmetastasen kann es zu Spontanfrakturen kommen.

2.5 Diagnostik[8]

Labor: Bei ca. 60% aller Patienten sind zumindest temporär eine Makrohämaturie und/oder eine Erythrozyturie nachweisbar. Bei ca. 30% der Patienten entwickelt sich eine Anämie mit erniedrigten Serumferritinwerten. Im Rahmen des paraneoblastischen Syndroms kann es weiterhin zu einer Hyperkalziämie, Erhöhung der AP, des

Prolaktins, von Enteroglukagon, Parathormon, Renin, Alphafetoprotein und Insulin kommen.

Bildgebung: Die Bildgebung ermöglicht es, Tumoren und Metastasen näher zu klassifizieren und gutartige Veränderungen wie Zysten, Pseudozysten und Abszesse auszuschließen. Zu den bildgebenden Verfahren zählen: Sonografie (differentialdiagnostische Abgrenzung zu Zysten), Ausscheidungsurogramm (nur noch bei V.a. Nierenbeckentumoren), MRT, CT (lokale Tumorausbreitung, Fernmetastasen), Skelettszintigrafie (Knochenmetastasen).

Biopsie: Sie dient der Diagnosesicherung und kann entweder unter Ultraschallkontrolle (Feinnadelbiopsie) oder CT-gesteuert (Stanzbiopsie) erfolgen.

2.6 Klassifikation und Stadieneinteilung[9]

Um die am besten geeignete Therapie bestimmen zu können, muss vor Therapiebeginn durch die oben genannte Diagnostik genau festgestellt werden, wie weit sich der Tumor ausgebreitet hat. Das heißt, das Tumorstadium wird ermittelt. Mit der folgenden Übersicht können gewebshistologische Arztberichte entsprechend nachvollzogen werden.

2.6.1 TNM-Klassifikation

T steht für die Größe und Ausdehnung des Primärtumors, N für die Anzahl der befallenen regionären Lymphknoten und M für das Auftreten und die Lokalisation von Fernmetastasen (Tumorabsiedlungen).

TNM für Nierenzellkarzinome nach UICC 2002

TX	Primärtumor kann nicht beurteilt werden
T0	Kein Anhalt für Primärtumor
T1	Tumor <= 7 cm in größter Ausdehnung, begrenzt auf die Niere
T1a	Tumor 4 cm oder weniger in größter Ausdehnung
T1b	Tumor mehr als 4 cm, aber nicht mehr als 7 cm in größter Ausdehnung
T2	Tumor > 7 cm in größter Ausdehnung, begrenzt auf die Niere

T3a	Tumor infiltriert Nebenniere oder perirenale Fettkapsel, aber nicht Gerota'sche Faszie
T3b	Tumorausbreitung in Nierenvenen oder Hohlvene unterhalb des Zwerchfells
T3c	Tumorausdehnung in Hohlvene oberhalb des Zwerchfells
T4	Tumorausdehnung über Gerota'sche Faszie hinaus
NX	Benachbarte (regionäre) Lymphknoten sind nicht beurteilbar
N0	Kein Anhalt für benachbarte Lymphknotenmetastasen
N1	Metastase in einem benachbarten Lymphknoten
N2	Metastase in mehr als einem benachbarten Lymphknoten
Mx	Vorliegen von Fernmetastasen kann nicht beurteilt werden
M0	Kein Anhalt für Fernmetastasen
M1	Fernmetastasen treten am häufigsten in der Lunge, im Skelett und in den Lymphknoten, eher selten im Gehirn und in der Leber auf.

Eine abschließende Beurteilung des TNM-Stadiums ist erst nach der Tumoroperation möglich.

2.6.2 Grading

Zwei weitere Kriterien sind für die weitere Therapie entscheidend. Die mikroskopische Untersuchung des Tumorgewebes gibt Hinweise auf die Bösartigkeit des Tumors. Hierbei wird die Ähnlichkeit der Krebszellen mit den Organzellen verglichen (siehe Tabelle unten).
Zellähnlichkeit = Grading nach UICC 2002

GX	Präparat feingeweblich nicht beurteilbar
G1	Hochdifferenzierter Tumor
G2	Mäßig differenzierter Tumor
G3-4	Schlecht differenzierter/ undifferenzierter Tumor

Von entscheidender Bedeutung ist, ob der Tumor vollständig entfernt werden konnte.

R = Residualtumor (Resttumor nach OP)

RX   Residualtumor kann nicht bestimmt werden

R0   Kein Residualtumor

R1   Mikroskopisch nachgewiesener Residualtumor

R2   Sichtbarer Residualtumor

2.7 Therapie

Obwohl gutartige Tumoren nur selten Beschwerden verursachen, müssen sie aus schulmedizinischer Sicht gelegentlich operativ entfernt werden, um das Risiko einer malignen Entartung zu vermeiden, eine Blutungsgefahr zu mindern oder Einschränkungen des Harnabflusses zu beheben.[4]

Die Behandlung von malignen Tumoren richtet sich nach dem Krankheitsstadium. Entscheidend sind neben der Größe des Tumors bzw. der Ausbreitung von Metastasen auch das Alter, der Allgemeinzustand und das Vorliegen von Begleiterkrankungen.[4]

2.7.1 Chirurgische Therapie

2.7.1.1 Nierentumorenukleation, Nierenteilresektion[10]

Der Erhalt einer Niere bei gleichzeitiger Entfernung eines Nierentumors (Nierentumorenukleation, Nierenteilresektion) kann im Rahmen einer sogenannten „elektiven Indikationsstellung" oder „imperativen Indikationsstellung" erfolgen. Unter einer elektiven Indikation versteht man die Entfernung eines Nierentumors unter Erhalt der Niere bei einer gesunden Niere auf der Gegenseite. Sie könnte theoretisch auch entfernt werden, ohne dass der Patient dialysepflichtig wird. Unter einer imperativen Indikation versteht man die Entfernung eines Nierentumors unter Erhalt der Niere bei einer kranken oder fehlenden Niere auf der Gegenseite. Die tumortragende Niere sollte nach Möglichkeit erhalten bleiben, weil der Patient sonst dialysepflichtig werden würde.

2.7.1.2 Nephrektomie[4]

Beim nicht metastasierten Nierenzellkarzinom ist die radikale chirurgische Entfernung der gesamten betroffenen Niere mitsamt der Fettkapsel und gegebenenfalls der Nebenniere (Adrenalektomie) die schulmedizinische Standardtherapie. Hierbei kann eine Schnittoperation (in der Regel Flanken- oder Bauchschnitt) oder aber die minimalinvasive Chirurgie durchgeführt werden. Wurde der Tumor frühzeitig erkannt, überleben nach Entfernung der Niere etwa 60 bis 98 Prozent der Patienten langfristig und können weitgehend als geheilt angesehen werden. Die verbliebene Niere übernimmt die Ausscheidungsfunktion in der Regel vollständig.

Bei lokal fortgeschrittenen Tumoren, mit Wachstum in das Blutgefäßsystem hinein, kann nach Ausschluss einer Krebszellstreuung eine offen-chirurgische Sanierung unter Beteiligung von weiteren Spezialisten (Gefäßchirurgen und Herzchirurgen) erfolgsversprechend sein.

2.7.1.3 Kryotherapie[10]

Eines der schonendsten und minimalinvasivsten Verfahren zur Therapie bösartiger Nierentumore ist die Kryotherapie (Vereisungsbehandlung). Sie ist vor allem für Patienten mit anderen Begleiterkrankungen, die ansonsten ein erhöhtes Operationsrisiko darstellen, geeignet. Voraussetzung ist eine Tumorgröße bis maximal 4 cm.

2.7.1.4 Embolisation[4]

Bei großen, inoperablen Tumoren mit Blutungskomplikationen oder einem unvertretbar hohem Operationsrisiko für schwerkranke Patienten kann eine Embolisation der Nierenarterie sinnvoll sein. Darunter versteht man den Verschluss des zuführenden Blutgefäßes zu der Niere. Durch die fehlende Blutversorgung kann der Tumor nicht weiter wachsen oder bildet sich sogar zurück. Leider ist die Wirkung meist nicht dauerhaft, da sich der Tumor neue Wege zur Blutversorgung schafft.

2.7.1.5 Hochfrequent-induzierte Thermotherapie (Radiofrequenzablation)

In sehr ausgewählten Fällen, zum Beispiel bei Hochrisikopatienten, ist eine lokale, minimal-invasive Therapie möglich. Dabei wird in den Tumor CT-gestützt eine Spezialnadel platziert und dann eine hochfrequenz-induzierte Thermotherapie (Hitzebehandlung) durchgeführt. Eine Verbesserung des Therapieerfolges kann durch die Kombination mit einer Embolisation erzielt werden.[4] Auch bei Tumoren von einer Größe von durchschnittlich 2,2 - 3,2 cm, die mit einer Radiofrequenztherapie behandelt wurden, zeigt der Vergleich von onkologischen Ergebnissen von Tumorresektion durch Nierentumorenukleation nach einer Mindestnachsorgezeit von 2 Jahren keinen Unterschied.[5]

2.7.1.6 Operative Entfernung von Fernmetastasen[12]

Je länger der tumorfreie Intervall ist, desto günstiger ist die Prognose. Ferner ist auch dann die Entfernung von Metastasen sinnvoll, wenn Komplikationen drohen, wie z.B. Frakturen oder ein Querschnitt. Bei Wirbel- und intraspinalen Metastasen mit beginnender Querschnittsymptomatik ist primär eine operative Dekompression vorzunehmen. Bei Vorliegen von Hirnmetastasen besteht ebenfalls unter dem Gesichtspunkt der Lebensqualität eine erweiterte Behandlungsindikation.

2.7.2 Medikamentöse Therapie

2.7.2.1 Chemotherapie[9]

Zytostatika sollen schnell wachsende Tumorzellen im Körper abtöten. Bei Nierenzellkarzinomen ist die Chemotherapie jedoch nahezu wirkungslos und wird nur in Kombination mit Immuntherapien eingesetzt.

2.7.2.2 Immuntherapie[10]

Die gezielte Immuntherapie hat das Ziel, das Immunsystem durch bestimmte Substanzen (Zytokine: z. B. Interferone, Interleukine) so zu stimulieren, dass Tumorzellen vom eigenen Körper erkannt, angegriffen und beseitigt werden können.

Die Immuntherapie ist eine der Standardtherapien bei der Behandlung eines Nierenzellkarzinoms im metastasierten Stadium.

Bei einer Kombinationstherapie von Interferon+Interleukin+Zytostatikum kann bei ca. 20 - 25% der Patienten eine komplette oder teilweise Rückbildung des Tumors oder zumindest eine stabile Phase bei Metastasierung erreicht werden. Die Nebenwirkungen dieser Immuntherapie können ähnlich den Symptomen einer Grippe (Fieber, Schüttelfrost, Nachtschweiß, Gliederschmerzen) sein. Eine Hochdosis Interleukin-2 Therapie kann in einem begrenzten Prozentsatz der betroffenen Patienten zur Heilung führen. Bei den anderen Patienten kann es die Überlebenszeit verlängern.

2.7.2.3 Molekulare, zielgerichtete Therapie - „Target Therapy"[9,x1]

Generell zielen Target-Therapien darauf ab, Wachstumsfaktoren zu blockieren oder jene Biomoleküle abzufangen, die das Selbstzerstörungsprogramm aus dem Ruder laufender Zellen kontrollieren. Wegen der Hochregulierung eines Wachstumsfaktors für die Gefäßbildung (Vascular Endothelial Growth Factor, VEGF) in Nierenzellkarzinomen ist dies ein Ansatzpunkt für eine molekular-zielgerichtete Therapie. Weitere Zielstrukturen sind der Rezeptor für Platelet derived Growth Factor (PDGFR) und eine Kinase mit Schlüsselfunktion in der Zelle, die „mammalian target of rapamycin Kinase" (mTOR).

In den vergangenen Jahren wurden Therapeutika entwickelt, die an verschiedenen Punkten dieser Signalkaskade eingreifen und die zu einer grundlegenden Änderung der Therapiestrategien geführt haben. Prinzipiell sind hier Antikörper, Tyrosinkinaseinhibitoren, sowie mTOR-Hemmer zu unterscheiden. Hier wurden in größeren Studien Ansprechraten (deutliche Verkleinerung des Tumors) von bis zu 40% erzielt.

2.7.2.4 Hormontherapie[13]

Gestagene, Androgene, Antiandrogene und Tamoxifen führen beim metastasierten Nierenzellkarzinom nur zu Remissionsraten von < 5%, ein Überlebensvorteil ist nicht zu erwarten.

2.7.2.5 Strahlentherapie[4]

Da die Nierentumoren wenig strahlenempfindlich sind, bringt eine Bestrahlung des Tumors keine Verbesserung des Überlebens. Gelegentlich hilft eine Strahlentherapie bei der Linderung der Schmerzen bzw. der Knochenbruchgefährdung bei Metastasen im Skelettsystem.

2.7.2.6 Englerin A[35]

Synthetisierter Wirkstoff aus der Katzenminze (Nepeta Cataria). Deren Öl kann bei Katzen rauschhafte Erregungszustände auslösen. Die gleiche chemische Verbindung ist aber auch Startmaterial für die Synthese eines Wirkstoffs zur Bekämpfung von Nierenkrebs. Chemikern der TU Dortmund ist es gelungen, aus dem Öl der Katzenminze die Anti-Tumor-Verbindung Englerin A synthetisch herzustellen. Es wirkt toxisch auf Nierenkrebszellen, ohne jedoch andere Zellen zu schädigen. Daher ist diese Verbindung potenziell für die Krebstherapie geeignet.

2.8. Prognose[11]

Der entscheidende Faktor für die Prognose von Nierenzellkarzinomen ist die Metastasierung (Lymphknoten und Fernmetastasen). Beim Auftreten von Metastasen beträgt die mediane Überlebenswahrscheinlichkeit gerade noch 18 Monate. Durch den Einsatz der Sonographie werden heutzutage die meisten Tumoren in einem frühen Stadium, meist als Zufallsbefund im Rahmen anderer Untersuchungen, entdeckt. Ihre rechtzeitige Behandlung hat daher einen positiven Einfluss auf die Prognose.

Als zwei weitere wichtige Prognosefaktoren neben der Metastasierung, spielen noch der Differenzierungsgrad und der histologische Typ eine Rolle. Während chromophobe und papilläre Karzinome eine günstigere Prognose haben, ändert sich dies bei der sarkomatoiden Differenzierung, welche mit einer medianen Überlebensrate der Patienten von <1 Jahr einhergeht.

3. Alternativmedizinische Sichtweisen

In der Naturheilkunde haben die Nieren neben der Haut, Lunge und Darm eine Ventilfunktion. Auf der physiologischen Ebene dienen die Nieren unter anderem als Filter und Entgiftungsventil. Betrachtet man die Nieren auf der symbolischen Ebene, so werden sie als paarige Organe oft dem Bereich Partnerschaft und Beziehung zugeordnet. Während die Lungen den unverbindlichen Kontakt und die Hoden bzw. Eierstöcke die Sexualität repräsentieren, symbolisieren die Nieren die Partnerschaft als Möglichkeit der zwischenmenschlichen Begegnung.[14] Auch im Volksmund ist der Zusammenhang zwischen den Nieren und der Gefühlsebene zu erkennen, wie z.B. in dem Spruch: „Das geht mir an die Nieren".

3.1 Therapieformen in der Komplementären Krebsmedizin

Unter „komplementär onkologischen Therapieverfahren" sind alle Mittel und Methoden zu verstehen, die geeignet sind, die konventionellen tumorzerstörenden Therapien wie Operation, Strahlen- und Chemotherapie, zu ergänzen und zu optimieren.[15]

3.1.1 Psychoonkologie

In der Psychoonkologie werden eine Reihe von therapeutischen Verfahren und Entspannungstechniken angeboten.
Bewährt haben sich die
- Gesprächstherapie (einzeln oder in Gruppen)
- Visualisierung nach Simonton
- Autogenes Training
- Progressive Muskelrelaxation nach Jacobson
- Formen der Meditation, wie z. B. Yoga, Qi Gong oder Tai Chi
- künstlerische Therapien (Malen, Musik, Tanz)[15]

Ziel dieser Therapieformen ist u.a. im unbewussten Teil unseres Geistes Energiereserven für die körperliche und geistige Genesung zu mobilisieren.

3.1.2 Ernährung[15]

Eine Krebsdiät gibt es nicht!

Verstärkte Zufuhr hochwertiger Kohlenhydrate mit viel Ballaststoffen und antioxidativen Vitaminen (Gemüse, Salate, Obst und Vollkorn-produkte), möglichst in naturbelassener Form oder wertschonend zubereitet.

- Reduzierung des Fettverzehrs, insbesondere von gesättigten Fetten.
- Mäßige Zufuhr von tierischen Eiweißen, z. B. von Fleisch- und Wurstwaren.
- Vermeidung von Überernährung und Übergewicht.

Als schmackhaft und bekömmlich hat sich eine ausgewogene lacto-vegetabile Vollwertkost bewährt.

Vor allen einseitigen Kostformen (z. B. übertriebene Formen der makrobiotischen Kost, Breuß-Fastenkur, strenger Vegetarismus) ist zu warnen. Außerdem ist die jeweilige Kostform dem Allgemeinzustand des Patienten anzupassen. Da Chemo- oder Strahlentherapie sowie Antibiotika mit einem Ungleichgewicht der Darmflora und infolgedessen mit einer Funktionsschwäche des Darm assoziierten Immunsystems einhergehen, sollte man bereits während dieser Therapien vermehrt milchsäurehaltige Lebensmittel zur Unterstützung der Darmflora in den Speiseplan einbeziehen.

3.1.3 Unspezifische und spezifische Immunstimulation

Bei diesen Therapieformen sollen die körpereigenen Abwehrkräfte mobilisiert und die Abwehr- und Bewältigungsleistung gegen Stres-soren optimiert werden.

Zu der unspezifischen Immunstimulation zählen u.a. die Eigenblut-, Eigenurintherapie, Phytotherapie, Hyperthermie, Ozontherapie, sowie die orthomolekulare Therapie mit dem Einsatz von teilweise hochdo-sierten Vitaminen sowie Mineralien und Spurenelementen. Zentrale Bedeutung hat die antioxidative Wirkung, bei der die Kardio- und Nephrotoxizität von Zytostatika vermindert werden soll.[15]

Unter dem Begriff „spezielle Immunstimulation" werden unter anderem Therapieformen wie die Zelltherapie mit Thymus, Milz, Stammzelltherapie sowie die Verwendung von Nosoden, Autovaccine, Schlangen-Reintoxine und Misteltherapie zusammengefasst. Unter dem Aspekt der spezifischen und immunstimulatorischen Wirkung werden sie in materiellen Dosen verabreicht.[16]

4. Homöopathische Sichtweise

Widmet man sich der Literatur alter Meister, ist oftmals schwer zu differenzieren, ob es sich um ein benignes oder malignes Geschehen handelt. Vor allem Nierentumoren als solches konnten zur damaligen Zeit kaum oder gar nicht festgestellt werden. Hauptgrund ist möglicherweise die lange Symptomlosigkeit des Tumors, der sich erst durch seine Metastasen äußert und diese fälschlicherweise als Symptome eines Primärtumors interpretiert wurden. Interessant wäre in diesem Zusammenhang ein intensives Forschen in (alten) Schriften und Materia Medicae über Arzneien, welche die Kraft haben, einen Lungen-, Knochen- oder Lebertumor zu heilen und einen tiefgreifenden Bezug zu den Nieren haben. Diese könnten dann unter entsprechenden miasmatischen Voraussetzungen zum Einsatz kommen. Im Folgenden werde ich nun die Aufmerksamkeit auf das kanzeröse Geschehen richten.

4.1 Bleyberg-Effekt und verstimmte Lebenskraft[17]

Wird ein Tumor diagnostiziert, stellt sich zunächst die Frage, um welchen Gewebetyp es sich handelt. Ist er aus Fasergewebe (Fibrom), Fettgewebe (Lipom), Epithelzellen, ist er benigne oder maligne. Dementsprechend wird allgemeinmedizinisch behandelt, der Tumor reseziert. Sind bei den malignen Tumoren keine Metastasen innerhalb einer bestimmten Zeit aufgetreten (der Beobachtungszeitraum liegt hier meist zwischen 2 und 5 Jahren), gilt damit die Krankheit als geheilt. Ganz anders ist es aus homöopathischer Sicht. Es wurde vielmehr nur das Produkt der Krebserkrankung entfernt, nicht aber die

Ursache. Verdeutlichen lässt sich dieses Geschehen am sogenannten „Bleybergeffekt".

Bleyberg war der Erste, der von Prof. Barnard ein Herz transplantiert bekommen und überlebt hat. Als Bleyberg einige Zeit später starb, stellte man bei der Obduktion fest, dass sein neues Herz an derselben Stelle und auf dieselbe Art und Weise wie sein altes Herz geschädigt war. Bei vielen Transplantierten konnten solche Mechanismen festgestellt werden. Was ist geschehen? Hahnemann konnte uns schon vor mehr als zweihundert Jahren den Sachverhalt erklären; auch die neuen Organe haben unentwegt die falschen Steuerungssignale erhalten und dies führte wieder zur Destruktion. Die relevante Störung liegt also in der Steuerungszentrale, der Lebenskraft. Im §§ 11 des *„Organon der Heilkunst"* beschreibt er:

Wenn der Mensch erkrankt, so ist ursprünglich nur diese geistartige, in seinem Organism überall anwesende, selbstthätige Lebenskraft (Lebensprincip) durch den, dem Leben feindlichen, dynamischen Einfluß eines krankmachenden Agens verstimmt; nur das zu einer solchen Innormalität verstimmte Lebensprincip, kann dem Organism die widrigen Empfindungen verleihen und ihn zu so regelwidrigen Thätigkeiten bestimmen, die wir Krankheit nennen, denn dieses, an sich unsichtbare und bloß an seinen Wirkungen im Organism erkennbare Kraftwesen, giebt seine krankhafte Verstimmung nur durch Aeußerung von Krankheit in Gefühlen und Thätigkeiten, (...), das ist, durch Krankheits-Symptomen zu erkennen und kann sie nicht anders zu erkennen geben.

Um eine Heilung anstreben zu können, muss an der Lebenskraft angesetzt und nicht die Symptome mit deren Auswüchse entfernt werden. Weiter schreibt er im Organon § 29:

Indem jede (nicht der Chirurgie einzig anheim fallende) Krankheit nur auf einer besondern, krankhaften dynamischen Verstimmung unsrer Lebenskraft (Lebensprincips) in Gefühlen und Thätigkeiten besteht, so wird bei homöopathischer Heilung dieß, von natürlicher Krankheit dynamisch verstimmte Lebensprincip, durch Eingabe einer, genau nach

Symptomen-Aehnlichkeit gewählten Arznei-Potenz, von einer etwas stärkern, ähnlichen, künstlichen Krankheits-Affection ergriffen; es erlischt und entschwindet ihm dadurch das Gefühl der natürlichen (schwächern) dynamischen Krankheits-Affection, die von da an nicht mehr für das Lebensprincip existiert, welches nun bloß von der stärkern, künstlichen Krankheits-Affecton beschäftigt und beherrscht zurücklässt. Die so befreite Dynamis kann nun das Leben wieder in Gesundheit fortführen.

Die Heilung kann nur auf dynamischem Weg zustande kommen und sollte mit Hilfe einer dynamischen, der Verstimmung ähnlichen Kunstkrankheit durch entmaterialisierte Arzneien behandelt werden.

4.2 Krebserkrankung aus miasmatischer Sicht

Schon John Hunter, Begründer der wissenschaftlichen Chirurgie und großer Anatom im 18. Jahrhundert, sagte über die Heilung von Tumoren: *"Was ich als Heilung bezeichne, ist eine Umänderung der Disposition und eine Wirkung auf jene Disposition, und nicht die Zerstörung der kanzerösen Teile."*[23] Es handelt sich also bei einer Krebserkrankung nicht um ein lokales Übel, sondern es liegt eine verstimmte Lebenskraft mit mindestens einem zugrunde liegendem Miasma vor. Bedeutende Homöopathen wie Burnett, Clarke, Cooper, Schlegel, Eli Jones, Spinedi etc. haben sich mit der Krebsproblematik auseinandergesetzt und geforscht. Im Folgenden werde ich einige Auffassungen zur Krebskrankheit und Miasmatik darstellen, die jedoch nur Eckpunkte zu diesem weitreichenden Thema sind.

4.2.1 Dr. S. Hahnemann

Hahnemann hat nur wenig Spezifisches über die Krebskrankheit berichtet. Im Organon § 172 – 184 beschreibt er die Lehre der einseitigen Krankheiten, zu der auch Krebs zählt. Krebs ist kein lokales Übel, welches mit lokalen Mitteln ausgerottet werden kann. Er vermutete den Krebs als eine Frucht von weit entwickelter Psora, nicht selten vereinigt mit der Syphilis (§ 205, Fußnote). Auch in den „Chronischen Krankheiten" ist für Hahnemann die Psora der Ursprung für die Krebserkrankung, d.h. bei dieser Erkrankung wird immer die Psora vorhanden sein, aber **nicht nur** die Psora.[19]

4.2.1 Dr. John Henry Clarke[18,19]

Clarke schrieb über Krebs, dass er in einem geringen Grad und auf einem sehr langsamen Weg ansteckend ist. Tumorbildung und Krebs sind immer Krankheitserscheinungen aus dem Endstadium der Miasmen. Die hereditäre Krebsbelastung spielt eine große Rolle. Er bemerkte eine sehr enge Verwandtschaft zwischen der tuberkulösen und der kanzerösen Diathese. Während die einen Tbc hervorbringen, entwickeln die anderen Krebs, bzw. es gab genauso oft eine tuberkulöse wie auch eine kanzeröse Vorgeschichte. Auch die Gicht nennt er einen nicht weniger wichtigen Faktor bei der Tumorentstehung.

4.2.2 Yves Laborde

Laborde geht noch einen Schritt weiter. Er sagt, Krebs gehört zu den einseitigen Krankheiten, der sich zu einer akuten destruktiven Krankheit entwickelt, ähnlich wie die Tuberkulose. So streut die Miliar-Tuberkulose ihre Tuberkelbakterien in den gesamten Organismus, ähnlich wie der Krebs Metastasen setzt. Arzneien, die akut eine Tuberkulose geheilt haben, sind daher potentielle Heilmittel für Krebserkrankungen.[20]

Die Tuberkulose gilt als ein Vorbote und stellvertretende Krankheit für Krebs. Deshalb sollte Tuberkulose in einer Familienanamnese genauso ernst wie Krebs betrachtet werden. Die akute Tuberkulose und die Krebserkrankung können von einer Generation zur anderen alternieren oder die Tuberkulose tritt in jungen Jahren auf, gefolgt von einer Krebserkrankung in späteren Jahren.[19]

Bei der Krebserkrankung sind die drei chronischen Miasmen Psora plus Sykose plus Syphilis vorhanden. Krebs entsteht also aus einer dreifachen miasmatischen Kombination plus iatrogene Krankheit (meistens).[19] Unter iatrogener Krankheit wird die Vakzinosis, Toxikosen (u.a. die medikamentösen) und Bestrahlungen verstanden.[19]

Deshalb werden wir bei dem hereditären Krebs Symptome von allen drei Miasmen antreffen (und evtl. Symptome der Vakzinose) sowie charakteristische Symptome und Zeichen von dieser hereditär verschmolzenen miasmatischen Kombination.[19]

4.2.3 J.H. Allen[21]

Für Allen ist der Tumor nur ein Hemmungspunkt als Folge der verkehrten Lebenstätigkeit, er sei ein miasmatischer Wechselprozess. Krebs ist für ihn ein häufiges Produkt der Pseudopsora. Ein Tumor, jedes abnorme Gewächs oder jede pathologische Bildung ist nur ein Merkzeichen einer miasmatischen Wirkung oder Veränderung, die sich durch die Phänomene der Krankheitstätigkeit zu erkennen gibt und abgrenzt. Er beschreibt, dass jede Stauung durch eine Krankheit und jede miasmatische Unterdrückung ein abnormes Wachstum verursachen kann. Durch die Wirkung der Miasmen kann sich die ganze körperliche, intellektuelle, sittliche und geistige Natur des Menschen verändern.

4.2.4 James Compton Burnett

J.C. Burnett war der erste, der Bücher über die Behandlung von Tumoren in der Homöopathie veröffentlichte und einer der ersten, der ein Behandlungskonzept für die hereditären Miasmen entwickelte.[20] Er sieht die Heredität, Tuberkulinie, Sykose, Vakzinose, Traumen, Unterdrückungen, falsche Ernährung als Wegbereiter einer Krebserkrankung.[22] Er beschreibt den Krebs als letztes Glied einer Kette von causalen Ereignissen.[23]

4.2.5 Emil Schlegel[52]

Im Gegensatz zu Clarke differenzierte sich Schlegel von der These einer möglichen Ansteckung. Er sah als mögliche Ursache der Krebsentstehung die Heredität, oft die Syphilis und die Tuberkulinie in Kombination mit Traumen und/oder Vakzinose sowie Unterdrückungen. Physikalische und chemische Reize oder andere, auch geringe Auslöser, können begünstigend wirken.

4.2.6 Arthur Hill Grimmer[43]

Für A. H. Grimmer gibt es keinen Krebsfall ohne tuberkulinischen Boden. Das tuberkulinische Miasma hat die Verschmelzung aller anderen Miasmen zur Folge.

4.3 Überlegungen zu den Miasmentheorien

Hahnemann schuf in seinem Werk „Die chronischen Krankheiten" die Basis unserer Miasmenlehre. Ausführlich beschrieb er die erworbenen chronischen Krankheiten mit ihren drei Miasmen Psora, Sykosis und Syphilis, und fing mit der Lehre der einseitigen Krankheiten an. Dabei erahnte er schon, dass es wohl eine Heredität geben musste. Erst seine Nachfolger erforschten die Heredität der Miasmen.

Heute verstehen wir unter dem Begriff *„Kanzerinie"* ein hereditäres Miasma, das sich aus der Krebsbelastung ergibt. Die Nachkommen von Krebskranken sind auf eine ganz besondere Art geprägt und sie sind anfällig für bestimmte Erkrankungen.[22]

Sehen wir uns die Nierentumoren aus der genetischen und miasmatischen Perspektive an. In verschiedenen Forschungen wurde belegt, dass es einen genetischen Zusammenhang zwischen dem Auftreten der Von Hippel-Lindau-Erkrankung (HLE) und dem Nierenzellkarzinom gibt. Die Ursache der HLE, der tuberösen Sklerose und des familiären renalen Onkozytoms, die zu einem gehäuften Auftreten von Nierentumoren führen, ist eine Genmutation. Betrachtet man sich die hereditäre Syphilis, die in ihrer Erscheinungsform u.a. Missbildungen zeigt, kann auch bei einem Gendefekt an eine mögliche Beteiligung des syphilitischen Miasmas gedacht werden. Auch spricht die Schulmedizin von vererbbaren Formen von Nierenzellkrebs. Für uns ein Indiz für die Bestätigung der Kanzerinie, bei der das Krebsgeschehen hereditär geworden ist.

Nochmals zurück zu der HLE: Bei dieser Erkrankung treten Hämangioblastome des Zentralen Nervensystems auf. Diese Tumoren können sporadisch oder familiär gehäuft als Manifestation der HLE erscheinen. Typischerweise wachsen die Tumoren mit einer großen Zyste. Die Zysten enthalten eine bernsteinfarbene Flüssigkeit und formieren sich im Bereich des Rückenmarks zu so genannten Syringen.[6] Hier können Parallelen zum 3. Stadium der Sykose gezogen werden, die sich unter anderem durch zystische Degenerationen und Neubildungen zeigt. Auch Hinweise zur Syphilis mit ihren Stigmata der Missbildungen, zu deren Haupterscheinungsbereich u.a. das Nervensystem zählt, können hier vermutet werden.

Wie im Kapitel 2.3 Ätiologie schon erwähnt, spielen hormonelle Einflüsse wie Anzahl der Geburten, Einsetzen der Menarche oder Entfernen der Adnexen bei der Entstehung eines Nierenzellkarzinoms eine große Rolle. Rezidivierende Harnwegsinfekte und Nephritiden sollen über E-coli-assoziierte Toxine Ursache für das Entstehen von Nierenzellkarzinomen sein. Was in der Schulmedizin als Ursachen angesehen wird, sind aus miasmatischer Sicht *nur „Merkzeichen einer miasmatischen Wirkung und führen zur Erkennung des Wirklichen, nämlich des Miasmas, als der untergrabenden Kraft, die sich durch die Phänomene der Krankheitstätigkeit zu erkennen gibt und abgrenzt"* (J.H. Allen[21]). Hier zeigt sich wieder der Bezug zur Sykose, deren Hauptwirkungsort der Urogenitaltrakt ist. Besonders das Entfernen der Adnexen verschärft den sykotischen wie auch den psorischen Anteil des Miasmas. Die Sykose kann aus der Latenz geholt werden und die Krebskrankheit in ihrem Verlauf weiterentwickeln bzw. beschleunigen. Auch die Tuberkulinie, Syphilinie und letztendlich die Kanzerinie können sich u.a. durch chronische Nephritiden zeigen. Werden diese Entzündungsprozesse durch Arzneien wie Antibiotika ständig unterdrückt, kann dies zur Verstärkung bzw. zur Aktivierung des zugrunde liegendem Miasmas führen und damit zu einer Weiterentwicklung in die Einseitigkeit beitragen.

Lipome, die auch an der Niere auftreten können, werden nach Gantenbein[53] sowohl der Sykose, Syphilis, Tuberkulinie und der Kanzerinie zugeschrieben und sind bei entsprechend positiver Anamnese als Vorbote eines Krebsgeschehens zu werten.

Möglicherweise kann auch die tuberöse Sklerose als eine Art Stellvertreterkrankheit der Kanzerinie betrachtet werden. Bei der tuberösen Sklerose handelt es sich um ein seltenes autosomal dominant vererbtes Syndrom mit einer Spontanmutationsrate von 50 - 95%. Sie ist durch die Trias aus epileptischen Anfällen, geistige Retardierung und Hautveränderungen gekennzeichnet. Beim Auftreten dieser Erkrankung wird ein enger Zusammenhang mit dem Auftreten von Nierentumoren gesehen. Miasmatisch lassen sich auch Parallelen zur hereditären Syphilis aufzeigen wie das Auftreten von Mutationen, den daraus resultierenden epileptischen Anfällen in Kombination mit der geistigen Retardierung. Auch die Tuberkulinie zeigt hier ihre Parallelen auf, die sich u.a. in Form von Missbildungen (Genmutation) zeigt.[19] Die iatrogene Krankheit, die bei der Kanzerinie nahezu immer zu finden ist, ist auch bei den Nierentumoren anzutreffen. Als Triggerfaktoren zählen hier unter anderem die Einnahme von Analgetika und Diuretika. Die Forschungsergebnisse der heutigen Schulmedizin untermauern nach und nach das alte Wissen unserer großen homöopathischen Meister wie Clarke, Burnett, Schlegel. Für sie war es schon lange ein Selbstverständnis, dass es bei Krebserkrankungen eine Heredität der Miasmen geben muss und dieses Miasma (z.B. die Tuberkulinie) bzw. der Miasmenkomplex aus Psora, Sykosis und Syphilis plus iatrogene Krankheit einen verheerenden Verlauf nehmen kann. Je nach Stärke der hereditären Anlage ist ein mehr oder weniger starker Reiz notwendig, um ein Krebsgeschehen auszulösen.

4.4 Homöopathische Therapie

Die homöopathische Therapie wirkt auf einer anderen Ebene als die schulmedizinische; sie wirkt auf die Lebenskraft, ist dynamisch. Das bedeutet, wenn ein Patient sich für eine konventionelle Therapie entschieden hat, ist trotzdem eine homöopathische Behandlung beziehungsweise Begleitung möglich, auch wenn aus homöopathischer Sicht eine antimiasmatische Therapie vorzuziehen ist.

Grundvoraussetzung einer homöopathischen Behandlung ist selbstverständlich eine gute Anamnese inklusive körperlicher Untersuchung, für die Hahnemann schon genaue Anweisungen in den Paragraphen 82 - 104 des „Organon der Heilkunst" gegeben hat. Im Vordergrund steht eine miasmatische Anamnese und die Suche nach einer möglichen Causa. Ebenso ist eine besondere Aufmerksamkeit den Vorstadien bzw.

den sogenannten Stellvertreterkrankheiten zu geben. Sie zeigen sich, bevor sich ein Krebs manifestiert, u.a. in Form von Diabetes mellitus, Psoriasis, Tuberkulose…, ausführlich nachzulesen in „Die hereditären chronischen Krankheiten".[19] Diese Stellvertreterkrankheiten können sich beim Patienten als Warnzeichen eines bevorstehenden Tumors zeigen oder bereits schon in der Primärmiasmatik in Erscheinung treten. Entscheidend bei der Therapie der Krebskrankheit ist, die Rückentwicklung des chronischen Miasmas zu beachten und somit den pathologischen Verlauf in Richtung Heilung zu bringen und dabei sämtliche Faktoren, die wiederum eine Entwicklung der Kanzerinie fördern, zu vermeiden. Die Arznei muss deshalb in ihrer Wirktiefe antikanzerinisch sein.[22]

Nun zurück zu den alten Meistern. Hier möchte ich stellvertretend die Vorgehensweisen von Burnett und Cooper vorstellen. Zur Einarbeitung in das Thema sollte man sich aber ebenso intensiv mit der Literatur von Eli Jones, Schlegel, Clarke, Grimmer, Pareek, Wurster etc. beschäftigen.

Burnett gliederte seine Verordnungen in verschiedene Säulen.[24] Hierzu gehört die Einbeziehung der chronischen Miasmen mit besonderem Schwerpunkt zur Kanzerinie, die bei der Auswahl der Arznei zur Therapie von malignen Nierentumoren Voraussetzung ist, um tiefgreifend und somit auch nach Hunter heilend arbeiten zu können. Auch die Organopathie wird von Burnett (wie auch bei Clarke und Schlegel) bei der Behandlung von Tumoren integriert, weil er feststellte, dass ein erkranktes Organ nicht mehr über die Gesamtsymptomatik mit der entsprechenden Arznei erreichbar ist. Es muss daher ein Mittel gefunden werden, welches eine spezifische Wirkung, in diesem Fall auf die Nieren, haben sollte.[24] Auch die Forschung in Materia Medicae, die Anwendung von Arzneien aus der Nosodologie und die Toxikologie werden bei der Behandlung von Tumorerkrankungen einbezogen. Speziell auf die Toxikologie und ihren möglicherweise wertvollen therapeutischen Möglichkeiten möchte ich später noch näher eingehen.

J.C. Burnett suchte sich zunächst einen Einstiegspunkt, von dem aus er den Fall aufrollen konnte. Er beschreibt uns, dass die Mittelwahl aufgrund der Totalität der Symptome nur ein Weg zur Findung des richtigen Mittels ist, und es oftmals nicht genügt, die Totalität der Symptome abzudecken. Sie kann anstatt zur Heilung zur Palliation führen, wobei es bei fortgeschrittenem Tumorgeschehen durchaus einzubeziehen ist. Vielmehr ist nachzuforschen, was die wahre Natur, Vorgeschichte, Pathologie der Krankheit ist, was sie verursacht hat und ob die Ursache noch vorhanden oder schon verschwunden ist. Das ausgewählte Mittel sollte daher die Fähigkeit besitzen, eine sehr ähnliche Krankheit im homöopathischen Sinne zu produzieren, im krankhaften Prozess übereinstimmen und somit über eine entsprechende Wirktiefe verfügen. Bei der Arzneiwahl wechselte J.C. Burnett zwischen tiefreichenden Antimiasmatika, die er in Hochpotenzen verabreichte und organotropen Mitteln, die in Tiefpotenzen beziehungsweise in Urtinkturen einzunehmen waren.[23]

Auch Robert Thomas Cooper behandelte Tumorpatienten mit Urtinkturen, die er nach bestimmten Kriterien und Herstellungsverfahren Arborivitalmedizin nannte. Er war der Meinung, dass es in lebenden Pflanzen eine Kraft gibt, die bei Übereinstimmung mit dem Gesetz des Lebens, bei Krankheiten das Fortschreiten der Krankheit aufhält und sogar ihre Auflösung bewirkt. Jedoch gehört dazu ein großes Fingerspitzengefühl bei der Handhabung der Arznei. Wichtig dabei ist, dass die Wirkung der Arznei nicht durch eine zu vorzeitige Gabe der gleichen Arznei oder einem nachfolgenden Mittel gestört werden sollte. Als großes Problem der Methode stellte sich die Eliminierung der Zerfallsprodukte des Tumors dar.[43]

Auch auf die Lebensführung und die Ernährungsweise des Patienten muss geachtet werden. Hahnemann und seine Nachfolger geben uns dafür entsprechende Hinweise, die individuell mit dem Patienten abgestimmt werden sollten.

4.4.1 Heilungshindernisse

Eine noch so gut gewählte Arznei kann nicht wirken, wenn Heilungshindernisse nicht beseitigt werden können. Dies beschreibt uns Hahnemann sehr ausführlich in seinem „Organon der Heilkunst" § 94 und in den „Chronischen Krankheiten". Vor allem die schädigenden Einflüsse durch Kummer, Ängste und Sorgen der Tumorpatienten müssen sehr ernst genommen werden und eine fachkompetente psychologische Betreuung ist äußerst wichtig.

4.4.2 Homöopathische Spezifika bei malignen Nierentumoren

Es gibt leider nur sehr wenige Repertorien, die über Nierenkrebs/-tumoren verfügen. Im Folgenden sind sie zusammengestellt aus dem Repertorium der Onkologie von Y. Laborde[33] mit [1] gekennzeichnet, Synthesis Edition 2009- [2], Kissling – Krebs - Nieren - [3]

Acetyls-ac.[3], *Adon.*[3], *Apis.*[3], calc.[2], *Caes-m.*[3], *Canth.*[3], *Carc.*[3], chim.[2], *Croc.*[3], form.[2], *Iod.*[3], *Juni-c.*[3], *Kali-c.*[3], *Lyc.*[3], *Methyl*[1], *Nat-m.*[3], *Nit-ac.*[3], **PLB-ACET.**[1], **PLB.**[1], *Plut-n.*[3], **SARS.**[1], *Sil.*[1], *Stront-br.*[3], *Ter.*[3], *Tub.*[3], solid[2], *X-ray*[3].

Im Folgenden möchte ich auf weniger gängige Arzneien aufmerksam machen, die bei einem malignen Nierentumor hilfreich sein könnten. Sie verstehen sich als Ergänzung zu den bewährten homöokanzerinischen Arzneien (Bac., Calc., Carc., Cob-n., Kali-j., Lach., Med., Phos., Syph., Thuj., Vario., X-ray...), die nach den entsprechenden homöopathischen Gesetzmäßigkeiten eingesetzt werden sollten. Schwerpunkt der Beschreibungen ist der Bezug zu den Nieren, die Abhandlungen sind bewusst kurz gehalten.

Mercurius corrosivus[31,44]

Quecksilberchlorid. Syphilitische Erkrankungen; Geschwüre mit ätzendem, scharfem Eiter; Bright'sche Krankheit. Tenesmen des Rektum, nicht > durch Stuhl; unaufhörlich, beständig; der Stuhl ist heiß, wenig, blutig, schleimig, stinkend; Schleimhautfetzen und schreckliches

Schneiden, kolikartige Schmerzen. Tenesmus der Blase, mit heftigem Brennen in der Harnröhre; Urin heiß, wenig oder unterdrückt; in Tropfen mit großem Schmerz; blutig, braun, Ziegelmehlsediment; eiweißhaltig, Fäden, fleischartige Schleimstücke enthaltend. Epithelzellen der Nierenkanälchen im Zustand fettiger Degeneration. Zerstört die sezernierenden Anteile der Niere. Gonorrhoe im Sekundärstadium, grünlicher Ausfluß, agg. nachts; starkes Brennen und krampfartiger Schmerz.

Galium aparine[44,45]

Klettenlabkraut, Rubiaceae. Galium wirkt auf die Harnwege, ist ein Diuretikum und nützlich bei Ödemen, Harngrieß und Steinen. Nephrolithiasis mit reichlichem Urin. Dysurie mit häufigem erfolglosem Pressen und spärlichem Urin, Zystitis. Hat die Kraft, krebsartige Prozesse aufzuhalten oder zu mäßigen. Sein Nutzen bei krebsartigen Geschwüren und knotigen Tumoren der Zunge wurde klinisch bestätigt. Hartnäckige Hautleiden und Skorbut. Fördert die gesunde Granulation von geschwürigen Oberflächen. Chronische Hautulzera mit trägem Verlauf. Kanzeröse Ulzera. Psoriasis der linken Hand. Hauptwirkungsorte: Haut, Schleimhäute, Zunge, Harntrakt. Schmerzhaft, berührungsempfindlich, schlimmer nachts. Schmerzen klopfend und hämmernd. Aphthen mit Harnbeschwerden bei Kindern.

Methylenum caeruelum[20,31,33,37]

Deutliche Affinität zu den Nieren. Zystitis, grünlicher Harn, Nephritis, Scharlachnephritis, Nierenkrebs. Neuralgien, Tremor bei Neurasthenie. Spastischer Zustand bei hysterischen Kontraktionen, Spinalreizung. Malaria, Antiseptikum bei Typhus. Gonorrhoe. Leber-, Pankreas-, Lungen-, Darm-, Uteruskrebs, Epitheliom. Bei Intoxikationen hämolytische Anämie.

Cadmium phosporicum[20,46]

Strahlen- oder Chemotherapie bei/nach Nierentumor. Leber-, Knochenkrebs, Lungenkarzinom. Cadmiumvergiftungen bei Ratten zeigen

Gastroenteritis, subpleurale Hämorrhagien, Lungeninfarkte, diffuse Nierenentzündung, Epithelnekrose, Bildung von granulösen Zylindern in den Harnkanälchen und Kalkablagerungen in den Nieren.

Serum anguillae[33,47,48]

Im Kaninchenversuch Nephritis, Hämaturie, Herabsetzen der Herzfrequenz. Entartungszeichen der Herzmuskelfasern, Schädigungen der Nieren und Leber. Aal-Serum wirkt toxisch auf das Blut. Das Vorhandensein von Albumin u. Nierenelementen im Urin, Hämoglobinurie, anhaltende Anurie, zusammen mit Ergebnissen der Autopsien zeigen eindeutig seine selektive Wirkung auf die Nieren. Hypertonie und Oligurie ohne Ödeme. Kardiale Urämie. Akute Nephritis nach Unterkühlung. Sehr wirksam bei organischen Herzerkrankungen. Mitralinsuffizienz, Asystolen mit oder ohne Ödeme, Atemnot und mühsame Harnabsonderung. Stauungsödeme bei Karzinompatienten, Aszites bei Herz- und Nierenkranken.

Kalium phosphoricum[31,48]

Sehr interessante Arznei beim Heilungsprozess nach Tumorentfernung (Krebs), wenn die Haut zu fest über die Wunde gezogen ist. Harn safrangelb, rötliches, sandiges Sediment. Spärlicher Harn. Stechen in Blase und Harnröhre. Hinfälligkeit, Schwäche und Erschöpfung, Zustände von Adynamie und Verfall.

Staphisagria[31,33,49]

Unterstützt die Heilung nach chirurgischen Eingriffen und verringert die Wahrscheinlichkeit des Auftretens von Metastasen nach Operationen. Ausstrahlende Krebsschmerzen. Darm- und Blasenlähmung, Übelkeit, Schmerzen nach Bauchoperationen. Brennen der Harnröhre. Stechende, schießende Schmerzen. Juckende Nadelstiche in der Nierengegend. Folgen von unterdrücktem Zorn, Verletzungen aller Art, Quecksilber.

Interessant sind zudem Arzneien, die bei Nierentuberkulose einge-
setzt werden und die Kraft haben, diese zu heilen. Tuberkulose und
Krebs stehen in engem Zusammenhang und möglicherweise könnten
Arzneien, die sich bei Nierentuberkulose bewährt haben, auch als
Homöopathika bei Nierentumoren Anwendung finden.

4.4.2 Organotrope Nierenarzneien

Erfahrene homöopathisch arbeitende Ärzte wie Schlegel, Burnett
und Clarke setzten bei der Tumorbehandlung gezielt Organmittel ein.
Burnett bezeichnete die Organopathie als fundamentale Grundlage
spezifischer Arzneimittel, die eine starke Affinität zu einem bestimmten Organ aufweisen.[23] Im Folgenden werden die Arzneien nur stichwortartig aufgeführt, die entsprechende Differenzierung ist in der
Arzneimittellehre nachzulesen:

Kissling-Repertorium, Klinik-Krebs-Nieren-Drainage

Acet-ac.[2], Apis.[2], Berb.[2], Canth.[2], Form.[2], Sars.[2], Solid.[2]

4.4.3 Toxikologie als mögliche Quelle eines Similimum

Auf der Suche nach geeigneten Arzneien in der homöopathischen Behandlung von onkologischen Erkrankungen gibt uns Dr. S. Hahnemann
im § 110 wertvolle Hinweise auf mögliche Quellen aus der Toxikologie:[25] *„Keiner von diesen Beobachtern ahnte, dass diese, von ihnen bloß
als Beweise der Schädlichkeit und Giftigkeit dieser Substanzen erzählten
Symptome, sichere Hinweisung enthielten auf die Kraft dieser Drogen,
ähnliche Beschwerden in natürlichen Krankheiten heilkräftig auslöschen
zu können, dass diese ihre Krankheits-Erregungen, Andeutungen ihrer
homöopathischen Heilwirkungen seien…".* Wenn also ein toxikologisch
wirksamer Stoff in der Lage ist, Nierenkrebs auszulösen, kann er dann
bei entsprechender Homöopathizität bei einem kanzerösen Tumorgeschehen zur Heilung beitragen? Im Folgenden möchte ich potenzielle,
interessante Arzneien bzw. Stoffgruppen vorstellen, die für weitere
Forschungen bestimmt lohnenswert sein könnten.

Aspergillus ochraceus[26,27,28]

Aspergillus ochraceus ist eine Gattung der Schimmelpilze, der häufig in Nahrungsmitteln wie Getreide und dessen Produkte, Wein, Gewürze und Kaffee nachgewiesen werden kann. Es bildet wie seine verwandten Arten das Ochratoxin A (OTA), das zu der Gruppe der Mykotoxine zählt. Nachweislich negativer Effekt auf das Immunsystem. Darüber hinaus steht Ochratoxin A im Verdacht, Tumoren im Urogenitaltrakt hervorzurufen. Es wirkt nierentoxisch und kann zu Nierenversagen und Nierenkrebs führen. Eine allgemein krebserzeugende Wirkung wurde für Ochratoxin A im Tierversuch mit Ratten nachgewiesen.

Aspergillus ochraceus kann neben seiner toxischen Wirkung zu allergischen Atemwegserkrankungen (Hypersensitive Pneumonitis), Aspergillose und Hauterkrankungen (Dermatitis) führen. Aspergillom, vor allem der Nasennebenhöhlen, Lunge. Entzündungen der Knochen, Augen, des Herzens.

Phenacetinum[29,30,31]

Aminophenol-Derivat, gehört zur Anilin-Gruppe und wurde als Arzneistoff zur Schmerzbehandlung und Fiebersenkung verwendet. Seit 1986 in der BRD, seit 1990 in der DDR nicht mehr im Handel. Wirkungsschwerpunkt sind die Nieren. Wirkt leicht euphorisierend, Zittern vor nervöser Erregung, Angst. Schwäche und Gefühllosigkeit des ganzen Körpers, kalter Schweiß, Schwindel, Ohnmacht. Schmutzig-graue Zyanose, Somnolenz, Ohrensausen, Flimmern vor den Augen. Kopfschmerzen, Temperatur- und Blutdrucksenkung, Dyspnoe, Kraft des Herzens nimmt ab, Puls langsam, fast nicht zu spüren. Häufiges nächtliches Urinieren geheilt. Toxische Wirkung auf die Nierenpapillen, Durchblutungsstörungen mit Kapillarsklerose und nachfolgenden Nekrosen der Nierenpapillen. Anämie, die meist durch Blutverluste über den Magen-Darm-Trakt sowie eine Hämolyse und Bildung von Methämoglobin und Sulfhämoglobin bedingt ist, renale Anämie. Abgang von nekrotischen Papillenanteilen führt zu Koliken mit Hämaturie und Harnstauungen in Form von Hydronephrose oder Pyonephrose. Leukozyturie, meist ohne Bakteriurie, Erythrozyturie, Proteinurie. Analgetikanephropathie, terminale chronische Niereninsuffizienz. Urothelkarzinome wie Krebs des Nierenbeckens, Harnleiter, Harnröhre, Blasenkrebs. Erythematöse oder urtikarielle Hautausschläge, Schleimhautläsionen, allergische Reaktionen, schmutzig-graubräunliche Haut. Arzneimittelfieber.

Plumbum aceticum[32,33,34]

Bleiacetat. Reizt die Augen, Rötung, Schmerz. Übelkeit, Erbrechen, Verstopfungen, abdominelle Krämpfe, Ileus, Ruhr, Milzkrankheiten. Krämpfe der Skelettmuskulatur. Halsschmerzen, Husten, asthmatische Beschwerden. Bereits nach kurzer Einwirkung sind Schädigungen des Blutes (Anämien) und des zentralen Nervensystems möglich. Nach einer wiederholten oder länger andauernden Einwirkung sind Schädigungen der Nieren, des Knochenmarkes und des Herz-Kreislauf-Systems möglich. Es können sich Lähmungen, Hypertonien und Verhaltensstörungen entwickeln. Der Stoff kann beim Menschen möglicherweise Krebs erzeugen. Nierentumoren bei Ratten. Heftige Dysurie, Tenesmus der Harnblase. Die Fortpflanzungsfähigkeit ist stark beeinträchtigt, Gonorrhoe, Phimosis. Schmerz und Rötung der Haut. Hypochondrie und Hysterie. Kopfschmerz, Epilepsie mit Anschwellen und Herausstrecken der Zunge. Herzangst, Herzklopfen, Gliederschmerzen, Lähmungen der Glieder mit Atrophie der gelähmten Teile. Steifigkeit in den Gelenken, Ganglion, Kontrakturen. Zittern der Hände, Glieder, Konvulsionen. Erwacht früh um 4 Uhr.

Angiontensinogen[36]

Protein (Eiweiß), das durch das Enzym Renin in den aus zehn Aminosäuren bestehenden Eiweißkörper Angiotensin I umgewandelt wird. Es wird in der Leber gebildet und zirkuliert im menschlichen Blutplasma. Bei der elektrophoretischen Auftrennung der Serumeiweiße wandert es in der $Alpha_2$-Globulin-Fraktion mit. Angiotensinogen ist somit ein Ausgangsstoff des für die Blutdruckregulation wichtigen Renin-Angiotensin-Aldosteron-Systems (RAAS). Bei vielen Bluthochdruck-Patienten ist zu viel körpereigenes Angiotensin II vorhanden. Bei zu hohem Blutdruck ist das Risiko für Nierenzellkrebs fast doppelt so groß wie bei normalem Blutdruck. Ein hoher Angiotensin-II-Spiegel schädigt das Erbgutmolekül DNA. Diesen Effekt fanden Forscher der Uni Würzburg in Nierenzellkulturen an isolierten Mäusenieren und auch bei Ratten, in deren Organismus der Angiotensin-II-Spiegel erhöht war.

Anabolika[33,37,38]

Anabole Steroide. Akne, Ödeme. Veränderungen von Faktoren der Blutgerinnung, des Gefäßsystems und Schädigungen der Herzmuskelzelle, Thrombose, Herzmuskelhypertrophie. Leberschäden. Virilisierung bei Frauen, Veränderungen der Stimme, des Behaarungsmusters, Störungen des Menstruationszyklus und Klitorishypertrophie. Gynäkomastie beim Mann, Prostatakarzinom. Beeinflussung des Längenwachstums bei Jugendlichen, vorzeitiger Verschluss der Epiphysenfugen. Psychotrope Wirkungen wie Euphorie, sexuelle Erregbarkeit, Gereiztheit, Depressionen, Angstzustände, Gefühlsschwankungen, Verhaltensveränderungen, Gewaltbereitschaft. Verminderte Gedächtnisleistung und Konzentrationsfähigkeit. Leberkrebs, Nierenkrebs, Elektrolytstörungen.

Nitrosamine[39,40,41,42]

Nitrosamine entstehen durch die Anwesenheit von Aminen und Nitrit. Etwa 90% aller untersuchten N-Nitrosamine erwiesen sich als kanzerogen und bis heute ist keine Spezies bekannt, in der N-Nitrosamine keine Tumoren induzieren können. Die Alkylnitrosamine erzeugen bei chronischer Applikation kleiner Dosen in Tierexperimenten Lebertumoren, nach einmaliger hoher Dosis Nierentumoren. Kleine Mengen von Nitrosaminen sind in zahlreichen Lebensmitteln enthalten wie gepökeltes Fleisch, alkoholischen Getränken, Tabakrauch. Akut toxische Symptome bei einer Vergiftung mit N-Nitrosaminen sind fortschreitende Abmagerung, Ikterus, schwere Leberparenchymschäden mit Nekrosen und Verfettung, hämorrhagisches Lungenödem. Erhöhte Belastungen mit Nitrosaminen stehen in Zusammenhang mit der steigenden Zahl von Alzheimer-, Parkinson- und Diabetesfällen. Die akute Nitritvergiftung basiert auf der Bildung von Methämoglobin, die zur Hypoxie (besonders relevant bei Säuglinge bis zum 6. Monat) führt.

Methylenblau ist ein wichtiges Antidot bei Nitrit- und Anilinvergiftungen, da es die Rück-Umwandlung von Methämoglobin zu funktionsfähigem Hämoglobin beschleunigt.

Aristolochiasäure[51]

In Osterluzeigewächsen enthalten. Aristolochiasäure ist in Tierversuchen mit Ratten krebserregend, es zeigen sich Magen-, Dünndarm-, Leber-, Nieren- und Hauttumoren. Wirkt gentoxisch und nierentoxisch. In den Materia Medicae sind Aristolochia clematitis, -milhomens, und Serpentaria aristolochia beschrieben.[31,47,48] Intensive Beeinflussung der Nieren und Harnwege mit ausgesprochenem Harndrang und häufigem Harnen. Aristolochia clematitis hat eine starke organotrope Beziehung zu den weiblichen Geschlechtsorganen, Harnwegen, Nieren, venösem System und zur Haut. Allgemeine Besserung durch Absonderungen.[47]

Cycasin[52]

In Nüssen der Cycaspalme enthalten. Intoxikationen führen zur amyotrophischen Lateralsklerose. In Tierversuchen bei Ratten wurden Lähmungen der Hinterbeine registriert, kanzerogene Wirkung. Nach zweitägiger oraler Zufuhr Tumorbildung in Leber, Niere und Colon.

Der Stolperstein „Contraria contariis curentur" (Gegensätzliches soll mit Gegensätzlichen geheilt werden) wird uns auf der Suche nach der richtigen Arznei immer wieder begegnen. Eine Arznei, die **gegen** eine Krankheit wirkt, hat noch lange nicht die Kraft, heilend im Sinne von John Hunter zu wirken. Hier müssen wir uns auf den Endzustand konzentrieren (in diesem Fall auf die Bildung von Nierentumoren), den eine Arznei verursacht. Im Folgenden werde ich noch weitere verschiedene nephrotoxisch wirkende Ausgangsstoffe auflisten, die ich nur stichwortartig erwähnen werde. Auch hier könnten für die Therapie von Nierentumoren eventuell interessante künftige Arzneien dabei sein:[37]

Polymyxin, Colistin, Teer, Lithium, Gyrasehemmer, Estramustin, Cromoglicinsäure, Carboplatin, Cisplatin, L-Asparaginase, Aminglykosid-Antibiotika.

4.5 Die Krebsprophylaxe aus homöopathischer Sicht[19,20]

Im Idealfall kommt der Patient zum Homöopathen, wenn sich das Krebsgeschehen noch nicht manifestiert hat. Aufgrund der miasmatischen Kenntnisse, den Stigmata und den möglichen Stellvertreterkrankheiten ist erkennbar, ob der Patient sich bereits auf dem Weg zu einem kanzerösen Geschehen begeben hat. Umso wichtiger ist es, eine Krebsprophylaxe aus homöopathischer Sicht durchzuführen. Die Möglichkeiten zur Krebsprophylaxe können sich auch sehr schnell bei Nichteinhaltung, je nach Stärke der hereditären Anlage, als Co-Faktoren bei der Krebsentstehung erweisen.

Die unten aufgeführte Liste dient nur zur groben Orientierung und ist nicht vollständig. Weiterführende Literatur ist aus dem Quellenverzeichnis zu entnehmen.

1. Keine Impfungen! Impfstoffe enthalten viele Schadstoffe (Aluminium, Formaldehyd etc.) und greifen das RES-System an, das besonders bei Tbc/ Krebs in der Vorgeschichte bereits vorgeschädigt ist. Die Elimination von Abfallprodukten und einzeln auftretenden Tumorzellen ist nicht mehr gegeben.

2. Unterdrückungen von chronischen Miasmen, akuten Infekten, natürlichen und krankhaften Ausscheidungen sollten vermieden werden.

3. Verletzungen jeglicher Art (z.B. Quetschungen durch Mammographie, Bestrahlungen): Sie können zur miasmatischen Krise führen. U.a. sind Arzneien wie Arn., Bell-p., Con. indiziert.

4. Seelischer Kummer, Schock können unbehandelt zum Beschleunigungsfaktor bei der Krebsentstehung werden.

5. Schwangerschaft: Sie aktiviert oft latente chronische Miasmen. Die Schwangerschaft verläuft häufig komplikationsreich (Gestose, Diabetes mellitus, Tumor...)

6. Medikamentöse Vergiftungen: Vor allem die Hormontherapie mit ihrer kanzerogenen Wirkung, Schmerzmittel, Immunsuppresiva, Zytostatika, Röntgenbestrahlungen etc.
7. Auf eine gute Ernährung und Lebensführung achten. Vermeidung von Schadstoffen in der Ernährung, Umwelt, Elektrosmog…

5. Zusammenfassung und Fazit

Für den Patienten ist eine Krebserkrankung eine lebensbedrohliche Situation, die mit einer großen psychischen Belastung einhergeht. Vor diesem Hintergrund sollte er nicht vor die Wahl einer homöopathischen **oder** schulmedizinischen Therapie gestellt werden. Eine objektive Beratung ist für den Patienten Voraussetzung, damit eine nachfolgende Therapie entsprechend seiner Situation und Beschwerden individuell erarbeitet und nach Bedarf eine interdisziplinäre Zusammenarbeit ermöglicht werden kann.

In der schulmedizinischen Therapie wird das Endprodukt der Krebserkrankung entfernt, aber das dahinter liegende causale Geschehen bleibt unbehandelt. Hier kann die Homöopathie mit ihrer miasmatischen Herangehensweise ansetzen. Der Mensch mit seinen individuellen Symptomen und den krankheitsauslösenden Faktoren wird in seiner Ganzheit betrachtet, eine Umstimmung der Lebenskraft kann erreicht werden. Durch die miasmatische Arbeitsweise kann ein Fortschreiten der Krankheit verhindert und eine Heilung in einigen Fällen erlangt werden. Wichtig für die Prognose ist eine frühzeitige antimiasmatische Behandlung. Wie A.H. Grimmer schreibt, ist die große Schwierigkeit bei fortgeschrittenen Krebsfällen die Unmöglichkeit, therapeutisch wertvolle Symptome des Patienten zu bekommen. Es sind zwar pathologische Veränderungen und deren Symptome da, die aber für eine gute homöopathische Verschreibung nicht ausreichen[43]. Hier muss in der Primär- und Sekundäranamnese nach wertvollen Hinweisen geforscht werden.

Bisher bietet uns die Materia Medica nur wenige spezifische Arzneien bei der Behandlung von malignen Nierentumoren. Durch intensives Recherchieren wurden einige Ansätze für die Therapie aufgezeigt, die unter Berücksichtigung einer miasmatischen Vorgehensweise als Basis für weitergehende Forschungen dienen könnte.

Ich denke, vor allem die Toxikologie inklusive der Pharmakologie stellt für uns einen großen Fundus an potenziellen homöopathischen Arzneien bei onkologischen Erkrankungen dar. Durch viele (meist unfreiwillige) Neben– bzw. Auswirkungen von diesen Wirkstoffen sind sämtliche toxikologische Facetten dokumentiert worden. Bei der daraus resultierenden Entwicklung eines malignen Tumors handelt es sich um einen Endzustand der Arznei, die nach Hahnemann eine Heilkraft bedeuten könnte. Hahnemann und seine Nachfolger geben uns wertvolle Hinweise zur Behandlung von Krebserkrankungen, die in Kombination mit den heutigen Erfahrungen und weiteren Forschungen ein gutes Fundament bietet, um eine Heilung von Nierentumoren anzustreben.

6. Literaturverzeichnis

1   www.uroonkologen.de/19.0.html
2   http://salerno.uni-muenster.de/data/bl/content/n/nierentu 0002.htm
3   MRT von Abdomen und Becken, Bernd Hamm u.a., 2. Auflage, Thieme-Verlag,
4   2007http://urologie.uniklinikum-dresden.de/resources/lib_doc/ specifications/kidney_tumor.html
5   Uroonkologie, Prof.Dr.med. Herbert Rübben, Springerverlag, 5.Auflage, 2009
6   www.uniklinik-freiburg.de/tumorzentrum/live/Wir-ueber-uns/Klin-Krebsregister/dokumentation/kodierung/cccf_kkr_kodierhilfe_ nierenkrebs
7   Urogynäkologie in Praxis und Klinik, W.Fischer und H.Kölbl, de Gruyter, 1995

8   http://eliph.klinikum.uni-heidelberg.de/texte_s/555/
     nierenzellkarzinom

9   www.uniklinik-ulm.de

10   www.klinikum.uni-heidelberg.de/Erhalt-der-Niere-bei-Entfernung-
     eines-Nierentumors.112682.0.html?&FS=0&L=

11   http://patholearning.uni-hd.de

12   www.uni-due.de/urologie/welcome/Empfehl/Nieren
     karzinom.html

13   www.uk-essen.de/fileadmin/Urologie/PDF/Leitlinie_
     Nierenzellkarzinom

14   Naturheilpraxis Heute, Elvira Bierbach, Urban u. Fischerverlag,
     3.Auflage, 2006

15   Fachbroschüre Komplementäre Krebsmedizin, Biologische
     Krebsabwehr, Heidelberg

16   Krebsfrei, Horizonte des Heilens, Dr.med. Peter Smrz, Holzmann
     Verlag Ulm, 1. Auflage, 2000

17   Vortrag „Die Lebenskraft", Frau Schuller, CvB-Akademie, 6.6.2009

18   Die Heilung von Tumoren durch Arzneimittel, John H. Clarke,
     Schriftenreihe d. CvB Akademie, Bd 1, ; Müller & Steinicke Verlag
     München, 2. Auflage, 1997

18   Die hereditären chronischen Krankheiten; Y. Laborde / G. Risch,
     Schriftenreihe d. CvB Akademie, Bd 20; Müller & Steinicke Verlag
     München, 1998

20   Krebs und seine hereditären Folgen, Yves Laborde, Vortragsreihe
     Heidelberg, 2008

21   Die Chronischen Krankheiten, Die Miasmen, J.H.Allen, RvS Verlag,
     Aachen, 5. Auflage, 2004

22   Die Kanzerinie, Vorlesung Frau Schuller, 4.6.11, CvB-Akademie
     für Homöopathik

23   Die Heilbarkeit von Tumoren durch Arzneimittel, J.C. Burnett,
     Schriftenreihe der CvB-Akademie, Band 3, Verlag Müller &
     Steinicke München, 3. Auflage, 2001

24   James Compton Burnett, CvB- Vorlesung Frau Schuller, 1.7.2011

25 Organon 6 der Heilkunst, Dr. med. S. Hahnemann, Verlag Peter Irl, 1. Auflage 2007
26 www.schimmel-schimmelpilze.de/aspergillus-ochraceus.html
27 www.onmeda.de/lexika/krankheitserreger/a-z/aspergillus-krankheiten
28 www. medizin-aspekte.de
29 www.wikipedia.org/wiki/Phenacetin, /Analgetikanephropathie
30 www.toxcenter.de/stoff-infos/p/phenacetin.pdf
31 Der Neue Clarke, Hahnemanninstitut für homöopathische Dokumentation, 2005
32 www.gifte.de/Chemikalien/bleiacetat.htm
33 Onkologie und Homöopathik, Yves Laborde, Verlag Müller & Steinicke München, 2005
34 Hartlaub C.G.C. and TRINKS N., Reine Arzneimittellehre, Encyclopaedia Homeopathica, medicando
35 www.internetchemie.info/news/2009/dec09/englerin-a.html
36 www.presse.uniwuerzburg.de/einblick_archiv/archiv2011/einblick1106/schupp/
37 Rote Liste 2005, Editio Cantor Verlag Aulendorf
38 www.dopinginfo.de/
39 Taschenbuch der Arzneibehandlung, Angewandte Pharmakologie, Scholz, Schwabe, 13. Auflage, Springerverlag 2005
40 www.uni-potsdam.de/u/ewi/Etox/e-tox-scripts/nawi_tox/Nitrate.pdf
41 www.gifte.de/Lebensmittel/nitrosamine.htm
42 www.wikipedia.org/wiki/Methylenblau, Nitrosamine, Phenole
43 Krebs und Krebssymptome, R.T. Cooper, Dr. Fortier-Bernoville, A.H. Grimmer, Die homöopathische Behandlung von Krebs, Schriftenreihe der CvB, Band 17, Verlag Müller & Steinicke München, Nachdruck 2007
33 ALLEN H.C., Grundzüge und Charakteristika der Materia Medica mit Nosoden, Encyclopaedia Homeopathica, medicando
45 www.homoeopathieonline.com/materia_medica_homoeopathica/galium

46   Gifte und Vergiftungen, Lehrbuch der Toxikologie, Louis Lewin, Haugverlag, 6. Auflage, 1992

47   Gesichtete Homöopathische Arzneimittellehre, Dr. med. Julius Mezger, Haug Verlag, 8. Auflage

48   Homöopathische Mittel und ihre Wirkungen, MM und Repertorium, W. Boericke, Grundlagen und Praxis Wissenschaftlicher Autoren- verlag, 8. Auflage, 2004

49   Krebs- heilbar durch Homöopathie, R.S. Pareek, Alok Pareek, Karl Kroger Verlag, 2007

50   Roche Lexikon Medizin, Urban&Schwarzenberg, 2. Auflage, 1987

51   Repetitorium Allgemeine und spezifische Pharmakologie und Toxikologie, K. Aktories, U. Förstermann u.a., Urban&Fischer, 2. Auflage, 2009

52   Lebensmittelchemie, Baltes, Matissek, Springerverlag, 7. über- arbeitete Auflage, 2011

53   Die Krebskrankheit, Emil Schlegel, Emryss Verlag, 2008

54   Symptome der primären und sekundären Miasmatik, Markus Gantenbein, Ausgabe 4

x1   mehr Informationen zu diesem Thema unter http://www.focus. de/gesundheit/news/medizin-massgeschneiderte-tumorkiller_ aid_199757.html

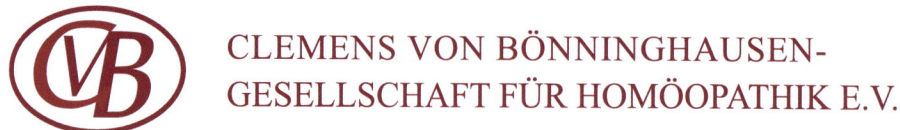

CLEMENS VON BÖNNINGHAUSEN-GESELLSCHAFT FÜR HOMÖOPATHIK E.V.

Homöopathie-Ausbildung in klassischer Homöopathie

Die Clemens von Bönninghausen-Akademie ist seit 1990 das führende Ausbildungsinstitut für klassisch-miasmatische Homöopathie. Wir bieten eine solide, praxisorientierte Ausbildung nach Samuel Hahnemann und seinen direkten Nachfolgern.

Das Studium gliedert sich in die drei zentralen Bereiche: **Arzneimittellehre, Systematik und Praktische Homöopathie**. Diese beinhaltet beispielsweise das Erlernen von Anamnesetechniken bei akuten und chronischen Krankheiten, die Fallanalyse, die Verlaufsbeurteilung der Behandlung, ein weit gefasstes Materia medica-Studium sowie Besonderheiten bei speziellen Erkrankungen (z. B. Krebs oder Gicht). Die Studierenden lernen unterschiedliche Arbeitstechniken kennen, die zum Umgang mit akuten Krankheiten (erstes Jahr), chronischen Krankheiten (zweites Jahr) sowie chronisch-destruktiven Krankheiten (drittes Studienjahr) befähigen.

Folgende Vorteile bietet das Studium in Wolfsburg
- Berufsbegleitende Ausbildung über drei Jahre mit 550 Stunden Präsenzunterricht
- 7 Wochenenden plus Intensivwoche im September
- KursCampus online mit Kursmaterial, Diskussion und Übungsquiz
- Systematische, praxisorientierte Wissensvermittlung bei einem erfahrenen, didaktisch geschulten Dozententeam
- Qualifizierung zum CvB-Therapeuten
- Voraussetzung für die Weiterbildung zum CvB-Supervisor
- Zugangsvoraussetzung für das Anerkennungsverfahren zum Qualifizierten Homöopathen nach BKHD

Möchten Sie mehr wissen? Oder Probehören? Dann nehmen Sie Kontakt mit uns auf!

www.cvb-gesellschaft.de
Lebendiges Wissen für eine humane Heilkunst

Homöopathik und Systemische Therapie
Ähnlichkeiten der Therapieformen und synergistische Möglichkeiten für die Arbeit in der Praxis
Hp Barbara Zapf

1. Einleitung

Mein Weg als Therapeutin brachte mich zunächst in Kontakt mit der Systemischen Therapie, später mit der Homöopathik. Immer wieder hatte ich den Eindruck, dass es zwischen beiden Bereichen Berührungspunkte und in vielen Aspekten eine geistige Verwandtschaft gibt. Ich begann zu beobachten und zu experimentieren, in wieweit der systemische Hintergrund für die Arbeit als Homöopathin und umgekehrt die Homöopathik hilfreich für die systemische Arbeit sein kann. Wo liegen die Ähnlichkeiten ohne Verwischung der jeweiligen Eigenart und Verzerrung der ursprünglichen Idee?

Was sind die synergistischen Möglichkeiten beider Therapieformen?

Synergie, vom griechischen *synergia*, Mitarbeit, bedeutet *„das Zusammenwirken verschiedener Kräfte, Faktoren oder Organe zu einer abgestimmten Gesamtleistung; auch die hieraus resultierende Gesamtkraft."*[1]

Da mich genau diese Fragen nach Ähnlichkeiten und gegenseitiger Unterstützung der Therapieformen in meiner täglichen Praxis beschäftigten, habe ich sie zum Thema meiner Abschlussarbeit an der CvB - Akademie gemacht und ich lade den Leser dazu ein, mich auf dem Weg ihrer Beantwortung zu begleiten.

Systemische Therapie und Homöopathie sind umfangreiche Gebiete. Um den Rahmen der Arbeit zu wahren, werde ich die wichtigsten Aussagen herausfiltern und so knapp wie möglich und zugleich so ausführlich wie nötig vorgehen. Der systemische Ansatz kommt in vielfacher Hinsicht zur Anwendung. Der Bogen spannt sich von der Beratung von Familien, Paaren, Organisationen und Firmen bis hin zur Erstellung von Filmdrehbüchern und Theaterstücken. In der vorliegenden Arbeit beziehe ich mich auf die Bereiche, die für die Arbeit des miasmatisch arbeitenden Homöopathen von besonderer Relevanz sind. Dies sind die Familie oder Lebensgemeinschaft, in der der Patient derzeit lebt und die Familie, aus der er stammt.

Der Einfachheit halber verwende ich durchgängig die maskuline Form, die Begriffe Therapeut und Behandler, Homöopathie und Homöopathik, Homöopath und Homöotherapeut, sowie Patient und Klient verwende ich jeweils synonym. Nach der Betrachtung beider Therapieformen in ihren Grundprinzipien und Ähnlichkeiten werde ich synergistische Möglichkeiten für die Arbeit in der Praxis aufzeigen.

2. Systemische Therapie

2.1 Historie und Begriffsklärung

Ende des 19. Jahrhunderts wandelte sich das wissenschaftliche Denken vom linearen zum systemischen Ansatz.[2] Lineares Denken fokussiert die Aufmerksamkeit auf den Zusammenhang von Ursache und Wirkung. Beim systemischen Denkansatz werden Menschen, Dinge und Abläufe als Anteile eines in einem Zusammenhang stehenden, sich gegenseitig beeinflussenden Ganzen betrachtet. Dieser Wandel im Denken wirkte sich auf alle Bereiche der Wissenschaft aus. Die Beziehungen zwischen den Objekten traten in den Vordergrund.

2.1.1 Systemtheorie

In den 1920er Jahren entstand die Systemtheorie.[3] Sie ist ein interdisziplinäres Erkenntnismodell, in dem Systeme zur Beschreibung und Erklärung komplexer Phänomene herangezogen werden. Die Begriffe der Systemtheorie flossen in die verschiedensten wissenschaftlichen Disziplinen ein und wirkten sich auf deren Vorgehensweisen aus.

2.1.2 Systemische Therapie, Systemische Familientherapie

Im Bereich der Psychotherapie entstand die Systemische Therapie. Sie betrachtet systemische Zusammenhänge und interpersonelle Beziehungen in einer Gruppe als Grundlage für die Diagnose und die

Therapie seelischer Beschwerden und interpersoneller Konflikte. Das Symptom wird in seiner Botschaft untersucht, nach deren Integration es sich oftmals zurückziehen kann. Der psychisch belastete Mensch wird nicht mehr als isoliertes Einzelwesen gesehen, welches verändert werden muss, sondern er wird im Zusammenhang mit seiner Lebensumgebung, in erster Linie seiner Familie betrachtet. So ist das schulschwierige Kind unter Umständen die Spitze des Eisberges, der Symptomträger eines Systems, das im Untergrund von heftiger Dynamik erfüllt ist. Die Systeme, denen ein Mensch angehört, sind nicht streng voneinander getrennt. Sie können sich in Teilbereichen überschneiden und ebenso nebeneinander bestehen. Neben der Familie stellen auch das berufliche Umfeld, das Arbeitsteam, die Schulklasse und der Körper mit seinen Organen Systeme dar. Anteile der Systeme sind Personen, können aber auch Orte, Organe, abstrakte Werte wie Lebensfreude, Klarheit, Erfolg u.v.m. sein.[4]

2.1.3 Familiensystem

In der Öffentlichkeit am bekanntesten ist das sich über mehrere Generationen erstreckende Familiensystem.

Dazu gehören in erster Linie die Blutsverwandten des Patienten, aber auch Menschen, die in einer sogenannten Schicksalsgemeinschaft[5] mit ihm verbunden sind. Dies ist ein sehr weiter Begriff und bezieht sämtliche Aspekte der Partnerschaft, Patchworkfamilien und für das Familiensystem wichtige Personen ein. Bei Vieten/Knorr ist noch eine Spezifizierung zu finden: Es *„gehören sowohl leibliche Kinder außerhalb des Ehesystems genauso dazu wie verschwiegene Familienangehörige [...] oder abgetriebene Kinder."*[6] Beim Familiensystem unterscheidet man zwischen Herkunfts- und Gegenwartssystem. Ersteres ist das System, dem ein Mensch entstammt, in dem er Kind war. Das Gegenwartssystem ist der Verbund, in dem der Mensch derzeit mit Partner und vielleicht Kind(ern) lebt. Der Patient ist Teil seiner derzeitigen Familie, seines Gegenwartssystems und zugleich Teil seiner Herkunftsfamilie mit seinen Geschwistern, Eltern und Großeltern.

Je nach Art der Belastung unter der der Patient leidet und nach Art seines Anliegens wird mit dem entsprechenden System gearbeitet. Dabei geht der Therapeut von systemischen Grundsätzen aus.

2.2 Systemische Grundsätze

Werden sie in einem System verletzt, kann dies unbewusst einen enormen Energieverlust für das System und damit für den Patienten bedeuten. Die Prinzipien sind miteinander verzahnt und gleichzeitig wirksam. Im Folgenden wird das Augenmerk auf das System Familie gerichtet, da dieses in der Patientenbetreuung eine herausragende Position einnimmt.

2.2.1 Anerkennen des Gegebenen[7]

Das Prinzip der Nichtleugnung stellt das Fundament der Systemischen Therapie dar. Es bedeutet, dass jedes für das System relevante Ereignis und sei es die größte und schwerste Schuld oder das tragischste Schicksal als solches bei der verursachenden bzw. der betroffenen Person belassen werden muss. Gegebenes und Geschehenes darf nicht geleugnet, verschwiegen oder tabuisiert und nicht von anderen Personen abgenommen werden. Geschieht dies dennoch, ist mit Symptomverschiebungen und belastenden Dynamiken noch über Generationen zu rechnen (siehe Kap.2.3).

2.2.2 Gleichwertigkeit und Zugehörigkeit

Hinzu kommt das Prinzip der Gleichwertigkeit und Zugehörigkeit. Jedes Systemelement hat gleiches Recht auf Zugehörigkeit. *„In einer Familie wird die Zugehörigkeit durch die Geburt festgelegt. Daher darf in einem Familiensystem niemand ausgeschlossen werden, denn die durch eine Geburt entstandene Zugehörigkeit ist eine Tatsache, die nicht geleugnet werden kann."*[8] Die Zugehörigkeit bezieht sich auch auf Gefühle. So wirken sich die eigenen Gefühle, auch Trauer und Wut, die zugelassen werden, auf die betreffende Person langfristig stärkend aus, die für andere übernommenen dagegen schwächend.[9] Die Zugehörigkeit kann aber auch von einem Außenstehenden durch besonderen Einsatz für das Überleben des Systems erworben werden, so durch Hilfe für eine Familie in Kriegszeiten, die dadurch überlebt. Diese Form der Zugehörigkeit muss von den Nachgeborenen anerkannt und gewürdigt werden. Würdigung ist zunächst ein innerer Vorgang, bei dem anerkannt wird, was ein anderer Mensch für den Betroffenen getan hat. Anschließend kann diese Anerkennung auch ausgesprochen werden.[10]

2.2.3 Familiäre Ordnung[11]

Durch die Geburt ist das Kind an die Familie gebunden. Der Platz eines Menschen in der Familie wird bestimmt durch die Zeugung und den Zeitpunkt der Geburt. Dieser legt fest, zu welcher Generation er gehört und welchen Platz in der Geschwisterreihe er einnimmt. So entsteht durch den Zeitpunkt der Geburt eine natürliche Ordnung im Familiensystem. Sie entspricht einer familiären Rangfolge. Wer früher da war, hat Vorrang vor denen, die zeitlich später kommen. Aus dieser familiären Rangfolge ergeben sich die Beziehungsstrukturen in der Familie, die Verteilung der Zuständigkeiten, die Ebene der Paarbeziehung und die Ebene der Eltern-Kind-Beziehung.[12] Dies hat nichts mit einer Wertung zu tun, sondern bezieht sich auf die Verantwortlichkeit gegenüber den im System anfallenden Aufgaben. Das älteste Kind hat andere Aufgaben zu erfüllen als das jüngste und genießt dadurch auch kleine Privilegien, wie vielleicht später ins Bett gehen zu müssen. Die Eltern müssen die Kinder versorgen und ihre Beziehungsprobleme meistern, ohne die Kinder in diese hineinzuziehen.

2.2.4 Zeitliche Zeitfolge

„Innerhalb von Systemen hat das Frühere vor dem Späteren Vorrang."[13] Die Paarbeziehung bestand vor dem Hinzukommen der Kinder. Sie hat Vorrang vor der Beziehung der Eltern zu den Kindern. Die Erstgeborenen bleiben immer die Erstgeborenen und die jüngeren Geschwister immer die Jüngeren.

„Zwischen Systemen hat das Spätere Vorrang vor dem Früheren."[14] Die neu gegründete Familie hat Vorrang vor der Herkunftsfamilie.

2.2.5 Ausgleich zwischen Geben und Nehmen[15]

Der Ausgleich zwischen Geben und Nehmen dient der Stabilisierung des Systems. Je nach Systemebene erfolgt der Ausgleich über Austausch (Paarebene), Rückgabe (Kind an die Eltern) und Weitergabe (Eltern an das Kind).

Durch das Prinzip des nichtexakten Ausgleichs wird die Bindung im positiven Sinne erhalten. Dies ist so zu verstehen: *„Das Bedürfnis nach Ausgleich zwischen Menschen ist wie ein natürliches Streben. Der, der nimmt, kommt mit dem Nehmen in eine Rückgabeschuld und sorgt dann wieder für einen Ausgleich, indem er zurückgibt."*[16] Dies gilt im Guten und im Schlechten. Gibt man im Guten etwas mehr als man bekommen hat und im Schlechten etwas weniger als man erlitten hat, so bleibt die Beziehung lebendig.

Eine Besonderheit stellt in diesem Zusammenhang der Ausgleich zwischen Eltern und Kindern dar. *„Die Eltern geben, die Kinder nehmen – von Beginn der Zeugung an. Als erstes geben Eltern das Leben. Das ist das Einzige, was nicht auszugleichen ist, zumindest nicht auf der gegenwärtigen Eltern-Kind-Ebene. Erst wenn diese Kinder selbst wieder Kinder haben, findet der Ausgleich statt – auf der nächsten Generationsebene."*[17]

2.3 Auswahl häufiger Dynamiken in Familiensystemen

Oft kommt es durch unbewusste Fehlinterpretation der im vorausgehenden Kapitel erwähnten Grundprinzipien zu über Jahre und Jahrzehnte anhaltender psychischer Dauerbelastung für die Betroffenen. Sie können sich störend auf die Heilungsimpulse jedweder Therapie auswirken. Einige markante Beispiele der zahlreichen, alle auf unbewusster Ebene wirkenden Dynamiken möchte ich im Folgenden herausgreifen.

2.3.1 Lieber ich als du[18]

Diese Dynamik zeigt sich in Familiensystemen auf unterschiedlichste Art. Sie basiert auf dem unbewussten Wunsch, einem Familienmitglied, häufig einem Elternteil oder Partner, aus Loyalität sein schweres Schicksal abnehmen zu wollen, um es ihm zu erleichtern. So führen häufig Menschen aus dieser Loyalität heraus ein unerfülltes oder von

Krankheit eingeschränktes Dasein. Es fehlt die innere Erlaubnis, eine glückliche Beziehung zu führen, weil doch die Eltern unglücklich waren. Oder es fehlt die innere Erlaubnis zum Erfolg, weil doch der Vater auch keinen Erfolg hatte. Ähnliche Beispiele ließen sich noch viele aufzählen. Kinder, derentwegen die Eltern geheiratet haben und eine unglückliche Ehe hatten, führen oft ebenfalls eine unglückliche Beziehung.

Ebenso kann eine schwere Dynamik durch den Tod der Mutter bei der Geburt entstehen, verbunden mit schweren Schuldgefühlen des Kindes und fehlender innerer Erlaubnis, mit Freude zu leben.

2.3.2 Ich folge dir nach

Ebenfalls aus unbewusster Loyalität entsteht die Dynamik der Nachfolge. Erwachsene, deren Eltern früh gestorben sind, oder deren Elternteil Selbstmord begangen hat, neigen dazu, diesen aus Loyalität und aus dem Wunsch heraus, das schwere Schicksal zu teilen, durch eigene Krankheit in den Tod nachzufolgen.

2.3.3 Übernahme fremder Schuld

Im Umgang mit nicht gesühnter Schuld im System gibt es ebenfalls verschiedene Möglichkeiten. Unter Umständen versuchen Nachgeborene die unbewusst gefühlte, nicht aufgedeckte Schuld eines Vorfahren zu übernehmen, indem sie selbst ein Verbrechen begehen.

2.3.4 Wiederkehr des ausgeschlossenen Themas

Das System reagiert, als hätte es ein Gedächtnis. Alles Ausgeschlossene, Unterdrückte bleibt als Information erhalten und taucht an anderer Stelle wieder auf. Ein später Geborener repräsentiert so unter Umständen etwas von der Rolle eines Vorfahren. Das System reagiert auf ihn im gleichen Beziehungsmuster. Es kommt zu einer Symptomverschiebung.[19] Wurde beispielsweise einem Familienmitglied einer vorangegangenen Generation das Recht auf Zugehörigkeit verweigert, vielleicht durch Tabuisierung oder durch Mangel an Anerkennung, so kann dieser Riss im System einem Nachgeborenen das Leben schwer machen. Er ersetzt den Ausgeschlossenen unbewusst, teilt dessen

Lebensgefühl, schlägt einen ähnlichen Schicksalsweg ein und wird von anderen wie dieser wahrgenommen und behandelt.

Häufig werden Opfer eines von einem Familienmitglied begangenen, ungesühnten Verbrechens von den Nachgeborenen als Ausgeschlossene, als ein Tabuthema wahrgenommen. Nachgeborene solidarisieren sich, ohne es bewusst zu wissen, mit den Opfern. Sie nehmen deren Platz im System ein. Ohne den Zusammenhang zu kennen, erleben diese Menschen schwere psychische Nöte und führen oft ein glückloses Dasein, aus der Dynamik heraus, die Erinnerung an das nicht Gesühnte, nicht Geheilte, Ausgeschlossene aufrecht zu erhalten. So verursacht nicht Geheiltes im System den Zwang zur Wiederholung, so lange, bis das unbewusste Ungleichgewicht behoben ist.[20]

Diese Dynamik habe ich wiederholt in Familien von Nazitätern beobachtet oder in Familien, in denen ein behindertes Kind weggegeben wurde und dann unter dubiosen Umständen zu Tode kam. Gelingt es, diese Dynamiken in die Bewusstheit zu heben, die Opfer zu würdigen und die Schuld den Tätern zuzuordnen, können die Nachgeborenen sich ihrem eigenen Leben zuwenden.

Um diese schweren Dynamiken in einem System zu beenden, stehen dem Therapeuten verschiedenste Arbeitsweisen zur Verfügung, wovon ich im Folgenden eine Auswahl darstellen möchte.

2.4 Auswahl systemischer Methodik

2.4.1 Frage und Gesprächstechniken

In der systemischen Therapie werden verschiedene Gesprächstechniken verwendet. Gemeinsam ist ihnen die Lösungsorientierung. Sie haben das Anliegen, den Fokus des Patienten weg vom Problem, hin zur Lösung zu richten.[21]

2.4.1.1 Skalierungsfrage

Die Skalierungsfrage bezieht sich auf Begriffe, die nicht messbar sind, wie etwa „Lebensfreude". Der Patient wird dabei aufgefordert, seiner persönlichen Wahrnehmung dieses abstrakten Begriffes den Wert einer Skala zuzuordnen. Die Skala wird meist von 0 bis 10 gebildet, kann aber auch von 1 bis 100 gehen oder jede andere Einteilung erhalten. Zu einem späteren Zeitpunkt der Therapie kann der neue Wert mit dem alten abgeglichen und damit die Entwicklung in Richtung Ziel auch im Erreichen von Teilzielen bewusst wahrgenommen werden, ohne dass der Therapeut den vollen Inhalt, den der Begriff für den Patienten bedeutet, kennen muss.

2.4.1.2 Zirkuläres Fragen[22]

Das Zirkuläre Fragen dient dazu, starre Kommunikationsmuster zu verflüssigen und es dem Patienten zu ermöglichen, sich auf andere Perspektiven innerhalb des Systems einzulassen, z.B. *„Was denkt Ihr Mann, wenn Sie mit dem Sohn in den Judokurs gehen?"*, oder *„Wenn Sie so weinen, wie fühlt die Schwiegermutter?"*. Dem außenstehenden Beobachter ermöglicht das Zirkuläre Fragen, *„Ideen über diejenigen Prozesse zu entwickeln, die dafür sorgen, dass ein System so funktioniert, wie es funktioniert."*[23]

2.4.1.3 Wunderfrage[24]

Die Wunderfrage wird gerne eingesetzt bei Patienten, die sich in einem Problemzustand festgefahren haben und denen jegliche Lösungsenergie fehlt. Sie ermöglicht dem Patienten, wieder Zugang zu konkreten Vorstellungen und zu Visualisierungen möglicher Lösungen seiner Situation zu gewinnen und sich innerlich auf deren Realisierung auszurichten. Dabei wird der Patient über eine Tranceinduktion in einen Lösungszustand versetzt, aus dem heraus die Wunderfrage beantwortet werden kann: *„Ich stelle Ihnen jetzt eine vielleicht etwas merkwürdige und auch schwierige Frage […] Und wenn Sie nun morgen früh aufwachen und niemand sagt Ihnen, dass dieses Wunder geschehen ist, - woran könnten Sie dann erkennen, dass dieses Wunder eingetreten ist?"*[25]

Die Antwort auf diese Frage zeigt, was der Patient eigentlich will, wie sich sein Leben ändert, wenn die Lösung eingetreten ist. *„Sie zeigt die Konsequenzen, beziehungsmäßigen Auswirkungen und Vernetzungen auf, die die Veränderung in Richtung Lösung mit sich bringt."*[26] Die Frage nach dem Wunder ist Teil der von Steve de Shazer und Insoo Kim Berg entwickelten „Lösungsfokussierten Kurztherapie"[27], kann aber auch als Einzelbaustein im Gespräch mit dem Patienten eingesetzt werden.

2.4.1.4 Frage nach Ausnahmen vom Problemzustand

Bei der Frage nach Ausnahmen vom Problemzustand, beispielsweise von Versagensängsten, können dem Patienten Phasen in seinem Leben und innere Haltungen wieder ins Bewusstsein gehoben werden, in denen er in Kontakt war mit inneren Ressourcen wie Zuversicht, Vertrauen und Wahrnehmung seiner Stärken. Es gab also definitiv Zeiten in seinem Leben, in denen er diese Anteile seiner Persönlichkeit gelebt hat. Der Kontakt des Patienten mit diesen Anteilen kann wieder hergestellt und damit seine Heilungskraft gestärkt werden.

Um den Blick auf tragfähigem seelischem Untergrund lösungsorientiert in die Zukunft richten zu können, ist es für manchen Patienten unumgänglich, dass er seinen Blick zuerst soviel als nötig seiner Vergangenheit und seiner Herkunft zuwendet. Für die Unterstützung des Patienten im Finden eines ausgewogenen Zustandes zwischen Integration von Vergangenheit und Ausrichtung auf die Zukunft hat die Systemische Therapie in der Aufstellungsarbeit ein potentes Hilfsmittel.

2.4.2 Systemische Aufstellungsarbeit

Die Begriffe Systemische Aufstellungsarbeit, Systemaufstellung und Aufstellungsarbeit verwende ich synonym. Die Systemische Therapie hat mit der Aufstellungsarbeit eine effiziente Methode zur Hand, um unbewusst wirkende seelische Dynamiken zu erkennen, ins Bewusstsein zu heben und damit zu arbeiten. Diese Methode sollte nur von dafür ausgebildeten Therapeuten angewendet werden, da die Dynamiken in Aufstellungen zwar leicht zu aktivieren sind, ihre Handhabung aber Fachkenntnis und Erfahrung erfordert. In der Frage nach der gegenseitigen hilfreichen Unterstützung der Therapieformen gehört sie in den Bereich von kollegialer Zusammenarbeit und Supervision, auf die ich in Kap. 4.2.5 und 4.2.6 eingehen werde.

2.4.2.1 Erkennen des inneren Bildes

Zunächst werden Stellvertreter, Menschen oder Symbole, für wichtige Anteile des betroffenen Systems benannt. Diese werden vom Patienten entsprechend der körperlichen Empfindung von Nähe, Abstand, Ausrichtung und Blickrichtung, die der Patient bezüglich des jeweils gestellten Anteils in Zusammenhang mit der Thematik körperlich abgespeichert hat, im Raum positioniert. Der Begriff Anteil kommt zur Anwendung, weil in Aufstellungen nicht nur Personen, sondern durchaus auch Abstraktes wie Lebensfreude, Heimat oder das Geld von Bedeutung sein können. Es entsteht ein dreidimensionales Bild im Raum, das der Patient aus der Außenperspektive (Metaebene) betrachten kann. Diese Betrachtungsweise ermöglicht ihm einen dissoziierten Blick auf das für ihn wichtige Beziehungsgefüge und birgt bereits das Potenzial klärender Impulse.

2.4.2.2 Repräsentierende Wahrnehmung

Hinzu kommt das Phänomen der repräsentierenden Wahrnehmung. *„Diese besteht darin, dass sich bei einer Aufstellung die Körperempfindungen der Repräsentanten in Übereinstimmung mit den Beziehungsstrukturen des dargestellten Systems ändern."*[28] Die repräsentierende Wahrnehmung ist wissenschaftlich nicht geklärt, wird jedoch oft mit der Theorie der morphogenetischen Felder nach Sheldrake[29] in Verbindung gebracht. Man hat beobachtet, dass die Stellvertreter an den Positionen im gestellten Bild körperliche und seelische Empfindungen haben, die sie außerhalb des Bildes nicht hatten und die zu dem vertretenen Anteil des dargestellten Systems gehören. Anhand der körperlichen Empfindungen und der Reaktionen der Stellvertreter können unbewusst wirkende Dynamiken in einem System in die Bewusstheit gehoben werden. Des Weiteren wurde vielfach beobachtet, dass sich durch die Arbeit mit und an dem aufgestellten inneren Bild in Richtung Lösung auch Veränderungen im realen Leben des Patienten einstellen können.

2.4.2.3 Arbeit mit dem inneren Bild

Als therapeutische Interventionen[30] kommen bei der Arbeit mit dem inneren Bild Stellungsarbeit, Prozessarbeit und Tests zum Einsatz. Bei der Stellungsarbeit wird die räumliche Anordnung der Anteile der Aufstellung verändert, bei der Prozessarbeit wird mit Sprache Information im System weitergegeben z.B. „Du bist mein erstes Kind". Tests dienen der Klärung und Verdeutlichung vermuteter Dynamiken. Die bei den Interventionen eingesetzte Sprache ist häufig hypnotherapeutisch mehrdeutig angelegt und steht der Hypnotherapie nach Milton Erikson nahe. So zum Beispiel der Satz: „Das, was für deinen Vater auch noch wichtig ist, hat mit dir als Kind nichts zu tun". Die Aufstellungsmethode ist eine Möglichkeit, unterschwellige Dynamiken aufzuzeigen und zu bearbeiten. Jedoch kann es ein Problem sein, eine Gruppe von Stellvertretern zur Verfügung zu haben. An dieser Stelle sei auf die Einzelarbeit mit dem Systemischen Brett hingewiesen.

2.4.3 Systemisches Brett

Bei der Arbeit mit dem Systemischen Brett[31] werden die Anteile der Aufstellung mit Symbolen, meist mit Figuren oder Hölzern dargestellt. Auch hier kann der Patient die Metaebene zu einer für ihn belastenden Situation einnehmen und bei Berührung der Positionen, meist mit den Fingerspitzen, die vorliegende Dynamik über die repräsentierende Wahrnehmung körperlich erspüren.

Einen Vorteil dieser Art Einzelarbeit sehe ich in der Möglichkeit, ganz im individuellen Tempo des Patienten vorgehen zu können, ohne auf andere Personen Rücksicht nehmen zu müssen. Je nach Bedarf kann zwischen dem Gespräch mit der Betrachtung der gestellten Anteile aus der Metaebene und der Prozessarbeit mit den körperlichen Empfindungen gewechselt werden, was ein sehr individuelles und behutsames Vorgehen ermöglicht.

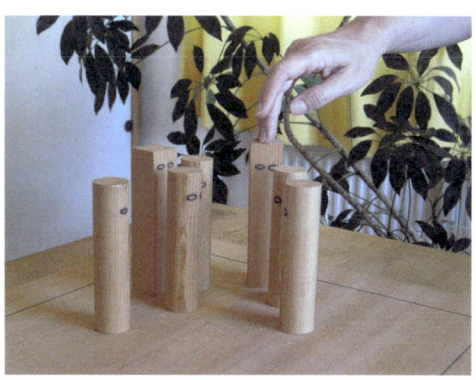

Systemisches Brett

3. Homöopathik

Homöopathik ist der Name, den Dr. Samuel Hahnemann (10.04.1755 –
02.07.1843) der von ihm entwickelten Heilmethode gab und *„die
heute unter dem Begriff Homöopathie bekannt ist.* "[32] Er geht auf die
beiden altgriechischen Wörter homoios (= ähnlich, gleich) und pathein
(= Leiden) zurück. Nach vielen Jahren der Beobachtung, Überlegung,
der Versuche und Selbstversuche gelang Dr. Samuel Hahnemann mit
der Homöopathik die Entwicklung einer in sich stimmigen, anwend-
baren Heilmethode.

3.1 Homöopathische Grundsätze
3.1.1 Lebenskraft - Dynamis
Hahnemann ging von der Existenz einer jedem lebenden Organismus innewohnenden Lebenskraft aus, der Dynamis. In gesundem
Zustand *„waltet die geistartige, als Dynamis den materiellen Körper [...]
belebende Lebenskraft [...] unumschränkt und hält alle seine Theile in
bewundernswürdig harmonischem Lebensgange [...]".*[33] Die Lebenskraft
hält den gesamten Organismus in einem ausgewogenen Zustand. Sie
ist beeinflussbar. Sie kann verstimmt werden, was bedeutet, dass der
Organismus krank ist. *„Wenn der Mensch erkrankt, so ist ursprünglich
nur diese geistartige, in seinem Organism überall anwesende, selbstthätige Lebenskraft [...] durch den, dem Leben feindlichen, dynamischen*

Einfluss eines krankmachenden Agens verstimmt [...]".[34] Sie kann aber auch wieder in den harmonischen Zustand zurückversetzt werden. An dieser Beeinflussbarkeit setzt die Homöopathik mit der, dem Zustand der verstimmten Lebenskraft ähnlichen Arznei, dem Simile an.

3.1.2 Ähnlichkeitsprinzip

Die Homöopathik fundiert auf dem Ähnlichkeitsprinzip - Similia similibus curentur - Ähnliches soll mit Ähnlichem behandelt werden. Dabei wird eine Arznei gesucht, *„ [...] welche [...] den, dem Krankheitsfalle ähnlichsten, künstlichen Krankheits-Zustand zu erzeugen Kraft und Neigung hat."*[35] Dies bedeutet, dass dem Kranken eine Arznei verabreicht werden muss, die die Kraft hat, beim Gesunden die Symptome der Krankheit hervorzurufen. Sie erzeugt damit eine der vorliegenden Krankheit ähnliche Kunstkrankheit, welche die Krankheit des Patienten sozusagen auslöscht.[36]

Gedanken zum Ähnlichkeitsprinzip sind nicht neu. Immer wieder tauchen sie in alten Texten auf, so in der Bibel im 4. Buch Moses, 21. Kapitel 6 - 9, in der Antike in Homers Ilias, bei Hippokrates und Paracelsus.[37] Doch Dr. Samuel Hahnemann gelang ein genialer neuer Schritt.

3.1.3 Potenzierung

Ihm gelang es, die Information der Arznei aus der Materie herauszulösen und sie auf eine neutrale Trägersubstanz zu übertragen. Bereits Paracelsus hatte die Idee, die Arznei von der Materie zu befreien, um ihre Wirkung zu verbessern. Er bereitete sie spagyrisch auf, indem er sie veraschte. Hahnemann hatte die geniale Idee, die Arznei durch Verflüssigen und Verreiben zu entmaterialisieren und ihre Information auf Milchzucker als neutralen Trägerstoff zu übertragen. Anschließend bearbeitete er das Präparat in einer genauen Abfolge weiterer Verdünnungen in Kombination mit kräftigem Schütteln oder Stoßen gegen eine federnde Unterlage, wodurch die Information der Arznei übertragen und verstärkt wurde.

3.1.4 Arzneimittelprüfung

In unermüdlicher Forschungsarbeit testete er die Wirkung der Arzneien in Arzneimittelprüfungen[38], bei denen Gesunde die Mittel einnahmen und die entstandenen Symptome dokumentierten. In den §§ 105 – 145 des Organon[39] legte Hahnemann genauestens fest, wie dabei vorzugehen war. Die Probanden nahmen die Arznei in bestimmten zeitlichen Abständen ein, meist 1 – 2mal täglich. Beim Auftreten von Symptomen sollte bis zu deren Abklingen mit der weiteren Einnahme der Arznei ausgesetzt werden, um den symptombildenden Prozess beobachten zu können. Die Arzneien wurden in verschiedenen Potenzen geprüft. Symptome und Zeichen wurden akribisch notiert und nach der Prüfung ausgewertet, mit einer Skala von 1 – 3, je nachdem wie viele Prüfer das Symptom entwickelt hatten.

3.1.5 Individuelle Behandlung

Hahnemann legte größten Wert auf die individuelle Herangehensweise an jeden einzelnen Fall.[40] Die Verschreibung nach Diagnose hielt er für unzureichend. Er forderte den Homöopathen auf, bei der Suche nach dem Simile „ [...] die auffallendern, sonderlichen, ungewöhnlichen und eigenheitlichen (charakteristischen) Zeichen und Symptome des Krankheitsfalles, besonders und fast einzig fest in's Auge zu fassen [...]".[41] Mit dieser Vorgehensweise erzielte Hahnemann viele Erfolge. Doch gab es auch das Erlebnis von Rückschlägen und Situationen, in denen die noch so gut gewählten Mittel immer weniger ansprachen. Diese Misserfolge führten ihn auf die Spur der chronischen Krankheiten und der Miasmen.

3.1.6 Die Miasmatik

Hahnemann kam zu der Erkenntnis, dass die Menschen die Spuren der Krankheiten Krätze, Syphilis und der Feigwarzenkrankheit (=Sykosis) Zeit Lebens in sich tragen, auch wenn diese längst nicht mehr akut sind und schulmedizinisch als behandelt und geheilt gelten. Noch nach vielen Jahren können diese chronischen Krankheiten, die Psora, die Syphilis und die Sykosis, ihre Information auf andere Menschen übertragen. Er nannte sie Miasmen, was im Griechischen „Befleckung" bedeutet. Die Miasmen weisen jeweils charakteristische Verläufe und Symptomenbilder auf.

Als nicht weniger gefährlich beschreibt er die durch allopathische Behandlung künstlich hervorgebrachte chronische Krankheit[42], die iatrogene Krankheit. Ohne homöopathische Behandlung heilen die chronischen Krankheiten nie vollständig aus, sondern im Laufe des Lebens fressen sie *„sich unter immer wieder aufflackernden Schüben zu immer zentraleren Regionen vor"*.[43] Zur Beschwichtigung der Miasmen produziert der Organismus Symptome wie Hautausschlag oder andere Symptome. Werden diese äußerlich entfernt oder unterdrückt, wird die Erkrankung auf innere Schichten des Organismus verschoben und kann zu schwersten Komplikationen führen.

Im Zuge Hahnemanns lebenslanger Forschungstätigkeit hegte er mehr und mehr den Verdacht, dass die Psora durch den Erbgang auch über Generationen weitergegeben werden kann. Darauf weist er in § 81 des Organon hin: *„Es wird dadurch, dass dieser uralte Ansteckungszunder nach und nach, in einigen hundert Generationen, durch viele Millionen menschlicher Organismen ging und so zu einer unglaublichen Ausbildung gelangte […]"*.[44] Ebenso in § 284/Fußnote: *„Da den meisten Säuglingen die Psora durch die Milch der Amme mitgetheilt zu werden pflegt, wenn sie dieselbe nicht schon durch Erbschaft von der Mutter besitzen […]"*.[45] Hahnemanns Nachfolger befassten sich eingehend mit der Heredität, der Vererbbarkeit der Miasmen. Sie kamen zu der Überzeugung, dass die Miasmen durch den Erbgang weitergegeben werden. Durch den Erbgang können die Miasmen aber auch zu neuen Miasmen neuer Ausprägung verschmelzen, wie es bei der Kanzerinie und der Tuber-kulinie der Fall ist. Die Tuberkulinie entsteht als hereditäre Folge der Tuberkulose, wobei die Grundlage für die Tuberkulose nach Allen[46] die Verschmelzung von Psora und Syphilis, nach Risch/Laborde[47] die Verschmelzung von Psora und Syphilis oder von Psora und Sykose darstellt.

Die Kanzerinie entsteht als hereditäre Folge der Krebserkrankung oder einer Stellvertreterkrankheit von Krebs. Grundlage für die „Krebser-krankung ist das Vorhandensein der drei chronischen Miasmen, nämlich Psora plus Sykosis plus Syphilis. Krebs entsteht aus einer dreifachen miasmatischen Kombination plus oft noch die iatrogene Krankheit dazu."[48] Bereits Clemens von Bönninghausen[49] warnte vor der tiefgreifenden Erkrankung des Organismus durch Impfung. Später schrieben Dr. Wolf, Dr. C. Hering, Dr. Burnett, Dr. Clarke, Dr. Allen und Dr. Fortier-Bernoville über die Vakzinose.[50] Sie ist eine iatrogen verursachte Krankheit, die in ihrem Ursprung nicht auf eine natürliche Krankheit zurückgeht. Auch sie kann an nachfolgende Generationen weiter vererbt werden. Die chronischen Miasmen sind Wurzel vielfältiger Anfälligkeit und schwerer Erkrankungen. Sie weisen Symptome auf, die an ihre ur-sprüngliche Herkunft erinnern, zeigen aber auch ganz eigene Bilder. Auch im psychischen Bereich kommt es zu vielfältigen Erscheinungen:[51] Angstzustände, Depression, Krebsangst, Anorexia nervosa, Bulimie, Psychose, Neurose, Tics nerveux, Stottern, Legasthenie, Kleptomanie, Pyromanie, Verhaltensstörungen in der Schule (Lügen, Stören, Hy-peraktivität, Klassenclown, Mathematikschwäche), Suchtkrankheiten, Gewalttätigkeit, Suizidneigung, Kriminalität...

Für die Behandlung der miasmatisch begründeten Symptome sind antimiasmatisch wirksame Arzneien nötig, die in ihrer Wirktiefe das jeweilige Miasma und die aktuelle Symptomatik des Patienten erfassen. Um diese auswählen zu können, benötigt der Homöopath zusätzlich zu den akuten Symptomen des Patienten Informationen sowohl über Vorerkrankungen und Todesursachen dessen Verwandter (=Primär-miasmatik) als auch über die Vorerkrankungen im Leben des Patien-ten selbst (=Sekundärmiasmatik). Alles zusammen ermöglicht es, Rückschlüsse auf die dem momentanen Symptomenbild des Patienten zugrunde liegenden Miasmen und iatrogenen Einflüsse zu ziehen.

4. Homöopathik und Systemische Therapie

4.1 Ähnlichkeiten

Kehren wir nun zu der anfänglich gestellten Frage nach Ähnlichkeiten von Homöopathik und Systemischer Therapie zurück.

4.1.1 Gespräch mit dem Patienten

Von großer Bedeutung für beide Therapieformen ist das Gespräch mit dem Patienten. Vom ersten Moment der Behandlung an nimmt es eine zentrale Rolle ein. Für eine fundierte homöopathische Behandlung benötigt der Therapeut viele Informationen von seinem Patienten bezüglich der Qualitäten und Modalitäten der Symptome. Viele Informationen betreffen dessen körperliche und seelische Intimsphäre und auch sein Sexualverhalten kann für das Finden des richtigen Mittels von Bedeutung sein.

Der Patient muss bereit sein, dem Therapeuten schicksalsschwere Ereignisse, Krankheiten und Todesursachen seiner Familienangehörigen und Partner zu offenbaren. Dies alles erfordert ein hohes Maß an Vertrauen gegenüber dem Therapeuten und von dessen Seite ein hohes Maß an Feingefühl im Therapiegespräch. So fordert Hahnemann in § 84 eine sehr zurückhaltende Gesprächsführung vom Therapeuten: *„Der Kranke klagt den Vorgang seiner Beschwerden; […] Wo möglich lässt er sie (den Kranken und die Angehörigen) stillschweigend ausreden, und wenn sie nicht auf Nebendinge abschweifen, ohne Unterbrechung […]"*[52] In § 87 gibt er klare Anweisung, Suggestivfragen zu vermeiden: *„Und so lässt sich der Arzt die nähere Bestimmung von jeder einzelnen Angabe noch dazu sagen, ohne jedoch jemals dem Kranken bei der Frage schon die Antwort zugleich mit in den Mund zu legen oder dass der Kranke dann bloß mit Ja oder Nein darauf zu antworten hätte."*[53]

Auch für das Gelingen der Systemischen Therapie ist das Gespräch mit dem Patienten von größter Bedeutung. Vertrauen muss aufgebaut, Informationen offengelegt, Widerstand integriert und Perspektive eröffnet werden. Hierzu hat die Systemische Therapie ausgefeilte Gesprächstechniken zur Verfügung (siehe Kap.2.4.1).

4.1.2 Ganzheitlicher Blick auf den Patienten

Kommt der Behandlungsauftrag zustande, folgt die Anamnese. Ziel ist die Erfassung des Patienten mit seinen Symptomen in seiner Ganzheit als Individuum, als Mitglied einer Familie und als Teil eines sozialen Umfeldes mit allen beeinflussenden Faktoren. Ganz zu Anfang seiner Ausführungen, in § 5 des Organon schreibt Hahnemann: *„Als Behülfe der Heilung dienen dem Arzte die Data der wahrscheinlichsten Veranlassung der acuten Krankheit[...], sein gemüthlicher und geistiger Charakter, seine Beschäftigungen, seine Lebensweise und (Gewohnheiten, seine bürgerlichen und häuslichen Verhältnisse, sein Alter und seine geschlechtliche Funktion, u.s.w. in Rücksicht zu nehmen sind."*[54]

Hier zeigt sich die geistige Nähe zur Systemischen Therapie, basierend auf der Systemtheorie, in ihrem Postulat, den Menschen in seiner Ganzheit, körperlich und seelisch in Kontakt und beeinflusst von seiner Umwelt und seiner Lebensweise zu erfassen.

4.1.3 Innere Haltung des Therapeuten

Bezüglich seiner inneren Haltung fordert Hahnemann in § 6 des Organon den Homöopathen auf, vorurteilsloser Beobachter zu sein.[55] In § 83 ermahnt er zu *„Unbefangenheit und gesunden Sinnen, Aufmerksamkeit im Beobachten [...]"*.[56] Hier begegnen wir dem systemischen Prinzip der Allparteilichkeit des Therapeuten[57], bei dem dieser die Ziele des Patienten nicht bewertet, auch wenn sie nicht seiner Vorstellung entsprechen, sondern sich mit dem Patienten im Gespräch auf dessen Ziele einlässt. Durch dieses neutrale Einlassen ist es durchaus möglich, dass der Patient selbst ein Ziel als destruktiv für sein weiteres Leben erkennt. Das therapeutische Selbstverständnis beider Methoden zeigt durchaus Kontur, wenn es darum geht, die Heilung zu unterstützen. So bezeichnet Hahnemann den Homöopathen in § 4 des Organon als *„Gesundheit-Erhalter"* und gibt in den §§ 259 - 263 genaue Anweisungen zu Lebensführung und Diät. Hans Jellouschek, schreibt zur Allparteilichkeit des systemischen Therapeuten: *„(Allparteilichkeit) heißt also nicht, zu allen immer dieselbe, womöglich unberührte Distanz zu halten,*

sondern es heißt, sich mit jedem (Patienten) wirklich persönlich einzu-
lassen [...] klare Worte sind gerade im Gefühlschaos [...] bitter nötig."[58]

4.1.4 Generationen umspannende Perspektive

In der mehrere Generationen umspannenden Perspektive stehen sich
beide Therapien besonders nahe. Die Familientherapie spricht, wie
bereits erläutert, vom Familiensystem (Kap.2.1.3.) und unterscheidet
dabei Herkunfts- und Gegenwartssystem. Über Generationen werden
auf unbewusster Ebene Informationen, stärkende und schwächende,
von den Vorfahren an die Nachkommen weitergegeben und zwischen
sich nahe stehenden Menschen ausgetauscht.
Der Homöotherapeut gewinnt wichtigste Hinweise auf die richtige Arznei
für den Patienten aus dessen Informationen über die Vorerkrankungen
und Todesursachen seiner Vorfahren (Primärmiasmatik) und über die
Vorerkrankungen des Patienten selbst (Sekundärmiasmatik). Auf Grund
der Heredität der Miasmen werden über Generationen Krankheitsin-
formationen und Krankheitsdispositionen weitergegeben.

4.1.5 Verordnung und Intervention

Nach der Gabe einer homöopathischen Arznei wartet der Homöopath
ab, damit die Arznei ihre Wirkung tun kann. Zu rasches Wiederholen
der gleichen Arznei oder zu rascher Wechsel auf eine neue Arznei können ungünstig für deren Wirkung sein.[59] Akute Situationen erfordern
oft eine raschere Wiederholung des Mittels oder die schnellere Gabe
von Mittelfolgen als langwierige chronische Prozesse.
Vergleichbar ist es mit systemischen Interventionen. Auch hier muss
abgewartet werden. Der Patient braucht ausreichend Zeit, um seine
Erkenntnisse zu verarbeiten und in sein Leben zu integrieren. Seine
Erfahrung mit systemischen Aufstellungen beschreibt Marco Riefer
folgendermaßen: *„Nicht selten aber gebieten die Stärke und Vollständig-*
keit einer Aufstellung, von jeder weiteren Intervention abzusehen [...]".[60]
Andererseits kann ein akuter Zustand rasche, markante Interventionen
erfordern. Hier sei nochmals auf die Wunderfrage (Kap.2.4.1.3) und
als Erweiterung auf das Spektrum der systemischen Gesprächstech-

niken auf die „Lösungsorientierte Kurztherapie" nach Steve de Shazer verwiesen.[61]

Im Verlauf der antimiasmatischen Kur treten nach einiger Zeit neue Symptome in den Vordergrund. Möglicherweise findet ein Miasmenwechsel statt und es werden andere Mittel benötigt. Auch in der Systemischen Therapie kennt man die Vorgehensweise entsprechend der Phasen, in denen wichtige Themen beim Patienten auftauchen und bei denen sich die Therapie Schicht für Schicht an tiefere Prozesse heranarbeitet, vergleichbar mit den Schalen einer Zwiebel. So kann es sein, dass ein Patient sich aufgrund einer belastenden Situation am Arbeitsplatz in systemische Beratung begibt. Während der Beratung zeigt sich, dass sich unter der Thematik am Arbeitsplatz[62] ein belasteter Kontakt in der Herkunftsfamilie verbirgt. Oft ist zu beobachten, dass ungeklärte Kindheitsthemen im Erwachsenenleben in Konflikte in der Beziehung oder am Arbeitsplatz oder in andere zwischenmenschliche Kontakte verschoben werden. Den Wechsel zu der Dynamik, um die es eigentlich geht, nennt man Strukturebenenwechsel.[63] Im weiteren Verlauf der Therapie zeigen sich tief ins Unbewusste verschobene Verletzungen und alte Traumen in dem Maße wie sie verarbeitet werden können. In der Homöopathie spricht man von Rückspulung. So können während der antimiasmatischen Kur nicht wirklich geheilte, sondern lediglich unterdrückte Symptome wieder auftauchen, um dann endgültig geheilt zu werden.[64]

Wohl jeder Therapeut, gleich welcher Schule, kennt den Zustand, wenn sich im Therapieverlauf trotz kreativster Interventionen oder bestens gewählter homöopathischer Arzneien der Erfolg nicht einstellen möchte. Nach kritischer Überprüfung des eigenen Tuns wendet sich der therapeutische Blick vielleicht suchend Lösungswegen außerhalb der eigenen Therapie zu.

4.2 Synergismus systemische Therapie – Homöopathik

4.2.1 Stärkung der Lebenskraft

An dieser Stelle möchte ich zu der anfangs gestellten Frage nach dem gegenseitigen hilfreichen Nutzen der Therapieformen zurückkehren und an den Anfang den großen Zugewinn stellen, den der systemisch arbeitende Therapeut und in erster Linie dessen Patient durch eine die Therapie des Patienten begleitende homöopathische Behandlung hat. Die Homöopathik stärkt die Lebenskraft.[65] Dies wiederum stärkt die körperliche und seelische Heilungskraft. Der Patient ist grundsätzlich besser in der Lage, Störungen und Belastungen auf allen Ebenen seines Lebens zu kompensieren.

4.2.2 Einschätzung von Fall und Therapieverlauf

Bei den Geistes- und Gemütskrankheiten unterscheidet Hahnemann zwischen endogen und exogen bedingt.[66]

Die endogenen Geistes – und Gemütskrankheiten sind Ausdruck tief im Organismus wirkender, über Generationen weitergegebener chronischer Krankheit, deren Symptomatik sich in diesem Falle einseitig darstellt. Sie ist in die Gemütsebene verschoben. *„Fast alle sogenannten Geistes– und Gemüths–Krankheiten sind nichts anderes als Körper–Krankheiten, bei denen das, jeder eigenthümliche Symptom der Geistes– und Gemüthsverstimmung, sich unter Verminderung der Körper-Symptome (schneller oder langsamer) erhöht und sich endlich bis zur auffallendsten Einseitigkeit […] in die unsichtbar feinen Geistes– oder Gemüths-Organe versetzt."*[67]

Für Psychotherapie auf der Ebene der Gesprächstherapie sind sie nicht zugänglich. Das Scheitern und die Enttäuschung für Patient und Therapeut sind vorprogrammiert. Die Homöopathie findet im Rahmen der antimiasmatischen chronischen Behandlung Zugang zu diesen tief sitzenden, destruktiven Prozessen und ist in der Lage, die Gemütssymptome wieder in die körperliche Ebene und in Richtung Heilung zu bewegen. So kann es durchaus als positiv gewertet werden, wenn ein Patient mit Angststörungen Hautausschlag bekommt und sich seine Ängste zugleich vermindern. Anders schätzt Hahnemann die Situation bei exogen bedingten Gemütskrankheiten ein. Sie sind entstanden durch negative Erlebnisse und Einflüsse in der Biographie des Patienten und sind der Psychotherapie zugänglich.

Zur richtigen Einschätzung des Therapieverlaufs ist das Wissen um diese Zusammenhänge für den systemisch arbeitenden Therapeuten sehr hilfreich. Er ist dadurch in der Lage zu erkennen, wann ein Patient der Psychotherapie bedarf und wann eine miasmatische Kur angesagt ist.

4.2.3 Systemisches Denken

Für den Homöotherapeuten stellt das Wissen um systemische Zu-sammenhänge und damit verbunden das systemische Denken eine Ressource dar. Dieses Wissen allein schon wird ihn aufhorchen lassen bei der Schilderung seines Patienten und ihn Fragen stellen lassen, die er ansonsten vielleicht nicht stellen würde, wie nach Ereignissen oder Personen, über die in der Familie nicht gesprochen werden darf.

4.2.4 Therapiegespräch

So hat das Gespräch zwischen Patient und Therapeut, wie bereits angesprochen, größte Bedeutung für die erfolgreiche Behandlung. Bei der Abfrage von Symptomen während des homöopathischen Nachfolgetermins kann die Skalierung (Kap. 2.4.1.1) der Wertigkeit der Symptome sehr hilfreich sein, beispielsweise bei der Intensität oder der Häufigkeit des Auftretens von Kopfschmerzen, um nur eine Möglichkeit zu nennen. Der Therapeut kann den Therapieverlauf ein-schätzen, der Patient erkennt Teilerfolge seines Heilungsweges, die ihm ansonsten vielleicht gar nicht aufgefallen wären.

Mit Hilfe des Zirkulären Fragens (Kap. 2.4.1.2) können Glaubens-sätze oder Tabuthemen anderer Familienmitglieder nachempfunden und reflektiert werden. Diese Bewusstwerdung der inneren Haltung anderer unterstützt den Patienten in der Entscheidung, ob er sich deren Tabuthemen anschließen möchte oder nicht. Die Wunderfrage (Kap. 2.4.1.3) und die Frage nach Ausnahmen vom Problemzustand (Kap. 2.4.1.4) unterstützen den Patienten in seiner Hinwendung zu einer zuversichtlichen inneren Haltung und seinem Vertrauen auf seine Heilungskräfte.

4.2.5 Kollegiale Zusammenarbeit

Nicht jeder Homöopath möchte sich in die Systemische Therapie vertiefen und nicht jeder systemische Therapeut will sich in die Tiefen der Homöopathik vorarbeiten. Und zugleich liegt in der Kombination beider Methoden wertvolles Potenzial für die Begleitung des Patienten. Hier rückt die Möglichkeit der interdisziplinären Zusammenarbeit mit einem Therapeuten der anderen Schule in den Blick. Mit Einverständnis des Patienten können die jeweiligen Ergebnisse ausgetauscht und der Patient so umfassend betreut werden.

Zu Beginn meiner Ausbildung an der CvB, als ich selbst noch nicht homöopathisch behandelte, habe ich nach diesem Konzept zusammen mit meiner Kollegin Frau Brigitte Peterek einen Fall betreut, den ich hier vorstellen möchte. Frau Peterek übernahm dabei die homöopathische, ich die systemische Begleitung.

4.2.6 Fallbeispiel: Frau H. (32), Depressionen
15.01.2009 Homöopathische Erstanamnese

Hauptbeschwerden: Depressionen

ferner: Schmerzen in der Brustwirbelsäule, Haarausfall

seit Entbindung vor sechs Monaten

Von Patientin genannte Causa: schwierige Lebenssituation mit Ehemann und Schwiegermutter

Zwischenmenschlicher Hintergrund: geboren als unerwünschtes Kind, Eltern berufstätig, zusammen mit Bruder und vier Cousins von Großmutter großgezogen, Mädchen hatten für die Großmutter keinen Wert, viele Schläge von älterem Bruder, viel Spott in der Schule, ausgezogen von daheim, viele Umzüge, bei Partner eingezogen, schwieriges Verhältnis mit dessen Eltern, ungewollte Schwangerschaft, ½-jähriger Sohn

Primär– und Sekundärmiasmatik: Es liegt eine starke syphilitische und kanzerinische Belastung vor.

1. Verordnung: Carc. C200

31.01.2009 Systemische Sitzung

Aufstellung mit Personen, Auftrag: Was ist nötig, damit ich gerne nach Hause zu Mann und Sohn gehe?

In der Aufstellung tritt zunächst die schwere Dynamik in den Vordergrund, in der der Ehemann steht, dessen Bruder bei der Geburt gestorben war und der den Hof gegen seinen Willen hatte übernehmen müssen. Die Schwere, die sie auf dem Hof wahrgenommen hatte, benennen zu können, ihren Mann auf dem Weg einer inneren Klärung zu erleben und sich selbst von diesen Belastungen distanzieren zu dürfen, stellt für Frau H. eine große Erleichterung dar.

Einschätzung: Carcinosin stärkt die Lebenskraft von Frau H. Sie bringt die Kraft und die Motivation auf, mit dem Ordnen ihrer Lebenssituation zu beginnen. Die Abgrenzung zu seelischen Themen anderer Menschen, hier des Ehemannes, ist zunehmend möglich.

16.02.2009 Systemische Sitzung

Frau H. wünscht sich derzeit Abstand zu ihrem Mann, um zu sich selbst zu finden.

Aktuelles Ereignis: Der Hund von Frau H. wurde überfahren. Sie ist sehr traurig. Die Trauer um ihren Vater, der 2005 an einem Darminfarkt verstarb, steigt massiv in ihr Bewusstsein auf. Er hatte sie oft geschlagen.

Aufstellung mit Symbolen zur Klärung der Beziehung zum Vater: Es zeigt sich, dass der Vater schwer belastet ist und sich von der Familie innerlich abwenden möchte. Bei der Tochter löst dieser Wunsch massive Verlustängste aus. Erst als der Vater das Wegdrehen wirklich vollzieht, wird für die Tochter spürbar, dass diese Dynamik mit ihr nichts zu tun hat und dass ihre Beziehung zu ihm davon nicht betroffen ist.

Einschätzung: Der Tod des Hundes bringt die ungeklärte Beziehung zum Vater und die bis dahin verdrängte Trauer um ihn ins Bewusstsein.

18.02.2009 Homöopathischer Folgetermin

Frau H. trauert. Um ihren ersten Hund hat sie vier Jahre getrauert. Sie erlebt sich selbst als würde sie ihre Gefühle einschließen. Von ihrem Mann wünscht sie sich Abstand.

Verordnung: Nat-m C 1000, 2 Globuli in Wasser, davon 1 Schluck

16.03.2009 Systemische Sitzung

Frau H. erlebt sich als extrem aggressiv gegenüber den Grenzüberschreitungen ihrer Schwiegermutter. Sie hat den Wunsch noch mehr zu sich selbst zu kommen.

In einer Aufstellung mit Symbolen, mit dem Auftrag, noch mehr in Kontakt mit ihrer Lebensenergie zu kommen, tritt noch einmal die Beziehung zu ihrem Vater in den Vordergrund. Im Rahmen der Prozessarbeit belässt sie Schweres aus seinem Schicksal bei ihm und gewinnt dadurch weitere Kraft, um sich ihrem Ziel, der eigenen Lebensenergie, zuzuwenden.

Einschätzung: Frau H. erlebt einen deutlichen Energiezuwachs. Lange unterdrückte Aggressionen werden spürbar. Die Beziehung zum Vater benötigte eine Nacharbeit.

01.04.2009 Homöopathischer Folgetermin

Frau H. fühlt einen Aufwärtstrend in ihrem Leben. Sie hat wieder Kraft. Die Schmerzen in der Brustwirbelsäule und Haarausfall sind deutlich gebessert. Nach einem massiven Streit mit der Schwiegermutter zog sie spontan aus und konnte beim Abschied von ihrem Mann weinen. Er holte sie abends wieder zurück. Sie spürt wieder Gefühle, Kampfgeist und Durchhaltevermögen. Sie möchte wieder einen Hund. Sie kann keine schlimmen Dinge im Fernsehen sehen, wenn Tiere leiden ist es für sie schlimmer, als wenn Menschen leiden. Immer wieder gelingen der Schwiegermutter Übergriffe. Des Weiteren kleine Flechten auf der Haut, Kopfschuppen, Haarausfall gebessert.

Verordnung: Carc. LM 6 2 x wöchentlich 1 Tropfen aus dem Wasserglas

20.04.2009 Systemische Sitzung

Frau H. ist aufgewühlt durch den Besuch ihrer Schwester, die ihr Vorwürfe wegen falschen Verhaltens gegenüber den Eltern gemacht hat. Sie möchte sich weiter mit ihrer Herkunftsfamilie beschäftigen, für sie Belastendes aufdecken und klären.

Systemische Aufstellung mit Symbolen: In den Vordergrund dieser Arbeit tritt die Beziehung zur Großmutter, die Frau H. aufgezogen hat und von der ausgehend Frau H. großen Druck verspürt, sich rechtfertigen zu müssen. In der Aufstellung zeigt sich, dass die Großmutter sehr von eigener Trauer belastet ist, die sich auch auf Frau H. auswirkt (Fluchtschicksal aus dem Sudetenland, Ehemann als 38-Jähriger erschlagen). Nach Klärung der Beziehung zur Großmutter durch mehrere systemische Interventionen (Kap. 2.4.2.3) atmet Frau H. erleichtert auf und wendet sich zuversichtlich ihrem eigenen Leben zu.

Einschätzung: Die Botschaft, nicht richtig zu sein, ist Frau H. aus frühester Jugend durch die Großmutter bekannt. Um doch noch ihre Anerkennung zu bekommen, meint Frau H. sich unentwegt rechtfertigen zu müssen. Die Dynamik mit der Schwiegermutter stellt eine Wiederholung dieses ungeheilten Themas in der derzeitigen Lebenssituation dar.

04.05.2009 Homöopathischer Folgetermin

Frau H. berichtet, die „Tropfen" hätten ihr gut getan. Sie hatte viel Auftrieb gespürt und viel anpacken können, so auch die letzte systemische Arbeit. Momentan mag sie die „Tropfen" jedoch nicht mehr so gerne einnehmen, zögere die Einnahme hinaus. Sie ist maßlos empört über die Übergriffe und die Respektlosigkeiten der Schwiegermutter, verspürt Hass, fühlt sich ohnmächtig, hat Angst, als Bäuerin nicht gut genug zu sein und dass die Schwiegermutter dann Recht haben könnte. Als Kind hatte sie für die Oma auch nicht gut genug sein können. Sie träumt viel, oft von bedrohlichen Gestalten.

Verordnung: Staph. C200, 2 Globuli Einmalgabe

25.05.2009 Systemische Sitzung

Frau H. liebäugelt mit einer kleinen Wohnung, in die sie gerne ziehen möchte, quält sich zugleich mit Schuldgefühlen ihrem Mann gegenüber, für dessen Glück und Leben sie sich verantwortlich fühlt. In der folgenden Arbeit mit Symbolen thematisiert Frau H. die Beziehung zu ihrem Mann und gibt die von ihr übernommene Verantwortung für sein Glück an ihn zurück. Wieder auf sich selbst bezogen, wendet sich dieser daraufhin seinen Eltern zu, für deren Lebensglück er bereits als Kind nach dem Tod seines Bruders die Verantwortung übernommen hatte. Es ist an ihm, diese Dynamik zu klären. Frau H. erlaubt sich die Vision, mit ihrem Mann und ihrem Sohn zusammen eine eigene Wohnung zu beziehen.

20.06.2009 Homöopathischer Termin

Frau H. möchte wieder ihre alten Tropfen haben, die ihr so gut getan haben.
Verordnung: Carc. LM 12

Von der Homöopathin weiß ich, dass Frau H. „in ruhiges Fahrwasser" gekommen ist und gelegentlich wegen eines Akutmittels mit ihr Verbindung aufgenommen hat.

4.2.7 Supervision

4.2.7.1 System-Therapeut–Patient

Unbemerkt können im Patienten–Therapeuten-System Dynamiken entstehen, die den weiteren Behandlungsverlauf behindern und die durch systemische Supervision rasch geklärt werden können. So kommt es vor, dass der Patient den Kontakt des Therapeuten sehr schätzt, er bedeutet Aufmerksamkeit für seine persönlichen Belange, die er in seinem Leben „im Außen" möglicherweise vermisst. Eine Verbesserung seiner Symptome könnte für ihn mit dem möglichen Rückgang der therapeutischen Aufmerksamkeit verbunden sein.

Oder der Patient schildert belastende Erlebnisse, die der Therapeut in ähnlicher Form erlebt und verdrängt hat. Oft ist dies bei Missbrauch oder Gewalterlebnissen der Fall. Eine häufige Reaktion darauf ist der sog. Blinde Fleck des Therapeuten, durch den er wichtigste Hinweise hartnäckig nicht bemerkt.

Die Liste der möglichen Beispiele könnte noch lange fortgesetzt werden. Oftmals gibt es einen nicht offensichtlichen, meist unbewussten verdeckten Gewinn[68] durch die Stagnation der Behandlung.

Hierbei ist es für den Behandler von Nutzen, ein Bewusstsein für die Möglichkeit des Auftretens solcher Dynamiken zu haben und den Zeitpunkt zu erkennen, an dem eine distanzierte Betrachtung in kollegialer oder supervisorischer Zusammenarbeit für den weiteren positiven Verlauf des Falles hilfreich sein kann.

4.2.7.2 Heilungshindernis

Eine für den Therapeuten schwierige Situation ergibt sich, wenn sich trotz genauester Recherche und durchdachtester Interventionen die Besserung beim Patienten nicht einstellen möchte. Hahnemann beschreibt diese Situation als möglicherweise durch ein Heilungshindernis bedingt, dass *„die, die Krankheit unterhaltende Ursache noch fortwährt und dass sich in der Lebensordnung des Kranken oder in seinen Umgebungen, ein Umstand befindet, welcher abgeschaltet werden muss […]"*.[69]

Den Behandler fordert diese schwierige Situation auf komplexe Weise. Es ist an ihm, herauszufinden, was das Voranschreiten der Heilung beim Patienten behindert. In solchen Situationen ist der Behandler besonders gefährdet, innerlich und äußerlich unter Druck zu kommen. Innerlich durch eigene Themen wie beispielsweise durch die eigenen Erwartungen an sich selbst, äußerlich in erster Linie durch die Erwartungen des Patienten und dessen Angehörigen, die vielleicht mit starken Medikamenten liebäugeln oder den Abbruch der Behandlung androhen. Neben vielen anderen Ursachen kann ein Heilungshindernis auch auf der seelischen Ebene begründet sein. An dieser Stelle möchte ich einen Fall aus meiner eigenen systemischen Praxis einbringen, in dem deutlich wird, welch komplexe Situation durch ein seelisches Heilungshindernis entstehen kann und dass es Momente im Therapieverlauf gibt, in dem das Hinzuziehen von Hilfe das Mittel der Wahl sein kann.

4.2.7.3 Fallbeispiel: Nierenschmerzen

Eine mir entfernt bekannte Homöopathin, Frau F., wandte sich an mich, da ihre 17-jährige Tochter seit Tagen an Schmerzen beim Wasserlassen, im Bereich der Nieren und im gesamten Abdomen litt. Der Urintest hatte Blut im Urin ergeben und das Mädchen hatte hohes Fieber. Die ansonsten behandelnde Homöopathin war in Urlaub. Viele Mittel waren schon vergeblich verabreicht worden, die Verzweiflung war groß und die Fahrt in die Notaufnahme stand unmittelbar bevor. In dieser prekären Situation geriet die Kollegin unter vielfältigen Druck. Die Sorge um ihre Tochter versetzte sie in Panik. Warum griffen die Mittel trotz genauester Recherche nicht? Selbstzweifel regten sich. Wie würden die Ärzte in der Klinik reagieren? Der der Homöopathie kritisch gegenüber stehende Freund der Tochter beobachtete die Situation besorgt. Und immer im Vordergrund war die Sorge um die Tochter. Persönliche Themen mischten sich mit fachlichen. Ihr war dies bewusst. In dieser Situation nahm sie mit mir Kontakt auf. In einer Einzelaufstellung mit Symbolen enthedderten wir die komplexe Dynamik der Situation. Die persönlichen Themen von Frau F. wurden vom Therapiefall dissoziiert. Sie konnte wieder klar wahrnehmen, was eigenes Thema war und was zur Krankheitssituation der Tochter gehörte. Den entscheidenden Hinweis auf das benötigte Mittel lieferte die Dynamik zwischen der jungen Frau und ihrem Freund. Es zeigte sich in der Aufstellung, dass der junge Mann sich von ihr distanzieren und sich einer anderen Person zuwenden wollte. Diese Abwendung war nie ausgesprochen worden, wohl aber spürbar gewesen. Auf sehr unterschwellige Art hatte die junge Frau großen Liebeskummer, den sie während der ganzen Zeit nie geäußert hatte.

Frau F. glich die Symptome der jungen Frau und deren miasmatischer Vorbelastung ab und entschied sich für Nat-mur. Es erfasste die seelische Situation der Patientin und deckte die körperlichen Symptome ab. Nat-mur. C200, mehrmals wiederholt aus dem Wasserglas, brachte deutliche Besserung und wurde noch einmal in C 1000 verabreicht. Damit nahm der Fall eine gute Wendung und die junge Frau wurde gesund.

4.2.8 Experimentalfeld Homöopathische Sytemaufstellung[70]

Ein weites Experimentalfeld und sicher Fundort weiterer synergistischer Momente für Systemische Therapie und Homöopathie stellt die Homöopathische Systemaufstellung dar. Dabei werden Klientensymptome, Leitsymptome von Arzneien und homöopathische Arzneien in systemischen Aufstellungen durch Repräsentanten dargestellt und mit diesen nach der Vorgehensweise der systemischen Aufstellungsarbeit in Richtung eines Lösungsbildes gearbeitet.

4.2.8.1 Klientensymptomaufstellung[71]

In diesem Aufstellungsformat wird mit dem Krankheitsbild des Patienten gearbeitet, indem dieser für sich und die Hauptsymptome seiner Erkrankung Repräsentanten benennt. Mit diesen wird nach der Vorgehensweise in der systemischen Aufstellung verfahren. Für den erfahrenen Homöopathen ergeben sich aus der Prozessarbeit Hinweise auf mögliche Arzneimittel für den Patienten. Jedoch sind die Differenzierungsmöglichkeiten für eine fundierte Differentialdiagnose in diesem Rahmen unzureichend und es besteht die Gefahr, dass ein bekanntes Mittel gegeben wird, weil das weniger bekannte nicht ausreichend recherchiert wurde.[72]

Auffallend ist, dass die Repräsentanten von Symptomen im Rahmen der Prozessarbeit in der Aufstellung häufig die für ihre Positionen ursprünglich gegebenen Benennungen als nicht mehr stimmig erleben. Die Benennungen verändern sich in Richtung lebensbejahender Bezeichnungen, welche die mögliche Botschaft der Erkrankung an den Patienten aufscheinen lassen.[73] So kann sich bespielsweise die Position Rückenschmerzen in die Benennung: „Ich prüfe genau, was ich mir zumute" wandeln.

4.2.8.2 Leitsymptomaufstellung

Ein Ziel der Leitsymptomaufstellung ist es, die Botschaft eines homöopathischen Mittels auf spiritueller Ebene im Allgemeinen und speziell für den Patienten zu erfassen. Für den Behandler stellt sie eine inspirierende Ergänzung dar zu den vielen Möglichkeiten, sich mit einer Arznei zu befassen. Dabei werden der Patient und sechs bis acht Leitsymptome der entsprechenden Arznei mit Repräsentanten dargestellt. Auch hier hat sich vielfach während der Prozessarbeit der Wandel der anfänglichen Bezeichnung der Symptome in Richtung lebensbejahender Unterstützung gezeigt. So beschreibt Friedrich Wiest eine Leitsymptomaufstellung zu Thuja, bei der sich das Leitsymptom „Wucherungen" zur *„stützenden Wächterfunktion"*[74] wandelte.

4.2.8.3 Die Homöopathische Arznei im System

Bei diesem Format wird eine homöopathische Arznei in der Aufstellung durch einen Stellvertreter repräsentiert. Ziel dieses Formates ist es, für die Arznei einen guten Platz im System des Patienten zu finden, damit sie ihre Wirkung optimal entfalten kann. Diese kann unter Umständen als blockiert, geschwächt oder als nicht richtig erlebt werden, was ein Hinweis auf ein Heilungshindernis oder ein vielleicht falsch gewähltes Mittel sein kann. Oftmals kann die Wirkung der Arznei durch die systemische Prozessarbeit regelrecht von überlagernden Dynamiken freigelegt und dadurch entfaltet werden. Hinzukommende Arzneien in eine bereits laufende Aufstellung verursachen häufig eine für alle spürbare Sofortwirkung. Sie bewegen, katalysieren, ermöglichen oder beschleunigen weitere Schritte. Hier eröffnet sich dem neugierigen Therapeuten ein sicher noch lange nicht vollständig erforschtes Gebiet.

5. Fazit

Beim Forschen nach Antworten auf die anfangs gestellten Fragen nach Ähnlichkeiten und synergistischen Möglichkeiten von Homöopathie und Systemischer Therapie kam ich zu der Einschätzung, dass sich beide Therapien in vielen Bereichen ähneln und durchaus ergänzen. Ich betone ergänzen, nicht ersetzen.

Den Schwerpunkt des synergistischen Potenzials durch die Homöopathie sehe ich in der Stärkung der Lebenskraft und der Heilungskräfte des Patienten. Die Homöopathie erreicht über Generationen weitergegebene destruktive Krankheitsprozesse im Organismus und kann diese heilen. Für die Ausübung einer hochwertigen Homöopathie ist die genaue Kenntnis der Homöopathischen Lehre, der Miasmatik und der homöopathischen Arzneien unerlässliche Voraussetzung und durch nichts zu ersetzen.

Die Systemische Therapie erfasst den Patienten in erstaunlicher Weise im Kontext der Systeme, denen er angehört. Seelische Heilungshindernisse und destruktive Dynamiken beim Patienten und im therapeutischen Setting können aufgedeckt und geklärt werden. Sie inspiriert und unterstützt den Patienten in der Entwicklung zu immer mehr Bewusstheit und Eigenverantwortung im Umgang mit sich selbst, seiner Gesundheit und seiner Umgebung.

So möchte ich meine Abschlussarbeit beenden mit der Ermutigung an den Leser, sich auf eine innere Haltung des Sowohl-Als-Auch einzulassen, die in der Systemischen Arbeit oft sehr hilfreich eingesetzt wird. Es ist das „Sowohl", sich mit Kreativität und Neugierde auf Neues, für die Therapie Hilfreiches einzulassen

- „Aude sapere!"[75] – Wage zu wissen! -

und das „Als–Auch", durch genaues Studium der eigenen Therapieform eine solide Heilkunst auszuüben. Für den verantwortungsvollen Homöotherapeuten bedeutet dies die genaue Kenntnis der Homöopathischen Lehre und der Arzneimittel.

Die Homöopathik ist „ [...] ein zwar leicht scheinendes, doch sehr nachdenkliches [...] Geschäft; was aber die Kranken in kurzer Zeit [...] zur Gesundheit herstellt – und so ein heilbringendes und beseeligendes Geschäft wird."[76]

6. Literaturverzeichnis

1   Brockhaus Enzyklopädie, Auflg. 21, S.747

2   Schlippe/Schweizer 1999, S.17 ff

3   Meyers Großes Taschenlexikon, S.7520

4   Sparrer, 2002, S.99 ff

5   Hellinger, 1995, S.103

6   Vieten/ Knorr 2010, S.3

7   Kibéd/ Sparrer, 2000, S.165

8   Sparrer, 2002, S.115

9   Hellinger, 1995, S.149

10   Hellinger,1995, S.63

11   Sparrer, 2002, S.116

12   Vieten/ Knorr, 2010, S.3 ff

13   Kibéd/ Sparrer, 2000, S.166

14   Kibéd/ Sparrer, 2000, S.166

15   Kibéd/ Sparrer, 2000, S.167

16   Vieten/ Knorr, 2010, S.3

17   Vieten/ Knorr, 2010, S.3

18   Schäfer 1998, S.167 - 186

19   Sparrer, 2002, S.115

20   Plattner, 2007, S.197

21   Prior, 2003

22   Simon/Rech-Simon, 1999

23   Simon/Rech-Simon, 1999, S.8

24   Sparrer, 2002

25   Sparrer, 2002, S.58

26   Sparrer 2002, S.56

27   Shazer, 1995

28   Sparrer/ Kibéd 2000, S.98

29   www.wikipedia.de/ Rupert Sheldrake

30   Sparrer, 2002, S.112 ff

31   Bühler, 2004

32   Risch,1998, S.13

33   Hahnemann, Organon 6.Auflage, Hrsg. Günter Macek, S.18

34   Hahnemann, Organon 6.Auflage, Hrsg. Günter Macek, S.20, §11

35   Hahnemann, Organon 6. Auflage, Hrsg. Günter Macek, S.39

36   Risch,1998

37   Wedemeyer, 2009

38   Hahnemann, Organon 6.Auflage, Hrsg. Günter Macek, §§ 105 - 145

39   Hahnemann, Organon 6.Auflage, Hrsg. Günter Macek

40   Hahnemann, Organon 6.Auflage, Hrsg. Günter Macek, §82

41   Hahnemann, Organon 6.Auflage, Hrsg. Günter Macek, § 153

42   Hahnemann, Organon 6. Auflage, Hrsg. Macek, §§ 74 - 78

43   Risch, 1998, S.107

44   Hahnemann, Organon 6. Auflage, Hrsg. Macek, S.128

45   Hahnemann, Organon 6. Auflage, Hrsg. Macek, S.386

46   Allen, 2004

47   Laborde/ Risch, 1998, S.89

48   Laborde/ Risch, 1998, S.448

49   Skript CvB, Vakzinose und ihre Heilung, 2011

50   Laborde, Vakzinosis, 2011

51   Risch/Laborde, 1998

52   Hahnemann, Organon 6. Auflage, Hrsg. Macek, S.134

53   Hahnemann; Organon 6.Auflage, Hrsg. Macek, S.12

54   Hahnemann; Organon 6.Auflage, Hrsg. Macek, S.12

55   Hahnemann; Organon 6.Auflage, Hrsg. Macek, S.13

56   Hahnemann; Organon 6.Auflage, Hrsg. Macek, S. 133

57   Sparrer, 2002, S.47

58   Jellouschek, 2010, S.147

59   Hahnemann, Organon 6. Auflage, Hrsg. Macek, §§ 272 - 285

60   Riefer, 2002, S.86

61   Sparrer, 2002, S.27 ff

62   Daimler, 2003

63   Sparrer, 2002, S.123ff

64   Schuller Maria, 2010

65   Hahnemann, Organon 6. Auflage, Hrsg. Macek, §§ 9 - 18

66   Hahnemann, Organon 6. Auflage, Hrsg. Macek, §§ 210 - 230

67   Hahnemann, Organon 6. Auflage, Hrsg. Macek, § 215
68   Sparrer, 2002
69   Hahnemann; Organon 6. Auflage § 252
70   Wiest/ Kibed, 2003
71   Wiest, 2003, S.25 ff
72   Riefer, 2003, S.84
73   Wiest, 2003
74   Wiest, 2003, S.27
75   Hahnemann; Organon der Heilkunst; bearbeitet von Markus Schmidt, 6. Auflage, Untertitel
76   Hahnemann; Organon der Heilkunst; 1996, S.11

Allen, J. H.; Die Chronischen Krankheiten; Band 1; 5. Auflage, Renee v. Schlick Verlag; Aachen 2004

Bühler, Petra; Das Familienbrett nach Ludewig; GrIN Verlag, 2004

Brockhaus Kompaktwissen von A – Z in 5 Bänden, 1983

Brockhaus Enzyklopädie, Auflage 21, Verlag F.A. Brockhaus, 2006

Daimler, Renate/ Sparrer, Insa/ Kibéd v., Matthias; Das unsichtbare Netz; Kösel Verlag; München 2003

Hahnemann, Samuel; Organon der Heilkunst; letzte von Hahnemann autorisierte Auflage; Barthel & Barthel Verlag; 1996

Hahnemann, Samuel; Organon der Heilkunst; bearbeitet von M. Schmidt; Standardausgabe der 6. Auflage, Haug Verlag; 1999

Hahnemann, Samuel; Die chronischen Krankheiten; Band 1; Haug Verlag; Stuttgart 2003

Hahnemann, Samuel; Organon 6 der Heilkunst; Hrsg. Günter Macek; Peter Irl Verlag; Buchendorf 2007

Hellinger, Bert; Ordnungen der Liebe; 2. Auflage, Auer Verlag; 1995

Horn, Klaus P./ Brick, Regine; Organisationsaufstellung und systemisches Coaching; Gabal Verlag, Offenbach 2003

Jellouschek, Hans; Warum hast du mir das angetan?; 11. Auflage, Piper Verlag, München 2010

Jütte, Robert; Samuel Hahnemann, Begründer der Homöopathie; DTB Verlag, München 2005

Laborde, Yves/ Risch, Gerhard; Die hereditären chronischen Krankheiten; Verlag Müller & Steinicke; München 1998

Laborde, Yves; Vortrag Vakzinosis; Gauting 2011

Ludewig, Kurt; Das Familienbrett; GrIN Verlag; Göttingen 2000

Meyers Großes Taschenlexikon; herausgegeben und bearbeitet von Meyers Lexikonredaktion, Meyers Lexikonverlag, 10. Auflage

Plattner, Inge; Klassische Homöopathie – Behindert?; Verlag Müller & Steinicke; München 2007

Prior, Manfred; MiniMax – Interventionen; Carl-Auer-Systeme Verlag; Heidelberg 2003

Rabenstein, Reinhold; Kreativ beraten: Methoden und Strategien für kreative Beratungsarbeit, Coaching und Supervision; Ökotopia Verlag; Münster 2001

Riefer, Marco; Systemaufstellungen in der homöopthischen Praxis und systemische Homöopathie; in: Wiest/Kibéd: Das Feld der Ähnlichkeiten, Heidelberg 2003

Risch, Gerhard; Der sanfte Weg, Füssen, ISBN 3-89256-010-2

Risch, Gerhard; Homöopathie ist (k)eine Kunst; Verlag Müller & Steinicke; München 1994

Risch, Gerhard; Homöopathik: Die Lehrmethode Hahnemanns; Pflaum Verlag; München 1998

Rosenberg, Marshall; Gewaltfreie Kommunikation: eine Sprache des Lebens; Jungfermann Verlag; Paderborn 2007

Schäfer, Thomas; Was die Seele krank macht und was sie heilt; Knaur Verlag; München 1998

Schlippe v., Arist/ Schweizer, Jochen; Lehrbuch der Systemischen Therapie und Beratung; 6. Auflage, Vanderhoeck & Ruprecht; Göttingen 1999

Schuller, Maria; Vorlesung CvB: Reaktionen und die zweite Verschreibung im chronischen Kurverlauf, Wolfsburg, 2010

Shazer de, Steve; Kurztherapie – Von Problemen zu Lösungen; Vortrag Weltkongress für Familientherapie; DVD Jokers; Düsseldorf 1998

Sheldrake, Rupert; Das Gedächtnis der Natur; Scherz Verlag; 1993

Simon, Fritz B./ Rech-Simon, Christel; Zirkuläres Fragen; Carl-Auer-Systeme Verlag; Kempten 1999

Sparrer, Insa; Wunder, Lösung und System, 2. Auflage, Heidelberg 2002

Sparrer, Insa/ Kibéd v., Mathias; Ganz im Gegenteil; Carl-Auer-Systeme Verlag; Kempten 2000

Vieten Tanja/ Knorr, Michael; Systemische Homöopathie mit Familienaufstellung; Haug Verlag; Stuttgart 2011

Wiest Friedrich/ von Kibéd Varga; Das Feld der Ähnlichkeiten; Carl-Auer-Systeme Verlag; Heidelberg 2003

Wiest, Friedrich; Homöopathische Systemaufstellungen – Grundlagen und Anwendungsmöglichkeiten; in: Wiest/Kibéd: Das Feld der Ähnlichkeiten; Heidelberg 2003

Wiest Friedrich/ von Kibéd, Varga; Homöopathische Systemaufstellungen– Grundlagen und Anwendungsmöglichkeiten, in: Wiest/Kibéd:Das Feld der Ähnlichkeiten; Heidelberg,2003

Skripten CvB: Schuller, Maria; Vakzinose und ihre Heilung; 2011
Schuller, Maria; Die Kanzerinie; 2011

Wedemeyer, Thomas; Einführung in die Homöopathie; 2009 Sprichwort: sapere aude [lat. „wage es, weise zu sein"], Ausspruch des Horaz („Episteln" I,2,40); wurde von I. Kant in der Form „Habe Mut, dich deines eigenen Verstandes zu bedienen!" als Wahlspruch der Aufklärung wieder aufgegriffen. Brockhaus Enzyklopädie; Auflage 21

Kollegin: Peterek Brigitte, HP, Im Steinfeld 3, 83052 Bruckmühl

Abbildungsverzeichnis
Systemisches Brett; fotografiert von Barbara Zapf, 2011

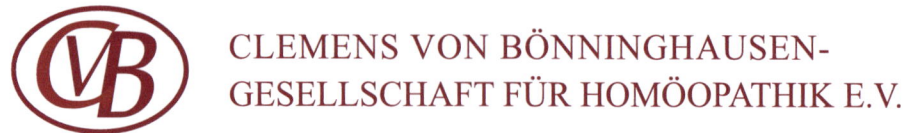

CLEMENS VON BÖNNINGHAUSEN-GESELLSCHAFT FÜR HOMÖOPATHIK E.V.

Fort- und Weiterbildungen in klassischer Homöopathie

Neben der Homöopathie-Ausbildung an der Clemens von Bönninghausen-Akademie veranstaltet die Clemens von Bönninghausen-Gesellschaft für Homöopathik e.V. regelmäßige Fort- und Weiterbildungen, welche vom BKHD, der SHZ und z.T. auch von der Landesärztekammer Niedersachsen anerkannt sind.

Homöopathische Frühjahrs- und Herbst-Fachfortbildungen
Diese Fortbildungen behandeln verschiedensten Themengebiete mit großem Praxisbezug; interessante Dozenten aus dem In- und Ausland.

Homöopathische Fachkurse
Üben und vertiefen Sie Ihr miasmatisches Wissen. Die mehrteiligen Fachkurse sind auf spezielle Themen und Problematiken der täglichen Praxis zugeschnitten.

Weiterbildungen zum homöopathischen Supervisor/in.
Für Homöopathen bieten wir eine Weiterbildung zum CvB-Supervisor an. Unsere jungen Kollegen/innen suchen gern kompetente Supervisoren, um schnell einen guten Praxiseinstieg zu finden.

Informieren Sie sich online über unsere nächsten Veranstaltungstermine:

www.cvb-gesellschaft.de

Lebendiges Wissen für eine humane Heilkunst

Iridologie unter miasmatischer Betrachtung
Hp Carmelo Smorta

1. Einleitung

Die Iridologie, auch unter den Begriffen wie Irisdiagnose, Irisanalyse oder Augendiagnose bekannt, gehört zu den Verfahren der ergänzenden Hinweisdiagnostik. Sie beschäftigt sich mit der Möglichkeit aufgrund von Zeichen, Strukturen, Pigmenten sowie Farbe und Farbveränderungen an der Iris eine Disposition, Konstitution oder Diathese über den jeweiligen Patienten auszuarbeiten. In der Betrachtung werden nicht nur die Iris, sondern auch die Pupille sowie die Skleren einbezogen.

Die Irisdiagnose wurde von Beginn an kontrovers diskutiert. Wie in allen komplementärmedizinischen Betrachtungen gibt es Befürworter wie auch Gegner. Ich möchte nur eine davon erwähnen, da eine umfassende Gegenüberstellung den Rahmen dieser Arbeit sprengen würde.

Unter anderem berufen sich Iridologen auf eine Untersuchung des Anatomen Lang 1954 an der Universität Heidelberg. Er bewies mit einer Studie, dass von der gesamten Peripherie mit allen Organen Leitungsbahnen zur Iris führen, und zwar als Zwischenstation, segmental geordnet bis in die Segmente der Iris.

Die Gegner der Irisdiagnose sind allerdings der Meinung, dass dies nur bedeute, dass von der Peripherie (einschließlich der Iris) Verbindungen zum Thalamus bestünden. Dass daraus zusätzlich Informationen über Krankheiten ableitbar seien, widerspreche dem konstanten Aussehen der Iris.

Auch meinen die Gegner, dass diese Studie nicht doppelblind durchgeführt wurde und deshalb wertlos sei. Manche Befürworter alternativer Heil- und Diagnoseverfahren sind der Auffassung, dass diese grundsätzlich nicht doppelblind analysiert werden könne. Diesbezüglich genüge aus heutiger Sicht die Karlsruher Studie nicht mehr den wissenschaftlichen Qualitätsanforderungen.[1]

Mit dieser Abschlussarbeit möchte ich versuchen aufzuzeigen, inwieweit eine hereditäre miasmatische Belastung in der Iris erkennbar ist. Auch wenn in der Literatur nur wenig über die Kombination der Iridologie und Homöopathie zu finden ist, erwähnte Hahnemann selbst in den chronischen Krankheiten: *„die Erforschung der Krankheitszeichen muss so sorgfältig und umständlich als möglich geschehen und bis in die kleinsten Einzelheiten gehen".*
Betrachten wir die Iris als eines unserer „kleinen Einheiten" könnten aus dieser miasmatische Rückschlüsse erfolgen.

Da wir alle aus einer Verschmelzung unserer mütterlichen und väterlichen Gene entspringen und unsere gesamten Zellstrukturen aus dieser Verschmelzung entstehen, müssen alle Informationen in jeder Zelle verfügbar sein. Dies würde auch bedeuten, dass im Kind nicht nur Vater und Mutter vertreten sind, sondern auch deren Vorfahren. Weil das Auge mit 60%[2] aller Nervenfasern mit dem menschlichen Körper verschachtelt ist, sollte es möglich sein, Informationen bzw. diagnostische Hinweise aus dem Auge zu gewinnen. Auch weil heute die Iris in der biometrischen Prüfung zur Personenidentifikation immer mehr an Bedeutung gewinnt. Schließlich ist die Iris so einzigartig und individuell wie jeder Mensch.

---

[1] http://de.wikipedia.org/wiki/Iridologie
[2] http://www.augentagesklinik.com/de/informationen/patienten/irisdiagnostik.php

2. Geschichte der Iridologie

Schon immer haben Menschen die Augen ihres Gegenübers betrachtet, um Veränderungen zu beurteilen oder Charaktereigenschaften ihrer Mitmenschen herauszufinden. In alten Chinesischen Schriften sowie bei Hippokrates und Philostratus im 3. Jahrhundert vor Christus finden sich bereits Hinweise darauf.[3]

Die ersten Hinweise in der Neuzeit finden sich bei Philippus Meyen in seinem Buch „CHIROMANTIA MEDICA", welches er 1670 in Dresden herausgab. In diesem Buch beschreibt er wie man über die Einteilung des Auges in 4 Teile Rückschlüsse auf Krankheiten ziehen könne. Etwas später erschienen die Werke von Johann Siegmund Eltzholtz 1695 in Nürnberg. 1786 veröffentlichte Christian Haertels in Göttingen eine Dissertation unter dem Titel: *„De okulo et Signo" „Das Auge und seine Zeichen"*.

Erst dem Budapester Arzt Dr. Ignaz von Péczely (1826-1911) verdanken wir die heutige Form der Augendiagnose.
Mit der Arbeit: *"Entdeckung auf dem Gebiet der Naturheilkunde, Anleitung zum Studium der Diagnose aus dem Auge"* stellte er im Juli 1880 seine Broschüre in deutscher Sprache der Öffentlichkeit vor. Péczely lehrte, dass bestimmte Zeichen in der Iris mit Organerkrankungen im Zusammenhang stehen. Aus der Lokalisation eines solchen Zeichens in der Iris können Rückschlüsse auf Erkrankungen des betroffenen Organs gewonnen werden.[1] In dieser Schrift war seine erste Topographie der Regenbogenhaut enthalten.

Der Wiener Augenarzt BEER schrieb, ohne die Irisdiagnose zu kennen, 1813: *„Alles was auf den Organismus einwirkt, kann nicht ohne Auswirkung auf das Auge bleiben, und umgekehrt"*.

---

[3] Augendiagnostik Lehrbuch, Befunderhebung aus dem Auge, Günther Lindemann, Pflaumverlag 1997 ; 4. Auflage Seite 14/15

Pastor E. FELKE (1856-1926) war ein Pionier, der sehr viel für die Anerkennung der Augendiagnose getan hat. Er war weit über die Grenzen Deutschlands bekannt.

H. HENSE (1868 bis 1955), ein Schüler von Pastor Felke, veröffentlichte 1918 seine Orientierungstafel zur Augendiagnose. Die Firma TRUW produziert noch homöopathische Heilmittel nach seiner Rezeptur, deren Indikationen im Auge zu finden sind.

1882-1952 lebte R. Schnabel, der bekannteste Vertreter der wissenschaftlichen Augendiagnose. Er befasste sich vorwiegend mit der Pupillendeformation und der Bedeutung der Pigmente in ihren Farben und Formen.

Der schwedische Pastor N. LILJEQUIST (1851-1936) brachte 1893 das Buch „OM Oegondiagnosen" heraus.

1960 schreibt H. KABISCH: *„Die Irisdiagnose ist die Kunst, mittels derer es sich ermöglichen lässt, aus DICHTE, FARBE und MANNIGFALTIGKEIT der Zeichen der Regenbogenhaut den körperlichen und geistigen Zustand eines Menschen zu ergründen".* Dies ist eine der meistzitierten Definitionen der Irisdiagnose.

1904 schreibt Dr. H. Lahn (Lane), geborener Österreicher, in den USA das Buch „Die Diagnose aus dem Auge". In der Folge wird die Iridologie in den Staaten verbreitet.

1923 schreibt KAUFMANN, der Schulmediziner war und von der Irisdiagnose keine Ahnung hatte, dass innere Erkrankungen die homolaterale Iris depigmentieren können. Er beschrieb damit den ersten Fall einer Heterochromie. In zahlreichen Tierversuchen konnte er zeigen, dass dieses Phänomen reproduzierbar ist. Literatur: Neurogene Heterochromie als Symptom innerer Krankheiten, klinische Wochenschrift 1923.

1954 gelingt dem Heidelberger Arzt LANG der Beweis, dass anatomisch gesehen Nervenverbindungen von allen Teilen der Körpers zur Iris bestehen. Literatur: *„Die anatomischen und physiologischen Grundlagen der Irisdiagnose, Haug-Verlag 1954"*.

Er konnte überzeugend darlegen, dass am Entstehen der Iriszeichen das Vorderseitenstrangsystem entscheidend beteiligt ist. Dabei sind die Irissektoren periphere Repräsentanten dieses Systems als die Erfolgsareale zentral gelegener Zellkomplexe. Im zentralen Nervensystem ist also die gesamte Iriseinteilung als räumliche Zellschichtung vorhanden. Die Umschaltstelle der afferenten Bahnen aus dem Organismus ist der Thalamus. Die Einstrahlung dieser Fasern erfolgt nach Segmenten geordnet. Zuvor treffen sich alle afferenten Bahnen im sympatischen Zentrum ciliospinale in den Seitenhörnern des Rückenmarkes. LANG zeigte weiterhin, dass die Iristopographie der anatomischen Einteilung des Sympathikus entspricht und Iriszeichen hinsichtlich ihrer Entstehung Sympatikuszeichen sind.

Der Wiener Gynäkologe B. ASCHNER hat die alte Konstitutionslehre für seine Zeit neu formuliert. Er schreibt wörtlich:

„Wir werden aber sehen wie fruchtbar gerade das konstitutionelle Einteilungsprinzip nach Haar-, Haut und Augenfarbe ist, indem es wichtige diagnostische und therapeutische Aufschlüsse über Stoffwechsel, nervöse Reaktionen, Temperament und Veranlagung zu bestimmten Krankheiten gibt, oft schon beim ersten Anblick der Person. Die Farbe der Iris lässt aber auch sehr weitgehende Schlüsse auf die sonstige Körperbeschaffenheit zu. Personen mit helleren Augen haben in der Regel nicht nur eine hellere Haut, sondern auch empfindliche Schleimhäute und Nerven. Hellhäutige haben eine besondere Disposition zu Lymphatismus, auch zu Heufieber und anderen allergischen Erkrankungen. Menschen mit dunkler Komplexion, also mit braunen Augen, braunen oder schwarzen Haaren haben eine andere Körperbeschaffenheit als hellpigmentierte, sowohl das Gewebe, als auch das Blut und die übrigen Körpersäfte betreffend."

Sutton stellte 1959 erstmalig die eindeutige Beziehung zwischen Augenfarbe und Schmerzreaktion dar. Diese würde mit der Farbe von blau zu blaugrün, grüngrau, grün, nussbraun, hellbraun, braun und dunkelbraun zunehmen.

JOSEF DECK verfasst 1965 das Standardwerk „Grundlagen der Irisdiagnostik".[4] / [5]

3. Embryonale Entwicklung und Anatomie des Auges

3.1 Embryonale Entwicklung des Auges

Bereits am 25./26. Tag entsteht am Vorderhirn die Augenanlage am noch nicht geschlossenen Neuralrohr in Form einer Rinne (Sulcus opticus). Nach verschließen des Neuralrohres bildet sich nach außen vorwärts ein kleines Bläschen.[6]

Chronologische Organogenese:[7]

2. Woche: Entwicklung der Sehgrube in der Medullarplatte

3. – 4. Woche: Entstehung der primären Augenblase (Sehventrikel) Sehstiel der spätere Sehnerv

4. – 7. Woche:

a) Entwicklung der Augenbecherspalte

b) Eintritt der embryonalen Gefäße ins Augeninnere

c) die Axone der retinalen Ganglienzellen gewinnen Anschluss an das Zentrale Nervensytem

6. Woche: mit dem Verschluss der Spalte ist die Organogenese abgeschlossen

---

[4]   Artikel aus: FOCUS Newsletter Nr. 2/1993, S. 13 (Dez. 1993) http://focus.at/archiv/gatterbauer_irisdiagnose.html
[5]   Augendiagnostik Lehrbuch, Günther Lindemann, Pflaumverlag 4. Auflage 1997; S. 15ff
[6]   Funktionelle Embryologie, Röhen. Lütjen-Drecoll, Verlag Schattauer 4. Auflage S. 152
[7]   http://www.med.uni-magdeburg.de/fme/kauge/Augenentwicklung.pdf, Lennart Nilsson "Ein Kind entsteht" Bertelsmann 1965

Die Entwicklung des Auges aus den Keimblättern

Mesoderm (Mes-Ektoderm):
Aderhaut, Gefäße, Muskeln, Orbita, Hornhautstroma, Hornhautendothel, Sklera, Kammerwinkel, Irisstroma, Ziliarkörperstroma und Muskeln

Hautektoderm:
Epithel von Hornhaut, Konjunktiva, Lidhaut, Anhangsorgane der Lider, Linse

Neuroektoderm:
Augenbecher
- sensorische Retina, retinales Pigmentepithel
- Ziliarepithel, Irismuskeln,

Sehstiel und Vorderhirn
- Nervus Opticus, Chisma, Tractus, Sehrinde

Neuralrinne
- Melanozyten der uvea, Sklera, Konjuktiva, Lider, periphere Nerven

3.2 Anatomie des Auges

Bei der Anatomie des Auges möchte ich mich aus Platzgründen auf die Iris beschränken.

Die Iris besteht aus zwei Blättern, dem Irisstroma und dem Pigmentblatt. Das Irisstroma enthält Bindegewebe und liegt vorne. Wo auch die Zellen (Melanozyten) und Blutgefäße liegen. Dahinter folgt das Pigmentblatt, welches wiederum aus zwei Anteilen besteht. Hinten liegt eine Zelllage aus dem farbgebenden Pigmentepithel. Diese sorgt dafür, dass die Iris undurchsichtig wird. Des Weiteren übernimmt sie die Funktion einer Blende der Iris. Das Pigmentepithel ist um die Pupille als Pupillarsaum zu sehen. Ohne Pigmente, erscheint die Iris rötlich (z.B. beim Albinismus), was eine Reflexion der Netzhaut darstellt. Die Farbe des Pigmentblattes ist für die Augenfarbe verantwortlich. Die vorderen Zelllagen bilden mit ihren Ausläufern einen Muskel (Musculus dilatator

Vereinfachte schematische Darstellungen

Vereinfachte schematische Darstellungen:

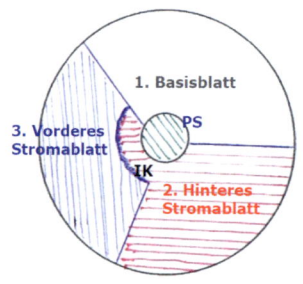

IK = Iriskrause
PS = Pupillarsaum

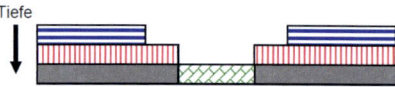

3. Vorderes Stromablatt
2. Hinteres Stromablatt
1. Basisblatt

Zirkuläre Einteilung der Iris

1 = MAGENREGION

2 = DARMREGION

} Region 1 + 2 = Zone I

3 = BLUT-LYMPHREGION (Humorale Zone)

4 = MUSKELREGION (Mesenchymale Zone)

} Region 3 + 4 = Zone II

5 = KNOCHENREGION (Zone der Knochen)

6 = HAUTREGION (Eliminationszone)

} Region 5 + 6 = Zone III

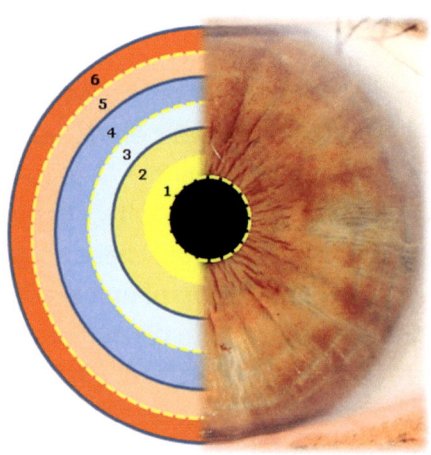

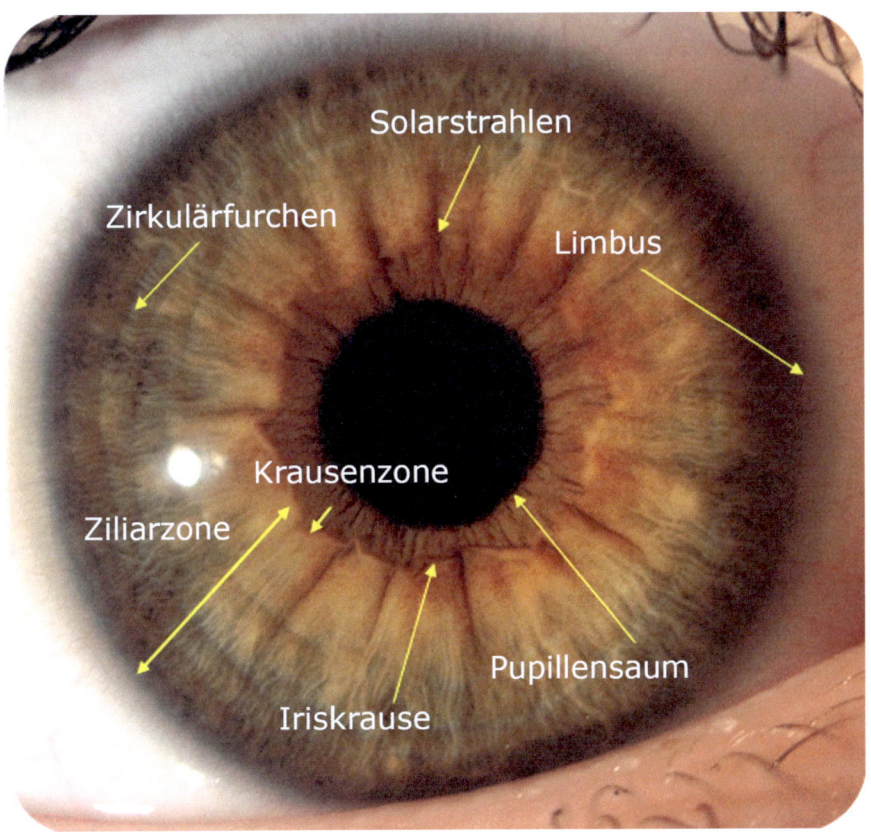

Anatomie der Iris

pupillae), der für die Erweiterung der Pupillengröße verantwortlich ist. Die Engstellung der Pupille wird über einen weiteren Muskel (Musculus sphincter pupillae) gesteuert. Die Linse ist über Fasern (Zonulafasern) am Ziliarkörper aufgehängt. Der Ziliarkörper besitzt auch Fortsätze, dessen Zellen (Epithelzellen) das sog. Kammerwasser produzieren. Die Iris trennt das vordere Auge in zwei Kammern, die vordere und hintere Augenkammer. Durch das Loch in der Mitte der Iris, der Pupille, stehen beide Kammern in Verbindung.

3.3 Physiologie

Die Iris hat die Funktion einer Blende und reguliert den Lichteinfall im Auge. Sie hat in der Mitte ein Loch, welches die Pupille darstellt. Die Pupillengröße wird sowohl vom Lichteinfall, als auch vom vegetativen Nervensystem bestimmt.

Zu den beiden wichtigsten Muskeln zur Regulation des Lichteinfalls gehören der pupillenerweiternde Muskel (Musculus dilatator pupillae) und der pupillenverengende Muskel (Musculus sphincter pupillae). Der erweiternde Muskel wird durch das sympathische Nervensystem und der verengende Muskel durch das parasympathische Nervensystem gesteuert. Die Pupillengröße ist somit bei Müdigkeit klein und bei Aktivität und Stress groß.

Die Augenfarbe selbst hängt von der Anzahl der Pigmente ab. Je dunkler die Augenfarbe ist, desto mehr Pigmente sind in der Iris vorhanden. Neugeborene haben zunächst meist blaue Augen, da sich das Pigment erst in den ersten Monaten nach der Geburt bildet.[8]

---

[8] http://www.dr-gumpert.de/html/iris.html

4. Iridologische Zeichenlehre [9] / [10]

4.1.1 Genotypische Zeichen

Unter genotypischen Zeichen oder auch Strukturzeichen versteht man ererbte Eigenschaften. Darunter fallen u.a.

- Lakunen
- Krypten
- Waben
- Defektzeichen

Diese Zeichen können aufgrund ihrer topographischen Lage Hinweise auf die Erkrankungsbereitschaft eines Organs geben.

4.1.2 Phänotypische Zeichen

Phänotypische Zeichen oder auch reflektorische Zeichen werden in der Regel als Zeichen beschrieben, die im Laufe des Lebens erworben werden können oder aus einer genetischen Veranlagung entstehen. Sie geben Hinweise auf akute oder rezidivierende Reizzustände. Darunter zählen: Gefäßverläufe, Reizfasern, Transversale, Silberfäden, radiale Reizfaser, geschlängelte Reizfaser, Transversale, Tophi.

4.1.3 Physiologische Zeichen

Die physiologischen Zeichen geben Hinweise auf Belastungen des Bindegewebes. Diese sind u.a. Pigmente, Abdunkelungen, Aufhellungen.

4.2 Konstitutionen

(lat. Constitutio, für Zusammensetzung, Anordnung)
In der Iridolgie wird unter Konstitution die Summe aller genetisch vermittelten Eigenschaften und aller angeborenen Anlagen des Menschen verstanden. Die Konstitution bestimmt im Wesentlichen die Reaktionsweise des Individuums gegenüber den äußeren Einwirkungen, innerhalb des genetisch festgelegten Rahmens. Ob sich eine

---

[9] Grundlagen der Iridologie Block 1 und 2 Lehrbuch und Lehrskript zur Grundausbildung Iridologie, Claus Jahn, Joachim Geiger, Felke Institut 1997 – 2011 / 2008 - 2009
[10] Augendiagnostik Lehrbuch, Günther Lindemann, Pflaumverlag 4. Auflage 1997 S 41

anlagebedingte Krankheit entwickelt, ist von verschiedenen Faktoren abhängig, wie z.B. der Lebensführung, der Ernährung sowie den Umwelteinflüssen.

Die Grundkonstitutionen sind ein genetisches Merkmal, welches für sich alleine jedoch keine Krankheitsbezeichnung aufweist.

4.2.1 Lymphatische Konstitution

Farbunterschiede	 blau blau-grau
Krause	- deutlich hell - Radiären sind deutlich sichtbar
Iris-Stroma	- gelockerte Fasern weißlich bis grau - **fein strukturiert:** neurogener Typ
Charakteristika	- Aufhellung der äußeren Krausenrandzone
Erkrankungstyp	- Katarrhe der Schleimhäute - Anfälligkeit des lymphatischen Systems - höhere Fieberaktivität

4.2.2 Hämatogene Konstitution

Die hämatogene Iris zeigt sich durch eine satte braune Augenfarbe. Bei dieser Konstitution laufen die Reaktionen in erster Linie über das Blut ab.

Farbunterschiede	 Die Iris kann unterschiedliche Braunfärbungen aufweisen von gelbbraun bis schwarzbraun
Iris-Stroma	- dicht, samtartig, dichte Pigmentauflagerung - Stroma ist kaum zu sehen - die Radiären sind oft nicht erkennbar
Charakteristika	- Dichte Pigmentauflagerung, die die Irisfasern überdeckt
Reizzeichen	- Zirkulärfurchen - Überreizung des Sympathikus
Reaktionen	- laufen über Blut/Blutwege/-Organe - sehr empfindlich gegenüber Vergiftungen - Blut, Leber, Galle, Pankreas, Darm - schwächere Fieberaktivität

4.2.3 Mischkonstitution

Die Mischkonstitution stellt eine Mischung zwischen der lymphatischen und hämatogenen Konstitution dar

Farbunterschiede	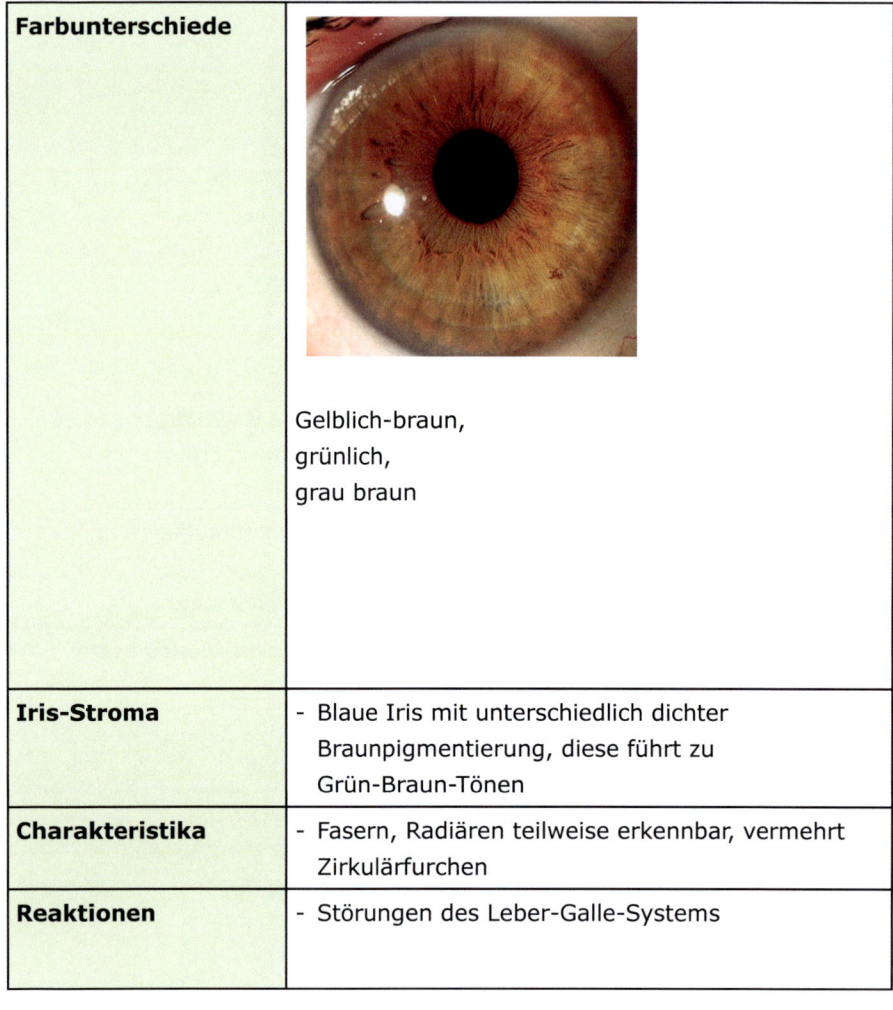 Gelblich-braun, grünlich, grau braun
Iris-Stroma	- Blaue Iris mit unterschiedlich dichter Braunpigmentierung, diese führt zu Grün-Braun-Tönen
Charakteristika	- Fasern, Radiären teilweise erkennbar, vermehrt Zirkulärfurchen
Reaktionen	- Störungen des Leber-Galle-Systems

4.3 Disposition

Die Disposition ist die individuelle Bereitschaft des Körpers, auf bestimmte äußere Einflüsse mit Krankheit zu reagieren. Strukturzeichen werden genetisch angelegt und sind daher unveränderlich.

4.3.1 Neurogene Disposition

Zu beobachten bei:	- Lymphatischer- oder Mischkonstitution
Kennzeichen	- straffe Stroma-Anordnung - feinstrukturierte Iris - die Radiären verlaufen deutlich gestreckt und einzeln - je feiner geordnet und dichter die Iris, desto sensibler/störanfälliger der Mensch
Symptome	- leicht beeinflussbar durch Reize => Erschöpfung des Organismus - Schwächung des Nervensystems, Depressionen - neigen sich zu überfordern, stehen ständig unter Strom - viel Energie/Ausdauer, großes Durchsetzungsvermögen - gönnen sich nur wenig Zeit zur Erholung (=> Stress baut sich auf) - wissen alles besser, können nicht zuhören - sehr kreativ, introvertiert
Erkrankungsneigung	- Kopfschmerzen, Migräne - Reizbarkeit, Burn-out, Schwäche des Nervensystems, Gefäßspasmen - Herzbeschwerden ohne organischen Befund - vegetativ-funktionelle Störungen der inneren Organe - chronisches Müdigkeitssyndrom

4.3.2 Mesenchymal schwache Disposition

Zu beobachten bei:	- Lymphatischer- und Mischkonstitution
Kennzeichen	- das obere Stromablatt ist stark aufgelockert - großwabig, große Lakunen, wenig Fasern - gesamtes Binde-/Stützgewebe ist schwach - das obere Kryptenblatt ist schwach angelegt - die Abgrenzung zur glandulär schwachen Dispositionen ist fließend
Symptome	- emotional offen/empfänglich - ziehen sich in regelmäßigen Abständen zurück, um sich zu regenerieren
Erkrankungsneigung	- anfällig für Erkrankungen Bindegewebe (Ödeme, Vorfälle) - Bänderschwäche der Gelenke - Wirbelsäulensyndrome, Gefäßschwäche - Rheumatische Beschwerden - Senkungsbeschwerden, Leisten-/Nabelbrüche - frühzeitige Gewebsalterung - Krampfadern, Hämorrhoiden - Insuffizienz des Hormonsystems, Abwehrschwäche - Neigung zu Ansammlungen von Flüssigkeiten/Giftstoffen im Körper - Neurodermitis - Magenbeschwerden

4.3.3 Glandulär schwache Disposition

Zu beobachten bei:	- Lymphatischer- und Mischkonstitution, selten bei der hämatogen Konstitution
Kennzeichen	- multiple Lakunen lagern sich direkt an der Iriskrause an - am Ziliarrand ist das Stroma dicht - nur die Lakunen mit Aufhellungen, Reizfasern, Pigmenten oder Leitgefäßen werden beobachtet
Symptome	- wollen nach einem anstrengenden Tag erst ausruhen - gefühlsbetont - häufig Stimmungsschwankungen
Erkrankungsneigung	- Erkrankungen am endokrinen/exokrinen System - Hypo-/Hyperthyreose - Nebennierenschwäche - Diabetes mellitus - Pankreaserkrankungen - Prostataerkrankungen - Dysmenorrhoe - chronische Müdigkeit - Hypophysenschwäche - Overialzysten

4.3.4 Tuberkuline Disposition

Zu beobachten bei:	- Alle Konstitutionen
Kennzeichen	- betont wellenförmige angelegte Irisfasern (gekämmtes Haar) nach Maulbach - **Koch'sche Zeichen:** a) Koch'sche Seil: kleine fadenartige Ablösungen der Iriskrause (flottierendes Seil) b) verdickte Iriskrause (sogenannte Schnur- oder Wollfadenkrause)
Bezug zu:	- Lunge/Nieren/Gelenke
Erkrankungsneigung	- Erkrankungen der Schleimhäute, Atemwege - hohe Infektanfälligkeit - erhöhte Allergiebereitschaft mit Ausprägung auf die Haut/ Schleimhäute (Atemwege) - Erkrankungen werden leicht chronisch - Neigung zu übermäßigem Schwitzen - Erkrankungen an Nieren - Erkrankungen an Gelenken

4.4 Diathese

In der Medizin beschreibt eine Diathese, die Anfälligkeit des Körpers zu einer bestimmten Krankheit. In Abgrenzung zur Disposition wird mit Diathese nur die Anfälligkeit zu Erkrankungen eines spezifischen Organsystems bezeichnet.

4.4.1 Exsudative Diathese auch hydrogenoide Diathese

Zu beobachten bei:	- Lymphatischer- und Mischkonstitution
Irisstroma	- Neurogen - Tuberkulin

Kennzeichen	- multiple weiße Tophi (Wolken)
	  in der 5./6. Region
	- die Farbe der Tophi variiert von weiß
	  über gelbliche Tönungen bis hin zu
	  braunen Pigmentierungen
	- gelb/schmutzig bräunliche Tophi:
	  fortgeschrittene Vergiftung des Körpers
	- auftretende Brückenbildung zur
	  3. zirkulären Region
	  (Blut-Lymphzone) verstärken die Aussage

Erkrankungsneigung	- Rheuma, erhöhte Entzündungsbereitschaft
	- Allergien (Haut/Atemwege/Nahrungsmittel)
	- Nierenerkrankungen
	- Störungen im Bindegewebe
	- Haut-/ Gelenkbeschwerden, unklare
	  Muskelschmerzen
	- Autoimmunerkrankungen
	- Dysbiose
	- Der Körper versucht über die Haut, Schleimhaut
	  und dem Urogenitaltrakt Gifte auszuscheiden

4.4.2 Übersäuerungsdiathese

Zu beobachten bei:	- Lymphatischer- und Mischkonstitution
Kennzeichen	- weißliche Plaques (größere Wolken) im Irisstroma, „aufgeschwollen" - Die Plaques verlaufen zirkulär in der 5. und 6. Region Ablagerungen von Säure im Körper (schlechte Ausscheidung über Nieren, Lungen, Haut)
Erkrankungsneigung	- rheumatoider Formenkreis - Hyperurikaemie - Kollagene Erkrankungen - gestörte Lymphentgiftung - Nierenerkrankungen, Nierensteine - Hypertonie - Azidose

4.4.3 Dyskratische Diathese

Humoralpathologischer Begriff aus der „Säftelehre" = Säfte-Entmischung, Blut, gelbe Galle, schwarze Galle, Schleim (Lymphe)

Zu beobachten bei:	- allen Konstitutionen, selten hämatogen
Kennzeichen	- Reichliche Pigmenteinlagerungen unterschiedlicher Farben (v.a. in Ziliarzone) - Nicht konstitutionsgebundene Fremdpigmente - Es müssen verschiedene Pigmentfarben deutlich erkennbar sein
Erkrankungsneigung	- Leber-/Galle-/Pankreaserkrankungen - Diabetes mellitus Typ I und Typ II - Gelenkerkrankungen, Weichteilrheuma - Darm-/ Hauterkrankungen - erhöhte Tendenz zur Malignität bei länger anhaltenden Störungen

4.4.4 Lipämische Diathese

Zu beobachten bei:	- allen Konstitutionen
Kennzeichen	- Ringförmige weißliche Einlagerungen (auch teilweise) in die Cornea entlang des Limbus - Arcus lipoides kann sektoral oder vollständig auftreten. Der Arcus lipoides ist kein Irisphänomen
Erkrankungsneigung	- Stoffwechselerkrankungen (Fettstoffverwertung) mit vermehrter Cholesterineinlagerung (Koronarsklerose, Arteriosklerose) - Lebererkrankungen, Hypothyreose

4.4.5 Allergische Diathese

Zu beobachten bei:	- allen Konstitutionen
Kennzeichen	- Multiple, kleine, sehr feine Gefäße am Limbusrand - langgestreckte Gefäße, die parallel auf den Irisrand zulaufen - kleine sich kreuzende Kapillare am Irisrand Oftmals Hellungen in der 3. zirkulären Region
Erkrankungsneigung	- allergische Sinusitis/Bronchitis, - Nahrungsmittelallergie - Ekzem, Neurodermitis, Rheuma

4.5 Krebszeichen

In der Iridologie von endgültigen Krebszeichen im Auge zu sprechen, wäre falsch. Es besteht die Möglichkeit, Zeichen, die auf eine Prä-kanzerose hindeuten könnten, zu erkennen. Ob der Patient an Krebs erkrankt ist oder es zu einer Krebserkrankung kommt, hängt von vielen Faktoren ab. Man geht davon aus, dass alle krankmachenden Reize über das mesenchymale System ablaufen. Malignes Wachstum entsteht durch eine tiefwurzelnde Stoffwechselentgleisung mit einer damit einhergehenden chronischen Funktionsstörung des Zellstoff-wechsels. Die genetische Anlage bei der Entstehung von Krebs spielt dabei eine entscheidende Rolle.

Sind also Zeichen in der Iris erkennbar, sagen diese nicht aus, ob ein Krebs vorhanden oder in der Entstehung ist. Wichtig ist, dass die vorhandenen Hinweise im Zusammenhang mit der Gesamtkonstitution gesehen werden.

Vergleichen wir diese Aussage mit dem homöopathischen Ansatz, können wir gewisse Parallelen erkennen. Je stärker die hereditäre miasmatische Belastung eines Menschen ausgeprägt ist, desto weniger Einflüsse sind für die Krebsentstehung notwendig.
Hierbei muss die Krebserkrankung beim Patienten nicht in Erscheinung treten. Oftmals bedarf es verschiedener Faktoren, um die Krebsent-stehung auszulösen, wie z.B. große psychische Belastungen. Alle Ereignisse, die die Psora anfachen können oder auch jegliche Formen der Unterdrückung sowie Umweltgifte, Umwelteinflüsse, Verletzungen oder iatrogene Belastungen dürfen hierbei nicht außer Acht gelassen werden.

4.5.1 Iridologische „Krebs"-Zeichen

Lakunen	Bedeutung
Torpedo	Geschwulst im Abdomen
Zigarren	Karzinomneigung drüsiger Organe z.B. Mammae
Leiter	Disposition zu Tumorgeschehen
Staffel	Hereditäre Veranlagung zu Tumorwachstum gutartiger Tumore
Krummschnabelige	Neigung zu gutartigen Tumoren
Gradschnabelige	Neigung zu bösartigen Tumoren
Kreuzblume	Tumorbildung im endokrinen- und Lymphsystem
Zwiebel	Veranlagung zu Tumorbildung, bevorzugt im abdominalen Bereich
Auflockerungszeichen	**Bedeutung**
Tulpenzeichen	Tumorzeichen, die sich häufig im Kopfbereich befinden
Spargelkopf	Wichtiger Hinweis auf Tumorgeschehen
Chromatische Zeichen	**Bedeutung**
Blumenkohlpigment	Fast immer familiäre Ca-positiv;
Eingefilztes Pigment	Im Krausenbereich. Wie ein Faserbausch im Gewebe sichtbar; Magen-, Darm-, Rektum-CA
Beerenstrauchpigment	Groß = Uterus-Ca klein = Nieren-Blasen-Ca
Teerpigment	Disposition zu Krebs ist meist vererbt

5. Miasmatische Überlegung

5.1 Miasmatische Hinweise aus der Literatur

Mathias Dorcsi spricht in seinem Buch[11] ähnlich wie in der Iridologie von Diathesen, die er verschiedenen Miasmen zuordnet. Im Einzelnen:

Die Lymphatische Diathese (Psora) ordnet er dem tuberkulinischen Miasma nach Vannier zu. Er beschreibt, dass diese Menschen zu Anfälligkeit der Haut und Schleimhäute sowie des Lymphsystems neigen. Vorwiegend kommt es zu Erkrankungen des Lymphsystems mit Schwellungen oder Hypertrophie desselben: *„exudativ-lymphatisch-hypnotisch-hypotrophisch-tuberkulinisch. Schwächlich-spärlich-unzulängliche-ängstlich-schüchtern gehemmt".*

Die Lithämische Diathese ordnet er dem sykotischen Miasma zu. Menschen mit dieser Diathese würden zu rheumatischen Erkrankungen, Steinbildungen sowie zu Gefäß- und Stoffwechselerkrankungen neigen. Er schreibt viele dieser Erkrankungen, wie Fettsucht, Gicht, Diabetes, Bluthochdruck, Sklerose, Apoplexie, Herzinfarkt auch den geänderten Ernährungsgewohnheiten zu (Zivilisationserkrankungen). *„Produktiv-lithämisch-hypertonisch-hypertrophisch-genorrhoisch. Starküberschüssig-übertrieben-aufdringlich-prahlerisch-euphorisch."*

Die Destruktive Diathese oder auch syphilitische Diathese geht sehr stark mit Defektbildungen, Degenerationen, Atrophien, Nekrosen, Bluterkrankungen, Psychosen, Präkanzerosen und Karzinomen einher. Das Zentralnervensystem sowie das Knochensystem und die blutbildenden Organe sind besonders betroffen. *„Destruktiv-dyskratisch-atonisch-atrophisch-zerfallend-lesinisch. Nervösgereizt-zornig-gehässig-feindselig-zerstörerisch-läppisch".*

---

[11] Mathias Dorcsi, Handbuch der Homöopathie, Orac Verlag Wien 1986; Seite 165ff

Betrachten wir uns die Terminologie der Iridologie und der hier beschriebenen Diathesen, gibt es einige Gemeinsamkeiten. Allerdings wird im iridologischen Sprachgebrauch tiefergehend differenziert. Die ausführlichere Beschreibung erschwert hingegen auch die eindeutige Zuordnung zu einem alleinigen Miasma.

Im Buch von Yves Laborde / Gerhard Risch[12] finden wir genauere Beschreibungen, die mit der Diagnose im Auge auf hereditäre miasmatische Zusammenhänge schließen lassen. Als eindeutiges tuberkulinisches Kennzeichen beschreibt er das KOCH'sche Seil.

Das sogenannte „Schneegestöber" welches nicht ein Iriszeichen, sondern ein Phänomen in der Linse ist, ordnen die Autoren dem syphilitschen Miasma zu. (Weißlich oder bräunlich aussehende Körner, auch in Haufen auftretend)

Eine totale oder partielle Gelbfärbung wie Urin, welche in der Irisfarbe eingelagert ist schreiben sie dem sykotischen Miasma zu. Diese ist allerdings nur bei lymphatischen oder Mischkonstitutionen zu sehen.

Weitere miasmatische Zeichen finden sich im Buch von Markus Gantenbein, Symptome der primären und sekundären Miasmatik.
Im einzelnen werden folgende Zeichen beschrieben:

- Irisfärbung gelb = sykotisch
- angeborenes fehlen der Iris = luetisch
- Iris Flecke = luetisch
- unterschiedliche Irisfarben(Heterochromie) =luetisch
- Iriskolobom (Spaltbildung der Iris) = luetisch
- Iritis = luetisch

---

[12] Y. Laborde/G.Risch: Die Hereditären chronischen Krankheiten, Schriftenreihe der CVB Band 20 / 1998 Verlag Müller & Steinicke; Seite 96ff

In der deutschen Literatur findet man sonst nur wenig über Irisphänomene und Miasmatik. Häufiger wird über Stigmata der Augen gesprochen wie z.B. im Buch von Dr. Edm. Fournier[13]. Beschrieben werden
Phänomene des Augenhintergrunds bzw. Veränderungen der Aderhaut.

5.2 Eigene Miasmatische Überlegungen

Im folgenden Abschnitt möchte ich versuchen die iridologischen
Konstitutionen, Dispositionen und Diathesen und der sich daraus
ergebenden Krankheitsbereitschaften sowie Erkrankungsneigungen
miasmatisch zuzuordnen.

Konstitution Disposition Diathese	Erkrankungsneigung Erkrankungsbereitschaft	Miasma[14]
Neurogene	- leicht beeinflussbar durch Reize => Erschöpfung	p
	- Schwächung des Nervensystems, Depressionen	p /c/s/l/ts/tl
	- neigen sich zu überfordern, stehen ständig unter Strom	
	- wissen alles besser, können nicht zuhören	
	- Kopfschmerzen, Migräne	p /c/s/l/ts/tl
	- Reizbarkeit, Burn-out, Schwäche des Nervensystems	p /c/s/l/ts/tl
	- Gefäßspasmen	p
	- Herzbeschwerden ohne organischen Befund	p
	- vegetativ-funktionelle Störungen der inneren Organe	p
	- chronisches Müdigkeitssyndrom	p /c/s/l/ts/tl

---

[13] Syphilis hereditaria tarda, Dr. Fournier, Verlag Abrosius Barth 1908, Seite 66ff
[14] Markus Gantenbein; Symptome der primären und sekundären Miasmatik, 2010

Mesen-chymal schwach	- Bänderschwäche der Gelenke	l
	- Wirbelsäulensyndrome	
	- Gefäßschwäche	
	- Rheumatische Beschwerden	
	- Senkungsbeschwerden, Leisten-/ Nabelbrüche	s /ts
	- frühzeitige Gewebsalterung	
	- Krampfadern, Hämorrhoiden	s
	- Insuffizienz des Hormonsystems, Abwehrschwäche	s / t
	- Neigung zu Ansammlungen von Flüssigkeiten/Giftstoffen	
	- Neurodermitis	c/s/l/ts/tl
	- Magenbeschwerden	c/s/l/ts/tl
Glandulär-schwach	- gefühlsbetont	
	- häufig Stimmungsschwankungen	
	- Erkrankungen am endokrinen/ exokrinen System	
	- Hypo-/Hyperthyreose	s / ts
	- Nebennierenschwäche	
	- Diabetes mellitus	l / c / s
	- Pankreaserkrankungen	
	- Prostataerkrankungen	
	- Dysmenorrhoe	
	- chronische Müdigkeit	
	- Hypophysenschwäche	
	- Overialzysten	
Tuberkuline Disposition	- Erkrankungen der Schleimhäute	
	- Erkrankungen Atemwege	
	- hohe Infektanfälligkeit	i / v
	- erhöhte Allergiebereitschaft	i/v/s/l/c/t
	- Erkrankungen werden leicht chronisch	
	- Neigung zu übermäßigem Schwitzen	
	- Erkrankungen an Nieren	s / s
	- Erkrankungen an Gelenken	c/s/l/ts/tl

Exsudative Diathese	- Rheuma, erhöhte Entzündungsbereitschaft	s /
	- Allergien (Haut/Atemwege/ Nahrungsmittel)	p /c/s/l/ts/tl
	- Nierenerkrankungen	s
	- Störungen im Bindegewebe	p / l
	- Haut-/ Muskel- Gelenkbeschwerden, unklare	p
	- Autoimmunerkrankungen	
	- Dysbiose	
	- Der Körper versucht über die Haut, Schleimhaut und dem Urogenitaltrakt Gifte auszuscheiden	
Übersäuerung-diathese	- rheumatoider Formenkreis	s / t / c
	- Hyperurikaemie / Azidose	
	- Kollagene Erkrankungen	s / t
	- gestörte Lymphentgiftung	
	- Nierenerkrankungen, Nierensteine	s /ts
	- Hypertonie	p /c/s/l/ts/tl
Dyskrastische Diathese	- Leber-/Galle-/Pankreaserkrankungen	c/s/l/ts/tl
	- Diabetes mellitus Typ I und Typ II	c/s/l/ts/tl
	- Gelenkerkrankungen, Weichteilrheuma	s/l
	- Darm-/ Hauterkrankungen	c/s/l/ts/tl
	- erhöhte Tendenz zur Malignität	c/s/l/ts/tl
Lipämische Diathese	- Stoffwechselerkrankungen	s / l
	- vermehrte Cholesterineinlagerung (Koronarsklerose)	
	- Arteriosklerose	l / s
	- Lebererkrankungen	p/s/l/t/c
	- Hypothyreose	t / c

Zeichenerklärung:

c = cancerinisch   l = luetisch
p = psorisch   s = sykotisch
tl = tuberkulinisch luetisch   ts = tuberkulinisch sykotisch
v = Vakzinose   i = iatrogen

Viele Erkrankungen können unterschiedliche Ursachen in der Entstehung haben und somit unterschiedlichen Miasmen zugeordnet werden.

Magenschmerzen alleine betrachtet, können bei vielen Erkrankungen auftreten; sie können psorisch bei Aufregung oder auch cancerinisch bei Magenkarzinom sein oder brennende Schmerzen verursachen und sich nachts verschlimmern, was wiederum auf eine luetische Belastung hindeuten könnte. Somit ist es nicht möglich, allein aus dem Namen der Krankheit, ohne auffallende miasmatische Symptome oder Zeichen, Causa, Gemüts- und Allgemeinsymptomen, einen eindeutigen miasmatischen Bezug auszuarbeiten.

Nur aus der Erkrankungsbereitschaft in den jeweiligen Konstitutionen, Diathesen und Dispositionen einen miasmatischen Bezug herzustellen wäre voreilig.

Aufgrund der geschilderten Problematik erhebt die obige Liste keinen Anspruch auf Vollständigkeit oder richtiger miasmatischer Zuordnung, denn ohne genauere Anamnese der jeweiligen Person und einer Familienanamnese ist die miasmatische Betrachtung weder vollständig noch durchführbar.

5.3 Anamnestisch miasmatisch erfasste Erkrankungen im Vergleich zur Irisbeurteilung

Im folgenden soll versucht werden, die Frage zu beantworten, ob es möglich ist, anhand der Betrachtung aus der Familienanamnese und der dort aufgetretenen Erkrankungen, miasmatische Zeichen in der Iris zu finden.

Diesbezüglich wurde eine Familie ausgewählt, die aus drei Generationen besteht. Irisfotos konnten von der Großmutter mütterlicherseits sowie den Eltern und den Kindern angefertigt werden. Darüber hinaus wurde eine Familienanamnese der verstorbenen Familienmitglieder durch Befragung erstellt.

	Erkrankungen	Miasma
G-Vater/ väterlich	• Malaria • Herzinfarkt • plötzlicher Herztod	• t, c • s / l • s / l /c
	Im Hinblick auf die Malaria können sich die Erkrankungen auch im Rahmen der Tuberkulinie oder Cancerinie abgespielt haben.	
G-Mutter/ väterlich	• Lähmung nach Polio mit 3J • Gallensteine • Diabetes • Coxarthrose beidseits • Hepatitis C	• v • s / c / t / v • c / t • l • s / l / c
	Im Hinblick auf die Polio Impfung können die Erkrankungen auch im Rahmen der Vakzinose aufgetreten sein.	
G-Vater/ mütterlich	• Morbus Perthes • 3. Niere • Gelbsucht, keine weiteren Angaben • plötzlicher Herztod 68J	• l • l • wahrscheinlich luetisch

G-Mutter / mütterlich 66 Jahre	• Scharlach • Diphterie • Fehlgeburt 11 Woche • Osteoporose • Gallensteine • Skoliose	• l / t • l • eher s • l • s / c / t • l
Irisbetrachtung	**rechts**	**links**
Beurteilung	• Hämatogene Konstitution • Solarstrahlen, was auf eine nervliche Belastung hinweist • Pigment im linken Auge in Krausennähe bei 3 Uhr mit Hinweis auf Leberstoffwechsel Zur Miasmatik lässt sich im Bezug auf die Iriszeichen kein eindeutiger Hinweis finden.	

Mutter 43 Jahre	• Hüftdysplasie • Skoliose • Masern • Windpocken • Appendizitis / Op • Tonsillitiden / Op • Nierensteine • Hypertonie • Fehlgeburt 12. Woche • Entzündung N.Vestibularis	• l • l • t / c • s / t • s / t • s / t • mehrmiasmatisch • s / t / l • l / t
Irisbetrachtung	**rechts**	**links**
Beurteilung	• Hämatogene Konstitution • Zirkuläre Kontraktionsfurchen und Solarstrahl Hinweis auf nervliche Belastung • Solitärpigment auf 8 Uhr rechte Iris Hinweis auf Leberstoffwechsel Zur Miasmatik lässt sich in Bezug auf die Iriszeichen kein eindeutiger Hinweis finden.	

Vater 44 Jahre	• Nasenpolypen • Chorioretinitis links mit Blindheit • Bänder schwach	• s, t, c • l , t, c • l
Irisbetrachtung	**rechts**	**links**
Beurteilung	• Mischkonstitution • Zirkuläre Kontraktionsfurchen und Kongestionsfurchen: Hinweis auf nervliche Belastung • Torbögen und verdickte Iriskrause: Hinweis auf tuberkulinische Dispostion • Substanzdefekte evtl. Hinweis auf cancerinische Belastung • Leiter- bzw. Staffellakune links bei 1:30 Uhr Hinweis auf cancerinische Belastung Betrachten wir die hereditäre Miasmatik sowie die persönliche Krankengeschichte, zeigt sich eine multimiasmatische Belastung. In der Iris könnte eine tuberkulinische und cancerinische Belastung in Erwägung gezogen werden. Welches Miasma aktiv ist, lässt sich nicht aus der Iris erkennen. Man erhält einen Hinweis, der in der Gesamtanamnese hilfreich sein kann.	

Sohn 10 Jahre	• häufige Erkältung mit Bronchitiden • Warze Ferse • Aufmerksamkeitsstörung	• t • nicht eindeutig • t, l, c
Irisbetrachtung	**rechts**	**links**
Beurteilung	• Hämatogene Konstitution • Zirkuläre Kontraktionsfurchen und Solarstrahl Hinweis auf nervliche Belastung Zur Miasmatik lässt sich im Bezug auf die Iriszeichen kein eindeutiger Hinweis finden.	

Tochter 8 Jahre	• Impfschaden auf MMR mit 12 Monaten • trockene Hautausschläge • Kontaktekzem	• v • p, t, v • t, v, c
Irisbetrachtung	**rechts**	**links**
Beurteilung	• Mischkonstitution • Zirkuläre Kontraktionsfurchen Hinweis auf nervliche Belastung • Torbogen rechtes Auge 10:00 Uhr Hinweis auf tuberkulinische Belastung In der Iris lässt sich nur auf eine tuberkulinische Belastung schließen. Sonstige hereditären Zeichen lassen sich nicht erkennen. Aufgrund der Angaben lässt sich nicht eineutig erkennen, ob die Hautausschläge psorischen oder tuberkulinischen Ursprugns sind. Jedoch darf hierbei die Vakzinose nicht ausser Acht gelassen werden.	

Die Familienmitglieder weisen überwiegend eine hämatogene Konstitution auf. Aufgrund der zahlreichen Chromatophoren (Pigmentzellen), die das Irisstroma überlagern, ist eine genaue Interpretation dieser hämatogenen Iriden schwer möglich. Zeicheninterpretationen oder gar miasmatische Überlegungen lassen sich aus einem solchen Auge kaum anstellen.

Die einzige Iris, die eine mögliche Beurteilung zulässt, ist die des Vaters. Unter Berücksichtigung der Heredität, sowie der persönlichen Krankengeschichte, können allein aus der Iris keine eindeutigen miasmatischen Rückschlüsse gezogen werden.

5.4 Anamnestisch miasmatisch erfasste Erkrankungen bei nicht hämatogenen Konstitutionen

Gv/mütterlich	• Bronchialkarzinom	• c
Gv/mütterlich	• Parkinson	• l
Gm/mütterlich	• Schlaganfall	• l / s
Gv/väterlich	• Darmkrebs	• c
Mutter	• Ø	
Vater	• Ø	
♀ SB 15 Jahre	• rezidivierende Otitiden • 1999 Windpocken • Kopfschmerzen häufig • Dysmenorrhö • Aufmerksamkeitsstörung • Verlangen zu reisen	• t • s • t, s, l, c • t, s, l • l, t, c • t
Irisbetrachtung	**rechts**	**links**

Beurteilung	• Mischkonstitution • Zirkuläre Kontraktionsfurchen und Kongestionsfurchen Hinweis auf nervliche Belastung • Torbögen und verdickte Iriskrause Hinweis auf tuberkulinische Dispostion • Pigmente linkes Auge bei Uhr 11:00, 4:00; 5:00 • Beginnender Substanzdefekt links bei Uhr 10:30 und 11:00 Hinweis auf cancerinische Belastung • Zentrale Heterochromie Hinweis auf Dysbiose Bei dieser 15jährigen Patientin zeigen sich bereits viele Phänomene in der Iris. Unter Berücksichtigung der Heredität sowie der persönlichen Krankengeschichte können wir, wie auch in der Iris, auf eine tuberkulinische und cancerinische Belastung schließen.

Patientin ohne Familienanamnese		
♀SZ 61J	• Masern	• t / c
	• Röteln	• l
	• Windpocken	• s
	• 1955 Pyelonephritis	• s / t
	• 1969 reversible Facialisparese unklarer Genese	
	• 1974 Allerg. Asthma	• t
	• 1974 Gravidität mit Gestose	• t / c
	• 1986 Muttermalentfernung	• c Unterdrückung
	• 1987 Schilddrüsen CA OP / Bestrahlung	• c
	• 1989 + 2006 Karpaltunnel	• t
	• 1989 Hysterektomie Myome	• c
	• 1993 Brusttumor benigne	
	• 2003 Fibromyalgie	• c
	• 2007 Borreliose	
	• 2007 Herpes Zoster Medikamentöse Unterdrückung	• Stellvertreter „c" Unterdrückung
	• 2007 T-Zell Lymphom Chemotherapie Bestrahlung	• c
Irisbetrachtung	**rechts**	**links**

| Beurteilung | • Mischkonstitution
• Zirkuläre Kontraktionsfurchen und Kongestionsfurchen Hinweis auf nervliche Belastung
• Torbögen und verdickte Iriskrause, Hinweis auf tuberkulinische Dispostion
• Multiple Pigmente linkes und rechtes Auge
• Zentrale Heterochromie, Hinweis auf Dysbiose

Multimorbide 61J Patientin, mit vielen Unterdrückungen und iatrogenen Belastungen. Es zeigt sich eine tuberkulinische Belastung in der Iris. Eindeutige cancerinische Zeichen lassen sich hier nicht erkennen. Zu vermuten ist, dass aufgrund der persönlichen Krankengeschichte, verschiedene Reize das cancerinische Geschehen begünstigt und ausgelöst haben.

Anmerkung: Grund ist, dass sich die Tuberkulinie leicht aktivieren lässt und dass sich Cancerinie und Tuberkulinie oft im Leben oder innerhalb der Generationen abwechseln. |

Patientin ohne Familienanamnese		
♀ HL 86J	• Gonarthrose beidseits • chronische Gastritis, Ulcus • Hochmalignes B-Non Hodgkin-Lymphom	• l • p, s, l , c • c
Irisbetrachtung	**rechts**	**links**

Beurteilung	• Lymphatische Konstitution • Torbögen und verdickte Iriskrause Hinweis auf tuberkulinische Disposition • Multiple Pigmente linkes und rechtes Auge sowie Pfefferkörner im Magenbereich sowie der übrigen Ziliarzone • Lakunen bei Uhr 6:00 = Fuß-Knie-Beinzone • Pankreotrope Pigmente rechts Uhr 8:30 links 8:00 Ältere Patientin, die seit vielen Jahren unter Magenbeschwerden litt. Die in den Vorjahren durchgeführten Gastroskopien ergaben unter anderem chronische Gastritiden und rezidivierende Ulcera. Vorbehandlung über mehrere Jahre mit Antazida. 2009 Diagnose des B-Non Hodgkin-Lymphoms mit Teilresektion des Magens. Zu vermuten ist, dass aufgrund der jahrelang bestandenen Reize der Krebs begünstigt wurde. Ob dieser auf sykotischen oder luetischen Boden entstanden ist lässt sich nicht genau sagen. Da die hereditäre Miasmatik fehlt und nähere Angaben von der Patientin nicht gemacht werden können, können eindeutige Rückschlüsse nicht gezogen werden.

Bei der Betrachtung der jeweiligen „Patientenanamnesen" fällt auf, dass alle Patienten mehrmiasmatisch „belastet" sind. Welches Miasma bei den Patienten vorherrscht, ist allein aus der Iris nicht erkennbar. Es zeigt sich, dass eine eindeutige miasmatische Zuordnung allein aus der Iris nicht getroffen werden kann.

6. Fazit

Die Iridologie bietet dem erfahrenen Iridologen eine gute Möglichkeit, Hinweise auf Erkrankungen, unter Beachtung der Konstitution, Diathese und Disposition sowie der jeweiligen Irisphänomene zu erhalten.

Eine eindeutige Diagnosestellung, allein auf iridiologischen Zeichen basierend, ohne entsprechende Anamnese und weiteren differenzial-diagnostischen Untersuchungen, ist leichtfertig und nicht verantwortbar.

Leider ist es bei hämatogenen Iriden nur schwer möglich, Zeichen in der Iris zu erkennen.

Erkrankungen können auch ohne eindeutige Phänomene in der Iris vorhanden sein. Ebenso können Miasmen vorhanden sein, ohne dass sich diese in der Iris zeigen. Ein Fehlen eines Zeichens in der Iris bedeutet nicht, dass eine Erkrankung nicht vorhanden ist. Die erkennbaren Zeichen bieten jedoch eine Möglichkeit, Beschwerden näher zu hinterfragen und gezieltere diagnostische Verfahren einzuleiten.

In den von mir untersuchten Iriden zeigen sich vorwiegend tuberkulinische Zeichen, so dass man den Eindruck gewinnen könnte, die meisten Menschen seien miasmatisch tuberkulinisch belastet. Das Ergebnis kann jedoch nicht als repräsentativ gewertet werden, da die untersuchte Gruppe der Patienten zu klein ist.

Um eine genauere Beurteilung der aufgetretenen Fragestellungen im Hinblick auf Iridologie und Miasmatik in dieser Arbeit anfertigen zu können, bedarf es einer umfassenderen Untersuchung, die den Rahmen dieser Arbeit leider sprengen würde.

Die Studie müsste über einen längeren Zeitraum angelegt werden, mit genau festgelegten Fragestellungen und der damit zu messenden und zu beurteilenden Parameter. Dementsprechend bedarf es der

Beobachtung mehrerer Familien auf Heredität sowie der persönlichen Krankengeschichte. Die Fotografie und die Beurteilung der Iris sollte in Bezug zur Miasmatik gesetzt werden.

Die Praxis zeigt uns, dass viele Patienten nicht nur ein Miasma geerbt haben. Miasmen können sich im Laufe des Lebens abwechseln oder sich verkomplizieren oder neu hinzukommen. Die Kunst des Homöopathen besteht darin, die Erkrankungen aus allen ihm zur Verfügung stehenden Mitteln zu erkennen und alle hereditären und erworbenen Miasmen zu erfassen, um seine Behandlungsstrategie darauf aufzubauen.

7. Literaturverzeichnis

Emil Schlegel: Die Augendiagnose des Dr. Ignaz von Péczely nach eigenen Beobachtungen, 1887, Verlag von Franz Fues Tübingen

Emil Schlegel: Die Iris nach den neuen Entdeckungen des Dr. Ignaz von Péczely. Vortrag gehalten im naturwissenschaftlichen Verein zu Reutlingen am 31. Januar 1887, Verlag von Franz Fues, Tübingen

Joachim Broy: Die Konstitution, 3. Auflage 2009, Foitzick Verlag Augsburg

Joachim Broy: Repertorium der Irisdiagnose, 4. Auflage 2008, Foitzick Verlag, Augsburg

J. Deck: Differenzierung der Iriszeichen, Differenzialdiagnostik Band II, 1980 Badendruck GmbH, Karlsruhe

Pschyrembel, CD-ROM, Klinisches Wörterbuch, 2007

Günther Lindemann: Augendiagnostik Lehrbuch, Befunderhebung aus dem Auge, Pflaumverlag 1997. 4. Auflage

Claus Jahn, Joachim Geiger: Grundlagen der Iridologie Block 1 und 2, Lehrbuch und Lehrskript zur Grundausbildung Iridologie, Felke Institut, 1997 – 2011 / 2008 - 2009

Röhen, Lütjen-Drecoll: Funktionelle Embryologie, Verlag Schattauer, 4. Auflage

Y. Laborde/G.Risch: Die Hereditären chronischen Krankheiten, Schriftenreihe der CVB Band 20 / 1998 Verlag Müller & Steinicke

Die praktische Irisdiagnose, Schriftenreihe Pastor Felke Institut, 1986

Mathias Dorcsi: Handbuch der Homöopathie, Orac Verlag, Wien, 1986

Augendiagnose Einführungskurs, Arbeitskreis für Augendiagnose und Phänomenologie, Josef Angerer e.V.

Syphilis hereditaria tarda, Dr. Fournier, Verlag Abrosius Barth, 1908 Markus Gantenbein, Symptome der primären und sekundären Miasmatik, 5. Auflage, 2010

Matthias Klünder, Leitlinien miasmatischer Symptome, Verlag Peter Irl 2010

J.H. Allen, Die chronischen Krankheiten, die Miasmen, Band I + II, Verlag Renée von Schlick 2010, 6. Auflage

Internetverweise
http://www.med.uni-magdeburg.de/fme/kauge/Augenentwicklung.pdf, Lennart Nilsson, "Ein Kind entsteht", Bertelsmann, 1965
http://www.augentagesklinik.com/de/informationen/patienten/ irisdiagnostik.php
http://www.medizinwissen-kompakt.de
http://www.dr-gumpert.de/html/iris.html

http://de.wikipedia.org/wiki/Iridologie
Artikel aus: FOCUS Newsletter Nr. 2/1993, S. 13 (Dez. 1993),
http://focus.at/archiv/gatterbauer_irisdiagnose.html

Abbildungsverzeichnis

2011© Carmelo Smorta (Alle Bilder wurden von mir angefertigt und unterliegen keinem weiteren Copyright)

Systematische Zungendiagnose
nach der Traditionellen Chinesischen Medizin in der homöopathischen Praxis
Hp Ingrid Specht

1. Einleitung

Die gründliche Anamnese in der homöopathischen Praxis dient dazu, ein möglichst umfassendes Bild vom gesundheitlichen Zustand eines Patienten bzw. vom Patienten selbst zu bekommen. Den größten Raum nehmen dabei der Spontanbericht des Patienten und die Befragung durch den Therapeuten ein. Daneben ist eine körperliche Untersuchung wichtig, um Hinweise und Zeichen aufzunehmen, die vom Patienten selbst nicht geäußert werden oder aus unterschiedlichen Gründen nicht geäußert werden können. Ein Bestandteil dieser Untersuchung sollte die Betrachtung der Zunge sein, die, ohne aufwändig zu sein oder den Einsatz von Geräten zu erfordern, eine wertvolle Hilfe sein kann.

Absolut unverzichtbar ist die Zungendiagnose in der Traditionellen Chinesischen Medizin (TCM). Hier ist eine vollständige Diagnose ohne die Zungenbefunde unmöglich. Sie liefern wichtige und deutliche Hinweise sowohl auf bestehende energetische Disharmonien als auch auf Therapiekonzepte, die sich daraus ergeben.

Während also in der TCM eine gründliche Zungeninspektion unabdingbar ist für Diagnose und Therapie, scheint Zungendiagnostik in der Homöopathie eine eher untergeordnete oder auch keine Rolle zu spielen. Damit lassen Homöopathen einen wertvollen Teil der anamnestischen Erhebung ungenutzt. Möglicherweise sind die Gründe darin zu suchen, dass entsprechende Anweisungen für eine systematische Zungeninspektion fehlen. Damit erhebt sich die Frage, ob die chinesische Zungendiagnostik diese Lücke in der homöopathischen Anamnese ausfüllen kann.

In der vorliegenden Arbeit wird zunächst die homöopathische Literatur im Hinblick auf Zungensymptome gesichtet. Berücksichtigt werden Repertorien, Arzneimittellehren und Literatur zur Zungendiagnostik im Zusammenhang mit Homöopathie.

In einem 2. Teil werden die Zungendiagnostik der Traditionellen Chinesischen Medizin vorgestellt und Zungensymptome und ihre Bedeutung erläutert.

Im 3. Teil dieser Arbeit wird gezeigt, wie Erkenntnisse aus der chinesischen Zungendiagnostik in der homöopathischen Fallanalyse verwertet werden können. Dabei werden die Ausführungen durch Beispiele erläutert.

2. Zungensymptome in der Homöopathie – eine Bestandsaufnahme

2.1 Repertorien
2.1.1 Synthesis Repertorium homoeopathicum syntheticum[1] Radar Repertory Program[2]
Das Synthesis und die Computer-Software-Version Radar 10 enthalten eine überwältigende Fülle von Zungensymptomen. Ein eigenes Kapitel über die Zunge gibt es jedoch nicht.
Radar verzeichnet zum Wurzel-Suchbegriff „Zunge" 1118 Symptome, verteilt in allen Kapiteln des Repertoriums von „Gemüt" über „Mund" (die meisten Zungensymptome) bis zu „Allgemeines" und „Ausdrücke".
Der Begriff „Zungenspitze" erbringt bei der Wurzelsuche weitere 85 Symptome, ebenso der Suchbegriff „Zungenwurzel".
Viele der aufgeführten Symptome sind Symptome ohne Arzneimittel; es gibt interessante Verweise auf andere Kapitel oder Unterkapitel, wo Zungensymptome als Begleitsymptome anderer Krankheitszustände zu finden sind. Eine eindeutige Unterscheidung zwischen Zungenkörper

und Zungenbelag findet nicht statt (manchmal ist eine weiße Zunge eine blasse Zunge und manchmal eine weiß belegte Zunge).

Insgesamt gestaltet sich die Suche schwierig und ist aufgrund der Komplexität und der auf die Spitze getriebenen Differenzierung oft eher verwirrend.

2.1.2 Murphy: Klinisches Repertorium[3]

Das Klinische Repertorium von Robin Murphy enthält ein eigenes Kapitel zur Zunge. Die aufgeführten Symptome sind auf 14 Seiten alphabetisch geordnet („Abfallen würde, Gefühl, als ob die Zunge" bis „Zusammenziehung"). Darunter gibt es die Rubrik „Belag"; sie gibt zunächst die allgemeinen Mittel an und stellt danach in alphabetischer Reihenfolge weitere Unterrubriken mit ihren Arzneimitteln auf. Es findet sich allerdings neben der Rubrik „Rote Zunge" (womit eindeutig der Zungenkörper gemeint ist) auch die Rubrik „Gelbe Zunge" (womit wohl der Zungenbelag gemeint ist).

Insgesamt ist dieses Repertorium jedoch sehr hilfreich, und die Zungensymptome sind gut zu finden.

2.1.3 Boericke: Homöopathische Mittel und ihre Wirkungen. Materia Medica und Repertorium[4]

Im Repertorium von Boerickes Taschenausgabe findet sich ein vierseitiges Kapitel über die Zunge mit drei Unterkapiteln. Das Unterkapitel „Belag" nennt 33 Einzelsymptome (unter denen freilich auch der rote Zungenkörper zu finden ist). Das Unterkapitel „Eruptionen, Ausschläge und andere Symptome" enthält - alphabetisch geordnet - Sensationen auf der Zunge wie Bläschen, Psoriasis oder Furchen und Risse. „Zustände" des dritten Unterkapitels sind Atrophie, Schmerzempfindungen, Kälte und Trockenheit.

Obwohl dieses kleine Werk nur wenige Rubriken aufweist, ist es doch spannend und lohnt das Hineinschauen.

2.1.4 Lilienthal: Homöopathische Heilmittel nach klinischen Gesichtspunkten[5]

In seinem Buch beschäftigt sich Lilienthal in Band 3 im Kapitel „Zunge" mit den homöopathischen Mitteln, die bei bestimmten Zungensymptomen zum Einsatz kommen. Er nennt zunächst in einem ersten Abschnitt Arzneimittel für den weißen Zungenbelag, die rote Zunge, die gelbe Zunge (Belag?), den braunen Belag, den bläulichen Belag und den gefleckten Belag, wobei für jedes der genannten Arzneimittel weitere Merkmale aufgeführt werden, die die Zunge bei dem jeweiligen Mittel charakterisieren (wie Trockenheit, Dicke des Belages, Empfindungen, Verteilung des Belages, Risse...).

Im 2. Abschnitt geht es um besonders charakteristische Symptome auf der Zunge und ihre homöopathischen Arzneimittel. Die 16 Stichpunkte dieses kleinen Repertoriums sind:
Aphten auf der Zunge. Am Rand eingedellt. Entzündung, Glossitis. Geschwollen. Grüner Belag. Kalt. Lähmung. Landkartenzunge. Rissig. Spricht wie betrunken. Steif. Zahneindrücke an den Rändern. Fühlt sich wie zerschlagen an. Zittert. Zungengeschwüre. Zungenkrebs. (Lilienthal[5], S. 2016f)

Der 3. Abschnitt ist eine kleine, viereinhalb Seiten umfassende Zungenarzneimittellehre, die typische Zungenbefunde von 69 homöopathischen Arzneimitteln (von Absinthium bis Zincum metallicum) aufführt.

2.1.5 Dorcsi: Symptomenverzeichnis[6]

Das „Symptomenverzeichnis" enthält innerhalb des Kapitels „Organotropie" einen Abschnitt über die Zunge sowie einen sehr kurzen Abschnitt über die Zungenspitze.

Dorcsi führt homöopathische Arzneimittel für folgende Zungenbefunde auf:
Abschälen. Anstoßen (beim Sprechen). Beißen. Belegt. Bläschen. Bläulich. Braun. Brennen. Dick. Entzündet. Erdbeerartig. Gelb. Geschwollen.

Geschwollenheitsgefühl. Geschwürig. Glänzend. Glatt. Grau. Groß. Haar-
gefühl. Heiß. Kalt. Kältegefühl. Klebt am Gaumen. Krampf. Krebs. Krib-
beln. Lähmung. Herausstrecken. Landkartenzunge. Pelzig. Pfeffer. Rand.
Rauh. Rein. Rissig. Rollt hin und her. Rot. Schleimig. Schlaff. Schmerz.
Schmutzig. Schwarz. Steif. Taub. Trocken. Unbeweglich. Verbrannt. Weiß.
Wund. Wurzel. Zahneindrücke. Zitterig. (Dorcsi[6], S. 304ff)

Für die Zungenspitze werden diese Symptome genannt:
Belegt. Bläschen. Blasen. Brennen. Geschwür. Rauh. Rot. Schmerzhaft.
Verbrannt. Wund. (Dorcsi[6], S. 310)

2.2 Homöopathische Literatur

2.2.1 Materiae medicae

Nahezu jedes homöopathische Arzneimittel hat in seinem Mittelbild
Zungensymptome. Zu finden sind sie in den meisten Arzneimittellehren
innerhalb des Kopf-zu-Fuß-Schemas in der Rubrik „Mund".

Die „Konkordanz der Materia medica" von Frans Vermeulen[7] enthält
die Symptome aus den Werken von Boericke, Boger, Lippe, Allen,
Pulford, Cowperthwaite, Kent, Clarke, Vermeulen und Hering und ist
damit als recht vollständig anzusehen. Gibt es im Zusammenhang
mit der Zunge wichtige Informationen (Wirkungsort des AM, Leitsymptom), so findet sich ein entsprechender Hinweis im einleitenden
Kapitel „Charakteristika" des jeweiligen Arzneimittelbildes.

„Der Neue Clarke" von J.H. Clarke[8] berücksichtigt als Quellen
Hahnemanns „Reine Arzneimittellehre" und „Die chronischen Krank-
heiten", die Arzneimittellehren von Jahr, Noack und Trinks, Hartlaub und
Trinks, Teste, v. Lippe, Allen, Hering, Hale, Guernsey, Cowperthwaite,
Hughes und Farrington. Das einleitende Kapitel „Klinik" informiert
über Krankheiten, darunter auch Zungensymptome, bei denen das
Arzneimittel geholfen hat.

Die „Gesichtete homöopathische Arzneimittellehre" von Julius Mezger[9] listet Zungensymptome in der Rubrik „Verdauungsorgane" auf, sofern sie sehr charakteristisch sind.

Die „Leitsymptome in der homöopathischen Therapie" von Nash[10] führen die Zunge betreffende Symptome ebenfalls nur dann auf, wenn sie – wie der Titel des Buches besagt – Leitsymptome sind und in klinischen Fällen von Nash bestätigt werden konnten.

2.2.2 Strobl: Die Zungendiagnostik als Hilfsmittel des praktischen Arztes[11]

„Die Veränderungen der Zunge und der Zungenoberfläche sind bei alten Ärzten, bei den Ostasiaten, bei den Arabern und bei den Griechen schon immer als diagnostische Möglichkeit benutzt worden. Es ist allgemeines Erfahrungsgut aller Völker, die Veränderung der Zunge als ein besonderes Zeichen von Veränderungen im Inneren des Verdauungstraktes anzusehen. Leider sind uns heute die Erfahrungen der Ärzte, die nicht die diagnostischen Hilfsmittel hatten, wie sie uns heute zur Verfügung stehen, verloren gegangen." (Strobl[11], S. 5)

Dr. med. Anton Strobl hat sich in den 50er Jahren des vorigen Jahrhunderts mit Zungendiagnostik beschäftigt und sie genutzt, um zu einer homöopathischen Verschreibung zu kommen. Für Strobl ist die Zunge ein Spiegel des Verdauungstraktes: Die Zungendiagnostik stellt eine schnelle und sichere Möglichkeit dar, sich einen Überblick über den Zustand der Verdauungsorgane zu verschaffen. Darüber hinaus gibt die Zungendiagnostik Hinweise auf die Ursachen der bestehenden Problematik und nicht zuletzt auf die geeignete Therapie: *„Wenn jemand in der Homöopathie ausgebildet ist, dann ist er auch imstande, aus den Veränderungen der Zunge auf ein entsprechendes homöopathisches Mittel zu schließen, und er wird erstaunt sein, wie oft ihm die Zunge den Hinweis gibt, den er braucht, um die richtige Mittelwahl zu treffen."* (Strobl[11], S. 6)

Die Berechtigung der Zungentopographie sieht Strobl zum einen in der Innervierung der Zunge durch drei verschiedene Hirnnerven, zum anderen bestätigt sie sich durch die homöopathische Mittelwahl: *„Wir wissen, daß bestimmte Mittel eine Veränderung mehr auf dem Vorderteil der Zunge machen, und gleichzeitig wissen wir, daß es sich bei ihnen um ausgesprochene Magenmittel handelt. Und von anderen Mitteln wissen wir, daß sie einen Belag mehr in der Mitte oder auf dem Hinterteil der Zunge erzeugen und daß es sich bei ihnen um Leber- oder Darmmittel handelt."* (Strobl[11], S. 9)

Strobl gibt in der Folge die Hauptveränderungen der Zunge und ihre Bedeutung an (Strobl[11], S. 9f):
- reine Zunge: gesunder Verdauungstrakt
- trockene Zunge: bei Fieber und Austrocknungserscheinungen
- Zittern beim Herausstrecken: Gehirnerkrankungen, bei Potatoren und nervösen Personen
- Vergrößerung: Akromegalie, Entzündung
- Verkleinerung: manchmal bei Bulbärparalyse
- Geschwüre: Tbc-Geschwüre flach, luetische Geschwüre ausgestanzt, Gummen
- weißlich-gelber Belag: bei Gastritis (nicht beim Ulcus)
- geschwollen mit Zahneindrücken an den Rändern, dicker grauer Belag: akute Gastritis
- dicker gelblicher bis bräunlicher Belag: Leber- und Gallenerkrankungen, Stauung im Pfortadersystem
- starker Belag, Blässe, ödematöse Schwellung: Urämie
- rote Himbeerzunge: bei Scharlach
- sehr reine, rote Zunge: oft bei Tbc
- blass und feucht: bei Magenblutungen (vorher meist Belag und Trockenheit)
- trocken, dunkelbraun bis schwärzlich: Typhus
- abwechselnd Verfärbung und Rotwerden: Aorteninsuffizienz
- trocken, roter Streifen durch die Mitte: schwere Darmentzündung, Spasmen

- Huntersche Glossitis: Perniciosa
- trocken, viele Einrisse: Diabetes
- trocken, weiß-schleimig belegt, mit Petechien und Bläschen: Dystonie des Vagus mit heftiger Gastritis und Enteritis
- trocken, Mitte braun, Ränder feucht und rot: Dünn- und Dickdarmentzündung
- Belag an der Spitze, hellrote Ränder: Störungen in der Säurebildung
- trocken, Spitze feucht, sonst weiß, Ränder nicht belegt: Erkältung, rheumatische Prozesse in den Eingeweiden
- trocken, Spitze wie verbrüht, sonst dick gelblich-weiß belegt: chronische innere Leiden, skrofulöse Diathese
- trocken, Basis wie mit Lehm belegt: geschwürige Prozesse im Darm
- trocken, aufgesprungen: V.a. Magenschleimhautentzündung durch Vergiftung
- trotz Feuchtigkeit trockenes Gefühl: bei Anämie, bei schlechter Durchblutung der Baucheingeweide
- gelber Belag, Zahneindrücke, roter Rand: Leber- und Gallenleiden mit Ikterus, Erkrankungen des Leberparenchyms
- missfarben jeder Färbung, sonst blass: Schwächezustände infolge Blutverlust, mangelhafte Durchblutung der Eingeweide
- blauer Belag: bei Ruhr, Typhus
- schwarz: bei Cholera, Scharlach, Kollaps

Nach der Einteilung in Organfelder ergeben sich für Strobl weitere Hinweise auf Erkrankungen (Strobl[11], S. 11):
- sackförmige Auftreibung des Sulcus nahe der Zungenspitze: Oesophagusdivertikel
- netzartige Fissuren und Linien im Magenfeld: Entzündung
- Einsenkungen im Magengebiet: evtl. Senkungsbeschwerden im Magen
- stark gerötete kürzere Einrisse im Magenfeld: Ulcus

- zackig gelagerte Furchen in bogenförmiger Anordnung: Krebsdisposition
- Verbreiterung des Sulcus im Dünndarmfeld: Flatulenz
- quergelagerte Furchen im Dünndarmfeld, kreuzen den Sulcus: Spasmen, Stuhlträgheit
- Sulcus hört im Dünndarmfeld auf und geht zweigeteilt weiter: Durchfälle
- sackförmige Einrisse im Colonfeld: Erweiterung des Darmes
- mit gelblich-bräunlichem Belag am Zungengrund: Eingeweidewürmer

Aus den Erkenntnissen aufgrund des Zungenbefundes ergeben sich Hinweise für die Therapie. Strobl nennt folgende Mittel bei den Zungenveränderungen (Strobl[11], S. 12):

- weiße Zunge: Ant-c, Bryonia, Calc-carb, Kali-mur, Kali-carb, Merc (Zunge schlaff mit Zahneindrücken), Nat-nit (großer Durst!), Phos (belegt wie Kalk, Mitte rot), Puls, Stram (rote Papillen), Yucca-fil (Zahneindrücke)
- gelber Belag (meist Leber): Bry, Lept, Chel (roter Rand), China, Hydr, Kali-bi (rote Ränder mit Zahneindrücken), Merc-bijod (rote Spitze), Nat-phos (Belag weiter hinten), Puls, Stann-met (roter Streifen durch die Mitte)
- brauner Belag (enteritisches Syndrom): Ars-alb, Bry, Crot, Hyos, Plb, Colch, Glonoin, Myr-cerif, Sec, Sulf, …
- grauer Belag: Ambr, Ant-t
- Landkartenzunge (Leberbeteiligung): Borx (echte Leukoplakie), Merc-aurat, Nat-mur, Tarax (wie wund)

Unter Berücksichtigung der Organotropie ergeben sich folgende Mittel (Strobl[11], S. 12f):

- Sulcus dunkler als übrige Zunge: Arnica
- roter oder brauner Streifen entlang der Zunge, bes. im hinteren Bereich: Baptisia tinctoria
- runde, schmerzlose Geschwulst in der Mitte: Drosera

- Sulcus tief: Mercurius
- Mitte rot, sonst gelb: Veratrum album
- Rand gerötet und schmerzhaft: Antimonium crudum
- Rand rot, Zahneindrücke: Carduus marianus (Leberstauung)
- Rand mit Bläschen, brennt: Causticum
- Rand rot, Basis gelb: Kalium bichromicum
- reine Zunge bei Verdauungskrankheiten mit Erbrechen: Aethusa cynapium
- reine Zunge, starke Nausea: Digitalis
- reine Zunge, Nausea: Ipecacuanha
- reine Zunge, mit Schaum bedeckt: Natrium muriaticum, Zincum (Zunge evtl. belegt)

Strobl gibt eine Zusammenfassung seiner Therapie der Verdauungskrankheiten (Strobl[11], S. 12f):
- Zunge weiß belegt (= Gastritis oder Gastrektasie): Nux vomica, Belladonna, Robinia, dazu evtl. Antimonium crudum, Bismutum nitricum, Carbo vegetabilis (evtl. im Wechsel). Besteht dabei viel Aufstoßen: Colocynthis, Momordica, Raphanus, Asa foetida, Cuprum aceticum, Natrium nitricum
- Zunge rechts im Leberfeld belegt: Chelidonium, Lycopodium, Carduus marianus, Cholesterin
- Zunge in der Mitte belegt, Ränder und Spitze hellrot (= Störung der Säureverhältnisse): Nux vomica, Belladonna, Robinia, Carbo vegetabilis
- Zunge belegt, Ränder und Spitze hellrot (= Hyperacidität): Magnesium phosphoricum, Acidum sulfuricum, Natrium phosphoricum, Natrium muriaticum
- Zunge trocken mit Quersulci (= Obstipation): Magnesium muriaticum, Plumbum aceticum, Silicea, Graphites, Bryonia, Alumina
- Landkartenzunge, bes. rechte Seite (= Leber- und Gallenstörung): Mercurius corrosivus, Atropinum sulfuricum, Taraxacum, Cholesterin, Arsenicum album

- Landkartenzunge, bes. linke Seite (= Störung der Milz): Ceanothus americanus, Carduus marianus, Grindelia robusta, China
- Zunge vorn rot, hinten belegt (= Darmstörungen): Asa foetida, Colocynthis, Carbo vegetabilis, Momordica, Raphanus, Cuprum aceticum, Argentum nitricum
- belegte Zunge, nur Spitze hellrot (= Darmkoliken, Störungen in der Darmmuskulatur): Atropinum, Colocynthis, Dioscorea, Mercurius corrosivus, Echinacea, u.U. auch noch Bryonia, Ledum, Arnica, Viscum album, Rhus toxicodendron
- Zunge geschwollen, feucht, schwammig (= Störung der Leberfunktion, oft mit Durchfall): Lycopodium, Carduus marianus, Dolichos, Chelidonium, Mercurius solubilis
- dicker, gelber Belag (= Leberstörung und Hämorrhoiden): Carduus marianus, Aesculus, Lycopodium
- gelb-bräunlicher Belag (= Leber- und Gallenstörungen): Lycopodium, Chelidonium, Leptandra, Cholesterin, Fel tauri
- Zunge trocken, roter Streifen durch die Mitte (= Darm-entzündungen schwerer Art mit Durchfall und Blähungen): Atropinum sulfuricum, Mercurius corrosivus, Echinacea, Baptisia, Bryonia
- Zunge belegt und rissig, roter Fleck an der Spitze (= Störung Darmmuskulatur mit Verstopfung): Fastenkur und Thuja, Silicea, Arnica
- wundrotes Aussehen der Zunge (= Magen- und Darmkatarrh): Veratrum album, Aethusa, China, Ipecacuanha, Podophyllum, Hydrastis, Sulfur

A. Strobl weist uns noch auf eine wichtige Erfahrung hin: *„Wir sehen z.B. einen Patienten mit einem Herzleiden. Er klagt über starke stenocardische Beschwerden mit Atemnot und Arrhythmie. Wie bei allen Patienten sehen wir auch hier auf die Zunge. Es ist nun merkwürdigerweise kein Zeichen zu sehen, das auf das Herz hinweist, dagegen sehen wir eine gelbe Verfärbung der Zunge auf dem Leberfeld und eine graubräunliche* *auf dem Feld des Colons. Wie ist das zu deuten? Ich persönlich habe dabei die Erfahrung gemacht, daß es tatsächlich besser ist, der Natur mit ihren Zeichen mehr zu glauben als der eigenen Diagnostik. Ich mache in diesen Fällen nur eine Behandlung der Leber und des Darmes und erlebe immer wieder, daß eine oft jahrelang bestehende Herzkrankheit plötzlich nach vielen anderweitigen vergeblichen Versuchen in kurzer Zeit für immer verschwindet."* (Strobl[11], S. 15)

2.2.3 Sonnenschmidt: Miasmatische Krebstherapie[12]

Dr. Rosina Sonnenschmidt setzt in der Krebstherapie begleitend auch organotrope Arzneimittel ein. Sie bezeichnet sie in diesem Zusammenhang als Drainagemittel. Sie unterstützen den Organismus durch Anregung von Stoffwechselvorgängen und Aufbauprozessen. Ihrer Mittelwahl legt sie die chinesische Zungendiagnose zugrunde und begründet dies so: *„Erstens ist diese Art der Diagnose selbst beim bettlägerigen, geschwächten Patienten leicht durchzuführen. Zweitens ist die Zungenbeschaffenheit bei Krebs signifikant verändert, so dass relativ leicht abzulesen ist, welche Maßnahmen zur Unterstützung lebenswichtiger Organfunktionen ergriffen werden sollten. Drittens kann der Patient die Verbesserung seines Gesundheitszustandes selbst an seiner Zunge ablesen."* (Sonnenschmidt[12], S. 261f)

Bei Krebserkrankungen eignen sich als Drainagemittel nach Sonnenschmidt

- Solidago virga urea bei Betroffenheit des Urogenitaltraktes (Zunge: trocken, rot; Belag: gelblich, braunschwarz oder weiß auf dem Zungengrund bei ansonsten belagloser Zunge)
- Carduus marianus zur Unterstützung der Entgiftungsfunktion der Leber (Zungenbelag: dick und weiß am Rand in der Leber-Gallenzone)
- Chelidonium majus zur Leberdrainage (Zunge dick gelb belegt, evtl. bräunlich am Zungenrand)

- Ceanothus americanus zur Milz-Leberdrainage (deutliche Zahneindrücke, Risse, gelb-weißer Belag in der Mitte; rot und trocken, leicht gelb in der Mitte)
- Grindelia robusta zur Milz-Lungendrainage (Mitte dick und weiß/ gelb belegt, rote Punkte im Bereich der Spitze)
- Hydrastis canadensis zur Haut-Darmdrainage (Zunge geschwollen, Zahneindrücke, kaum Belag)
- Crataegus oxyacantha zur Herzdrainage (Zunge hellrot, unregelmäßig weiß belegt, viele Risse; Zunge feuerrot, trocken, belaglos; Zungenspitze evtl. rot oder blau)

2.3 Diskussion der Ergebnisse

Die Durchsicht von Repertorien und Arzneimittellehren ergibt eine Fülle von Zungensymptomen. Ein Auffinden bestimmter Zungenzeichen wird aber dadurch erschwert, dass Symptome nicht konsequent systematisiert sind. In Computerprogrammen erleichtert die Möglichkeit der „Wurzel-Suche" die Auffindung von Zungensymptomen. Wo dies nicht der Fall ist, braucht man vor allem Geduld.

Der Fülle der Zungensymptome in Repertorien und Arzneimittellehren steht wenig Literatur gegenüber, die sich mit der Aufnahme und Berücksichtigung von Zungensymptomen in der homöopathischen Praxis beschäftigt. Die Arbeiten von Strobl[11] und Sonnenschmidt[12] sind die einzigen, die gefunden werden konnten. Durch Betrachtung der Zunge war es Strobl möglich, den Zustand der Verdauungsorgane zu beurteilen und daraus Schlüsse zu ziehen für eine homöopathische Therapie. Sonnenschmidt nutzt die Topographie der Zunge nach der TCM, um geschwächte Organe infolge einer Krebserkrankung zu unterstützen.

Die Erfassung von Zungensymptomen nach Kriterien der chinesischen Zungendiagnostik kann jedoch in nahezu allen Fällen gesundheitlicher Beeinträchtigung zu einer erfolgreichen Diagnose und Therapie beitragen.

Die homöopathische Literatur hält einen wahren Schatz an Zungen-symptomen in ihren Arzneimittellehren und Repertorien bereit. Diesen Schatz können praktizierende Homöopathen nur nutzen, wenn sie in der Anamnese Zungensymptome ihrer kranken Patienten aufnehmen und wertschätzen. Die „Anleitung" dazu liefert die Zungendiagnostik der Traditionellen Chinesischen Medizin. Sie gibt uns nicht nur Me-thoden an die Hand, die Zungenbefunde systematisch zu erfassen, sondern diese Befunde auch zu interpretieren und für eine Therapie nutzbar zu machen.

3. Zungendiagnostik in der Traditionellen Chinesischen Medizin

Mit der chinesischen Zungendiagnostik befinden wir uns in einem fremden Medizinsystem, dessen Grundlage die Konzepte von Qi, Yin und Yang, den Meridianen und der 5 Elemente-Theorie sind. Diese Konzepte zu erläutern, würde den Rahmen dieser Arbeit sprengen. Es sei daher auf grundlegende Literatur zu diesem Thema verwiesen (Maciocia[13,14,15], Focks, Hillenbrand[16], Heping[17]).

Bei den folgenden Ausführungen muss beachtet werden, dass Aussagen der TCM, die die inneren Organe betreffen, eine andere Bedeutung haben als in der westlichen Medizin: Z.B. ist ein Herz-Syndrom der TCM nicht gleichbedeutend mit einer organischen Herzerkrankung im schulmedizinischen Sinn. Es bedeutet vielmehr, dass die Funktionen, die nach der TCM dem Herzen zugeschrieben werden, beeinträchtigt sind. Diese Beeinträchtigung zeigt sich im Zungenbild im entsprechen-den Areal, bevor die Störung sich organisch manifestiert und damit durch schulmedizinische Untersuchungen und Messungen festgestellt werden kann.

3.1 Stellenwert der Zungendiagnostik in der TCM

Die ausführliche Inspektion der Zunge im Rahmen der chinesischen Anamnese ist eine Selbstverständlichkeit. Ihr Wert wird dementsprechend hoch geschätzt: *„Die Zungendiagnose stellt eine der wertvollsten diagnostischen Methoden der chinesischen Medizin dar."* (Maciocia[13], S.15) Das Zungenbild verschafft Klarheit über pathologische Vorgänge, auch und besonders bei komplizierten und widersprüchlichen Krankheitsbildern. Mithilfe der Zungendiagnostik ist es möglich, starke emotionale Faktoren, die eine Rolle im Krankheitsgeschehen eines Patienten spielen, zu identifizieren. Weiterhin können Haupt- und Nebenaspekte eines komplexen Krankheitsmusters voneinander unterschieden werden. Nicht zuletzt liefert die Zungendiagnostik Hinweise auf eine geeignete Therapie.

3.2 Untersuchungskriterien

Die Untersuchung der Zunge wird systematisch und nach festgelegten Kriterien durchgeführt. So werden der Zungenkörper und der Zungenbelag (getrennt!) sowie die Feuchtigkeit der Zunge betrachtet; bestimmte Zungenareale gelten als Abbild der inneren Organe und werden in der Zungentopographie berücksichtigt.

- Zungenkörper: Betrachtet werden Farbe, Form und Größe des Zungenkörpers, seine Beweglichkeit und seine Beschaffenheit (z.B. Risse, Geschwüre).
- Zungenbelag: Betrachtet werden die Farbe, die Dicke und die Konsistenz des Belages sowie seine Verteilung.
- Feuchtigkeit: Bei der Beurteilung der Feuchtigkeit der Zunge geht es um verminderte oder vermehrte Feuchtigkeit auf der Zunge, also um Trockenheit oder Nässe des Zungenkörpers.
- Organbezug nach Zungenarealen: Nach einem Konzept der chinesischen Medizin korrespondieren verschiedene Teile des Körpers miteinander, so dass sich der Zustand der inneren Organe auch an der Zunge ablesen lässt.

Die chinesische Zungendiagnostik beinhaltet noch weitere Aspekte, die jedoch ohne tiefere Kenntnis der TCM nicht interpretierbar sind und damit hier nicht genutzt werden können.

Die normale Zunge
- ist frei beweglich
- hat einen blassroten Zungenkörper
- hat einen dünnen, weißen Belag, der nicht abzuwischen ist
- ist leicht feucht und glänzt

3.3 Vorgehen bei der Zungendiagnose

Bei der Zungendiagnose wird systematisch in der Reihenfolge der vorgegebenen Untersuchungskriterien vorgegangen. Alle Informationen zu Körper, Belag, Feuchtigkeit und Organtopographie werden in mehreren Untersuchungsdurchgängen aufgenommen.

Der Patient wird gebeten, die Zunge mehrmals und jeweils nur kurz herauszustrecken. Langes Herausstrecken der Zunge führt zu Farbveränderungen und ist außerdem unangenehm für den Patienten.
Bedacht werden muss auch, dass bestimmte Nahrungsmittel und Getränke wie Kaffee, scharfe Gewürze, Bonbons sowie Medikamente zu Farbveränderungen führen.
Die Zungenuntersuchung sollte bei Tageslicht bzw. natürlichem Licht durchgeführt werden, damit Farbe von Belag und Körper richtig aufgenommen werden können.

3.4 Zungendiagnosebogen

Um ein möglichst vollständiges und aussagekräftiges Ergebnis bei der Zungendiagnose zu bekommen, ist es nötig, sich darüber im Klaren zu sein, wonach man sucht, wo man hinschauen muss, und in welcher Reihenfolge man dies tut. Die Untersuchung erbringt viele einzelne Informationen, die schlecht im Kopf zu behalten sind. Deshalb wurde von der Verfasserin ein Zungendiagnosebogen entwickelt (siehe

Anhang), auf dem die Ergebnisse der Zungenbetrachtung festgehalten werden können.

Zum Aufbau des Bogens sei Folgendes erläutert:
Zungenkörper und Zungenbelag werden stets gesondert betrachtet, so dass sich die zwei Hauptpunkte des Bogens ergeben.

Beim Zungenkörper werden hinsichtlich der Aspekte Farbe, Form, Beschaffenheit, Beweglichkeit (schon beim ersten Herausstrecken der Zunge zu beachten!) und Feuchtigkeit die verschiedenen Möglichkeiten zum Ankreuzen angegeben. Die Zahlenzuordnung im Unterpunkt Feuchtigkeit bietet die Möglichkeit, im Zuge einer Verlaufskontrolle Aussagen über Besserung oder Verschlechterung der Krankheit schnell und unkompliziert zu übertragen (1 → 2: Besserung bzw. gute Prognose; 2 → 3: Verschlechterung). Sind Risse, Geschwüre, Schwellungen, Pünktchen oder andere Auffälligkeiten in bestimmten Bereichen des Zungenkörpers festzustellen, können diese in nebenstehende Zungenumrisse eingetragen werden.

Für den Zungenbelag sind die Aspekte Farbe, Dicke (wiederum mit Zahlenzuordnung für eine Beurteilung des Krankheitsverlaufs) und Konsistenz des Belages sowie seine Verteilung nach der Zungentopographie angegeben und können angekreuzt bzw. gekennzeichnet werden.

3.5 Bedeutung der Zungenzeichen

3.5.1 Zungenkörper

Wie im Kapitel 3.6. näher ausgeführt wird, werden in der TCM alle aufgenommenen Symptome weiter differenziert, so dass die Interpretation eines einzelnen Aspektes immer unvollständig bleiben muss. Dies vorausgesetzt, lässt sich Folgendes sagen:

Der Zungenkörper zeigt den Zustand von Blut und inneren Organen sowie deren Energiezustand (Qi). Das bedeutet, dass eine innere Erkrankung eine Veränderung von Farbe und Form des Zungenkörpers bewirkt.

Die Farbe des Zungenkörpers (unabhängig vom Belag!) gibt Auskunft über den Zustand von Blut und den (Yin-)Organen Niere, Leber, Herz, Milz und Lunge.

Beispiele:
- Ein blasser Zungenkörper kommt bei Blutmangel vor.
- Ein blasser Zungenkörper, der am Rand eine orange Färbung aufweist, kommt bei Leber-Blutmangel vor.
- Eine rote Zungenspitze spricht für eine Herz-Hitze.
- Eine purpurne Farbe des Zungenkörpers spricht für eine Blutstase.

Form und Beweglichkeit des Zungenkörpers geben uns u.a. Auskunft über den Zustand des Blutes und den Charakter einer Störung.

Beispiele:
- Eine kleine, dünne Zunge kommt bei Blutmangel vor.
- Eine Zunge, die im vorderen seitlichen Bereich verbreitert ist, kommt bei schweren mentalen Störungen vor.
- Eine steife Zunge kommt bei „Wind"-Erkrankungen vor (Schlaganfall, TIA).

3.5.2 Zungenbelag

Der Zungenbelag gibt Auskunft über den Zustand des Magens und der anderen Yang-Organe Blase, Dünn- und Dickdarm sowie der Gallenblase.

Ein pathologischer Zungenbelag kann weiß, gelb, grau, braun oder schwarz sein. Er begleitet eine Erkrankung, die in der TCM als äußere Erkrankung bezeichnet und durch einen pathogenen Faktor ausgelöst wird. Dabei bewirkt der pathogene Faktor „Kälte" einen weißen Belag, der Faktor „Hitze" verändert einen weißen in einen gelben Belag. Aus diesem können sich ein brauner und auch ein schwarzer Belag entwickeln. Ist ein Belag dick, zeigt er einen kräftigen pathogenen Faktor an, der die Organe Magen, Darm und Blase affiziert (z.B. bei Erkältungskrankheiten und Magen-Darm-Erkrankungen; der Zungenkörper ist dabei nicht verändert).

Dringt der pathogene Faktor tiefer in den Körper ein, zeigt sich dieser Zustand in einem einseitigen Belag oder in einem Belag, der im vorderen Teil weiß und im hinteren Teil grau oder braun ist.

Bei inneren Erkrankungen zeigt die Verteilung des Belages die Lokalisation eines pathogenen Faktors wie z.B. „Nässe" oder „Hitze" in Niere, Leber, Herz, Milz oder Lunge; bei diesen inneren Syndromen ist aber immer auch der Zungenkörper verändert.

- Ein brauner, schmieriger Belag im hinteren Bereich der Zunge kommt bei Enteritis vor.
- Ein dicker weißer Belag im mittleren Bereich der Zunge zeigt eine Verdauungsstörung an.
- Ein gelber, schmieriger Belag am Zungenrand kommt z.B. bei Cholecystitis vor.
- Ein nasser, weißer Belag zeigt eine Milzschwäche an.

Anhand der Veränderung von Farbe und Dicke des Zungenbelages im Verlauf einer Behandlung kann eine Prognose bezüglich des Krankheitsverlaufs gestellt werden:
- wachsender Belag (von normal zu dick, 2 → 3): Krankheit verlagert sich nach innen
- Belag wird dünner (von dick zu normal, 3 → 2): Heilung setzt ein
- Verliert ein Belag plötzlich seine Wurzel, kann er also mit dem Spatel abgewischt werden, ist die Prognose ungünstig (Vorkommen bei Karzinom)

- Belag verschwindet (2 → 1): chronische Krankheit mit schlechter Prognose
- Belag erscheint wieder (1 → 2): Heilung setzt ein

3.5.3 Feuchtigkeit

Die Feuchtigkeit auf der Zunge zeigt den Zustand der Körperflüssig-keiten an. In der TCM ist die Milz u.a. zuständig für die Umwandlung und den Transport der Flüssigkeiten. Daher weist ein Zuviel oder ein Zuwenig an Feuchtigkeit auf der Zunge oft auf ein Milz-Problem hin.

Beispiele:
- Eine geschwollene Zunge kommt bei geschwächter Milz vor.
- Ein nasser, weißer Belag zeigt eine Milzschwäche an.
- Zahneindrücke am Zungenrand (= Zunge ist geschwollen) sprechen für eine Milzschwäche.

3.5.4 Organbezug nach Zungenarealen

Nach Auffassung der chinesischen Medizin sind bestimmte Zungenbe-reiche Abbild der inneren Organe (Maciocia[13],[14], Focks, Hillenbrand[16]). Eine entsprechende Zungentopographie zeigt das folgende Bild.

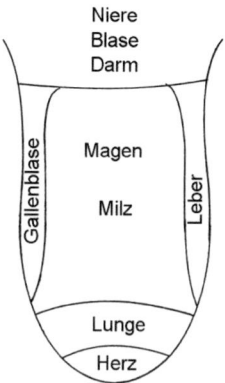

Bild: Topographie der Zunge

Die vorderen Bereiche der Zunge bilden Herz und Lunge ab. Das Zentrum zeigt Milz und Magen. Die seitlichen Bereiche repräsentieren Leber und Galle. Der Zungengrund bildet Blase, Dünn- und Dickdarm sowie die Niere ab, wobei diese sich im gesamten Zungenkörper manifestiert, aber eben auch - im Gegensatz zu den anderen Organen - im Zungengrund.

Die Zungenspitze entspricht dem Herzen.
Aus der Zungenspitze kann der Zustand des Herzens abgelesen werden. Erkrankungen des Herzens (diese müssen nicht organisch manifest sein) verändern Form und Farbe der Zungenspitze, in manchen Fällen auch die gesamte Zunge.

Zungenzeichen, die auf eine Beteiligung des Herzens hinweisen:
- gerötete Zungenspitze, meist bei insgesamt roter Zunge
- geschwollene Zungenspitze mit roten Pünktchen oder Flecken
- medianer Längsriss, der bis zur Spitze reicht; evtl. mit Schwellung zu beiden Seiten des Risses
- Zunge dünn
- Zunge rot und belaglos, Spitze stärker gerötet
- Zunge rot mit geschwollener und geröteter Spitze und einem gelben Belag
- medianer Längsriss bis zur Spitze, mit kleinen gelben dornenähnlichen Strukturen
- dicker, klebriger Belag mit Dornen und medianer Riss bis in die Spitze
- purpurfarbener Zungenkörper
- langer medianer Riss bis in die Spitze auf roter, belagloser Zunge (auch Niere betroffen)
- jede Auffälligkeit im Bereich der Zungenspitze

Der Bereich hinter der Zungenspitze entspricht der Lunge.
Der Bereich hinter dem Herzen ist der Lunge zugeordnet. Eine Disharmonie im Bereich der Lunge wird sich in diesem Zungenareal niederschlagen.

Zungenzeichen, die auf eine Beteiligung der Lunge hinweisen:
• Querrisse hinter der Spitze (alt: Keuchhusten, Pneumonie, Tbc)
• trockene Zunge
• feucht oder nass hinter der Zungenspitze
• gerötet hinter der Zungenspitze

Das Zentrum entspricht Milz (Zungenkörper) und Magen (Belag).
Der mittlere Bereich der Zunge wird der Milz zugeordnet; entsprechend zeigt sich eine Erkrankung der Milz in diesem Areal. Eine beginnende Milzschwäche zeigt sich im mittleren Bereich an den Rändern durch eine Schwellung, die sich im weiteren Verlauf auf das gesamte Zentrum ausdehnt. Der Belag im mittleren Zungenbereich zeigt den Zustand des Magens. Hier sind Verdauungsprobleme gut zu beurteilen (vgl. Strobl[11]). Ein fehlender Belag in diesem Bereich ist ein Alarmzeichen; es bedeutet den Zusammenbruch der Magenfunktion, so dass Nahrung nicht mehr aufgeschlossen werden kann.

Zungenzeichen, die auf eine Beteiligung der Milz hinweisen:
• geschwollene Zunge
• geschwollene Ränder (beginnende Milzschwäche)
• Zahneindrücke
• Querrisse an den Zungenrändern
• Zunge nass, blass und geschwollen
• klebriger, dicker weißer Belag („Nässe")
• klebriger, gelber Belag („Nässe")
• blasse Zunge mit besonders blassen Rändern
• tiefer zentraler Riss mit kleinen Rissen an dessen Seiten (Bauchspeicheldrüse)

- medianer Längsriss in der Zungenmitte, belegte Zunge oder rote Zunge (Magen)
- medianer Längsriss mit klebrigem gelben, körnigen Belag darin (Magen)
- Zunge rot und belaglos im Zentrum (Magen)

Die Randbereiche entsprechen Leber und Gallenblase.

Die Randbereiche des Zungenkörpers zeigen Disharmonien der Leber an. Ist nur eine Seite betroffen, so wird meist die rechte Seite der Gallenblase, die linke Seite der Leber zugeordnet. Hier gibt es allerdings unterschiedliche Angaben. In der Regel zeigt sich eine Lebererkrankung im Zungenkörper (Farbe und Beweglichkeit), eine Gallenerkrankung in Form eines Belages.

R. Sonnenschmidt nennt interessante Einzelheiten im Zusammenhang mit Krebserkrankungen (Sonnenschmidt[12,] S. 263f):

„Bei fast allen Krebspatienten konnte ich aufgrund der chinesischen Zungendiagnose feststellen, dass der Belag am Rand, also in der Leber-Gallenzone, dick und weiß ist. Es gibt sogar noch einige wichtige Entsprechungen zwischen dem homöopathischen Arzneimittelbild (Carduus marianus; d.Verf.) und dem Zungenbefund:

- *Wenn die Leber geschwollen und schmerzhaft ist, ist der weiße Belag dicker.*
- *Wenn der linke Leberlappen vergrößert und entzündet ist, ist des Patienten linke Zungenseite stärker belegt.*
- *Bei Pfortaderstau und Hämorrhoiden ist meistens das Herz geschwächt, was an einer roten Zungenspitze erkennbar ist.*
- *Bei Aszites bzw. Leberzirrhose sind beide Zungenseiten gelbbraun belegt...“*

Zungenzeichen, die auf eine Beteiligung der Leber hinweisen:
- purpurfarbene Zunge, vor allem an den Rändern
- violette Punkte an den Rändern

- roter Zungenkörper, an den Rändern stärker gerötet (evtl. gelber, trockener Belag)
- Zungenkörper tiefrot und steif, dicker gelber Belag
- steife Zunge
- rote, belaglose Zunge, abweichend
- blasse, abweichende Zunge
- blasser Zungenkörper, vor allem an den Rändern, evtl. mit Orangeton an den Rändern, trocken
- geschwollene Unterzungenvenen
- roter Zungenkörper mit klebrigem, gelbem Belag, vor allem an den Rändern
- jede Auffälligkeit im Randbereich der Zunge

Der hintere Bereich der Zunge entspricht der Niere
und der Blase sowie dem Dickdarm, wobei sich der Zustand der Niere in der gesamten Zunge zeigt. Der hintere Bereich der Zunge, der Zungengrund, zeigt mit seinem Belag Krankheiten von Dickdarm und Blase an (vgl. Strobl[11]). Disharmonien der Niere sind im gesamten Zungenkörper einschließlich des Zungengrundes festzustellen.

Zungenzeichen, die auf eine Beteiligung der Niere hinweisen:
- horizontale Risse auf roter, belagloser Zunge
- Risse, die angeordnet sind wie Eisschollen (Folsäure-Mangel-Anämie)
- zerklüftete Zunge
- rote, belaglose Zunge
- blass, geschwollen, nass
- grauer Belag am Zungengrund
- jede Auffälligkeit im Bereich des Zungengrundes

3.6 Chinesische Diagnose und Therapie
Alle Symptome und Zeichen, die in der chinesischen Diagnostik durch Befragung, Inspektion (u.a. Zungendiagnose), Hören und Riechen, Palpitation (u.a. Pulsdiagnose) gewonnen werden, werden nach den

„8 Leitprinzipien" Kälte und Hitze, Leere und Fülle, Innen und Außen, Yin und Yang differenziert. Damit beschreibt die Traditionelle Chinesische Medizin die zugrunde liegende Disharmonie in Form von so genannten Krankheitsmustern. Eine von 9 Möglichkeiten, diese Muster zu identifizieren, ist die Identifikation gemäß den inneren Organen. Es ist das wichtigste System zur Diagnose und Therapie von Erkrankungen der inneren Organe. Diese Organ-Muster zeichnen sich durch bestimmte klinische Manifestationen und oft charakteristische Zungen- und Pulsbefunde aus. Die Zunge zeigt dabei bei komplizierten oder auch widersprüchlichen Zuständen recht genau die zugrunde liegende Organstörung an. Der Therapeut kann sich also ein Bild davon machen, wie und warum die Manifestationen zustande gekommen sind. Zu jedem Organ-Muster gibt es in der TCM Therapieprinzipien, die mithilfe von Akupunktur, Kräutern u.a. umgesetzt werden, um eine Heilung in Gang zu setzen.

4. Verwertbarkeit von Erkenntnissen der chinesischen Zungendiagnostik in der homöopathischen Fallanalyse

Wie aus Abschnitt 3. folgt, lässt sich ein Zungenbefund nach der TCM nicht in jedem Fall einfach in eine homöopathische Therapie umsetzen. Jedoch ist es möglich, die jahrtausendealte Erfahrung der TCM zu nutzen. Selbst wenn ein Zungenbefund nicht geradewegs zum angezeigten Mittel führt, kann doch die chinesische Zungendiagnostik zum Verständnis des Falles und zur Klärung der Pathogenese beitragen:

- Aus den Organbezügen nach der Zungentopographie können sich Hinweise auf eine Organdysfunktion ergeben, die zum Verschreiben eines Organmittels führen.
- Aus den Organbezügen ergeben sich Hinweise auf mögliche Causae, die es zu bestätigen gilt und die den Einstieg in den Fall begründen können.

- Die Zunge zeigt die verursachende Störung eines komplexen Krankheitsmusters an oder Organe, die durch ein Krankheitsgeschehen in Mitleidenschaft gezogen sind.

Die verschiedenen Möglichkeiten für eine Verwertung gewonnener Zungensymptome sollen im Folgenden ausgeführt werden. Vorausgeschickt sei, dass eine Repertorisation sich natürlich nicht allein auf Zungensymptome stützen können. Eine gründliche Fallaufnahme und die Berücksichtigung aller Symptome kann dadurch nicht ersetzt werden. Die gezeigte Vorgehensweise soll aber den Wert einer Zungendiagnose verdeutlichen. Dies gilt für alle in dieser Arbeit vorgestellten Fälle.

4.1 Aufnahme der Zungenzeichen in die Repertorisation

Die einfachste Möglichkeit, die Zungensymptome zu nutzen, ist die, sie in die Repertorisation aufzunehmen. Zu diesem Zweck können die Zungenzeichen aus dem Zungendiagnosebogen in den entsprechenden Rubriken der Repertorien aufgesucht werden. In diesem Fall sind sie Lokalsymptome, bei besonderer Einzigartigkeit möglicherweise als §153-Symptome hochwertig einzusetzen.

Fall 1: Amenorrhoe

Anamnese: *Eine Patientin klagt über zunehmend spärlicher werdende Blutung. Sie fühlt sich innerlich unruhig, leidet unter Nachtschweiß und Hitzegefühl abends.*

Zunge: *Landkartenzunge*

TCM-Diagnose: *Es handelt sich um ein kombiniertes Muster von Nieren- und Leberschwäche (Landkartenzunge hat in der TCM immer auch mit der Leber zu tun) und Blut-Trockenheit.*
Wichtig: Bei einem solchen Befund Ausschluss einer Schwangerschaft und einer schweren Erkrankung!

Mögliche Ursachen für Amenorrhoe nach diesem Muster

- erblich bedingte Schwäche
- viele, schnell aufeinander folgende Geburten
- Blutverbrauch durch Hitze im Körper

Repertorisation

- Weibliche Genitalien – Menses – fehlend
- Mund – Landkartenzunge

Ergebnisse

- Graphites. Arsen. Dulcamara. Lachesis. Lycopodium. Natrium muriaticum. Phosphorus. Rhus-tox. Sepia. Sulphur. Tuberculinum.

Die Mittel, die beide Symptome hochwertig in ihrem Mittelbild haben, sind aufgelistet.

Es gibt Rubriken, die beide Symptome verknüpfen; als Ergebnis ergibt sich Natrium muriaticum als einziges Mittel (2-wertig):
- Weibliche Genitalien – Menses – fehlend – begleitet von – Zunge – Landkartenzunge
- Mund – Landkartenzunge – begleitet – Amenorrhoe

Der Blick in die Arzneimittellehren bestätigt Natrium muriaticum als passend für einen Fall wie den vorliegenden, da es sich um ein tiefgreifendes Mittel mit Wirkung auf Organe und Blut handelt.

Nicht immer ist diese Vorgehensweise aber möglich oder sinnvoll. Zungensymptome sind nicht immer auffallend oder gar sonderlich, und manchmal sind auffällige Symptome nicht im Repertorium zu finden.

4.2 Suche nach einem Organmittel

Ist man sich der Betroffenheit eines Organs sicher, sind also neben entsprechenden klinischen Manifestationen auch deutliche Symptome im Organfeld der Zunge gegeben, kann mittels der Repertorisation ein Organmittel gesucht werden.

Mögliche Rubriken

- Brust – Herzens; Beschwerden des (Herzleiden)
- Brust – Lungen; Beschwerden der
- Abdomen – Leber und Lebergegend; Beschwerden der
- Abdomen – Milz; Erkrankungen der
- Nieren – Beschwerden der Nieren

In seinem Aufsatz „J. Compton-Burnett. Analyse seiner Behandlungsstrategie" nennt A. Kammermeier den Einsatz von organopathischen Mitteln kennzeichnend für die Behandlungsweise Burnetts (neben anderen Strategien): *„Burnett versuchte auf Grund von Anamnese, Symptomen und Untersuchung zu entscheiden, ob eine bestimmte Erkrankung eine primär konstitutionelle, das bedeutete für ihn in erster Linie erbliche Ursache hatte, oder ob eine lokale Dysfunktion eines Organes bestand. Ging er von Letzterem aus, begann er die Behandlung mit einem Organmittel ..."* (Kammermeier[18], S. 93). Die chinesische Zungendiagnostik gibt uns die Möglichkeit, eine solche Dysfunktion eines Organes zu erkennen und entsprechend zu behandeln.

4.3 Der Zungenbefund bestätigt die Diagnose

Ist es nach ausführlicher Anamnese und anschließenden Überlegungen gelungen, das Krankheitsbild zu verstehen, kann die Zungeninspektion die Diagnose bestätigen.

Bei einer Herzerkrankung (Herzinsuffizienz, Angina pectoris, kardiovaskuläre Störungen, Tachykardie, Rhythmusstörungen ...) werden auffällige Zeichen im Bereich der Zungenspitze, eine tiefrote Zunge ohne Belag oder auch eine kleine, dünne Zunge zu finden sein.

Eine Lungenerkrankung (Dyspnoe, Bronchitis, Asthma, Husten, Tbc ...) hinterlässt Spuren im vorderen Bereich der Zunge hinter dem Herz-Areal in Form von Schwellungen, Nässe, Röte oder in Form von Rissen. Sind diese Risse frisch und rot, handelt es sich um die akute Erkrankung (oder die akute Exazerbation), alte Risse bestätigen eine frühere Erkrankung wie Keuchhusten oder Tbc.

Leberleiden (Zirrhose, Hämorrhoiden, Aszites, Menstruationsstörungen, PMS ...) zeigen sich auf der Zunge im Bereich der Zungenränder durch rote oder violette Färbung, ebensolche Punkte in schwereren Fällen oder auch durch einen Orangeton der Seiten bei ansonsten blasser Zunge. Ist auch die Galle betroffen (Cholecystitis, Cholelithiasis), wird sich dies in Form eines dicken, gelben Belages im Seitenbereich zeigen.

Eine diagnostizierte Milzerkrankung (Linksseitenschmerzen, Milz-schwellung, Bluterkrankungen, Hämophilie, Organsenkungen ...) wird bestätigt durch Nässe-Zeichen wie die geschwollene Zunge, die nasse Zunge oder die blasse Zunge.

Fall 2: Cholecystitis

Anamnese: Ein Patient klagt über Schmerzen im Hypochondrium, Fieber, Schmerzen nach fettreichen Mahlzeiten, Übelkeit und Erbrechen. Es besteht Durst ohne Verlangen zu trinken und bitterer Mundgeschmack.

Der Verdacht auf Gallenblasen-Entzündung bestätigt sich durch den Zungenbefund: Die Zunge hat einen dicken, gelben, schmierigen Belag.

4.4 Der Zungenbefund zeigt die zugrunde liegende Störung

Es kommt häufig vor, dass die vom Patienten genannten Symptome nicht zu den festgestellten Zungensymptomen passen. Strobl berichtet von Herzbeschwerden seiner Patienten, die durch keinerlei Veränderungen im Herz-Bereich der Zunge bestätigt werden können (Strobl[11], S.15). Ein Husten zeigt keine Veränderung in der Lungenzone, aber deutliche Veränderungen im Leber-Areal oder auch in der Milz-Zone; eine Leukorrhoe ist begleitet von einer geschwollenen Zunge mit schmierigem Belag; bei einer Dyspnoe zeigt sich eine rote Zungenspitze, aber kein Zeichen im Lungenfeld.

Zeigen sich solche scheinbar widersprüchlichen Symptome, ist davon auszugehen, dass das Organ, das sich auf der Zunge durch deutliche Befunde zeigt, der Ausgangspunkt der gesundheitlichen Störung ist, die sich an anderer Stelle im Körper manifestiert. Im Fall des Hustens könnte es sich um einen „Leberhusten" oder um einen „Milzhusten" handeln, also ausgehen von einer Störung in Leber oder Milz. Eine Leukorrhoe mit genannten Zungenzeichen ist zurückzuführen auf eine Milzstörung (s.u.); die Dyspnoe hat ihre Ursache in einer Herzstörung.

4.4.1 Ausgangspunkt: Leberstörung

Liegt als Ausgangspunkt eine Leberstörung vor, können sich Auswirkungen im Bereich der Milz zeigen (Verdauung): Wechsel von Obstipation und Diarrhoe, Wechsel von trockenen, schafskotartigen Stühlen und weichen Stühlen, Flatulenz. Die zugrunde liegende Leberstörung zeigt sich hierbei durch Reizbarkeit, Schmerzen im Abdomen und durch gerötete Zungenränder.

Eine Leberstörung kann Auswirkungen im Bereich des Magens haben: Es kommt zu Völlegefühl, saurem Reflux, Aufstoßen, Übelkeit und Erbrechen. Die Leberstörung zeigt sich in Reizbarkeit, Schmerz im Epigastrium und Rötung der Zungenränder.

Eine Leberstörung kann zu einer Beeinträchtigung der Lunge führen: Manifestationen sind Dyspnoe, Asthma, Husten mit gelbem oder blutig tingiertem Sputum. Die zugrunde liegende Leberstörung ist zu erkennen an Engegefühl im Hypochondrium, Kopfschmerz, Schwindel, bitterem Mundgeschmack, spärlichem, dunklen Harn und Obstipation sowie einer roten Zunge mit geröteten Rändern und einem gelben Belag. Ein Beispiel soll dieses Syndrom erläutern.

Fall 3: Husten

Symptome: Ein Patient klagt über plötzliche Hustenanfälle. Das Husten ist schmerzhaft. Er hat das Gefühl von Schleim in der Kehle, der Auswurf ist spärlich, gelb, manchmal blutig tingiert. Rachen und Mund sind trocken, er hat bitteren Mundgeschmack. Der Stuhl ist trocken, der Harn dunkel. Er ist reizbar.

Zungenbefund: Zunge rot, gerötet an den Rändern; im vorderen Teil geschwollen
Belag: trocken, gelb

Diagnose nach TCM: Leber-Feuer verletzt die Lunge.
Husten, auch Asthma und Dyspnoe, sind Leitsymptome für Lungen-Muster. Die Zunge zeigt dementsprechend im Bereich der Lunge eine Schwellung. Die insgesamt gerötete Zunge zeigt Hitze im Körper an (Auswurf gelb, trockener Mund und Rachen, trockener Stuhl, dunkler Harn), die zusätzlich geröteten Ränder spiegeln die Lokalisation der Hitze, nämlich die Leber. Die Hitze in der Leber behindert die Lunge in ihren Funktionen, was zu Husten führt. Auch die übrigen Symptome wie Reizbarkeit, bitterer Mundgeschmack sind Zeichen eines aufsteigenden Leber-Feuers.

Überlegungen zur homöopathischen Fallanalyse

Husten wird in erster Linie mit der Lunge in Verbindung gebracht. Jedoch kann Husten auch zu tun haben mit Erkrankungen von Leber, Herz und Milz. Ein Blick auf die Zunge gibt Hinweise auf die Krankheitsentstehung: Ist die Zungenspitze gerötet, geschwollen, hat rote Punkte, spricht dies für eine Beteiligung des Herzens am Krankheitsgeschehen. Zeigt die Zunge deutliche Nässe-Zeichen in Form von Schwellung oder Zahneindrücken, so ist die Milz beteiligt. Im vorliegenden Fall zeigt die Zunge eine Beteiligung der Leber an. Für die homöopathische Fallanalyse bedeutet das, dass bei der Wahl des passenden homöopathischen Arzneimittels auf dessen Leberwirksamkeit geachtet werden muss. Ein „Husten-Mittel", das Wirkbezug zur Lunge hat, aber keinen zur Leber, wird diese Art Husten *nicht heilen können. Ein Lebermittel, das Husten im Bild hat, wäre eine gute Wahl, weil es die zugrunde liegende Störung heilt.*

4.4.2 Ausgangspunkt: Milzstörung

Liegt als Ausgangspunkt eine Milzstörung vor, können sich Auswirkungen auch im Bereich Lunge zeigen. Nach der Vorstellung der TCM gehört es zu den Aufgaben der Milz, die Nahrung zu erschließen und daraus die nötige Energie (das Qi) zu ziehen. Wird die Milz z.B. durch nährstoffarmes Essen oder ein Übermaß an kalten und rohen Speisen geschwächt, überträgt sich diese Schwäche irgendwann auch auf die Lunge, weil diese nicht genügend ernährt wird. Die Symptome eines solchen kombinierten Musters sind Appetitlosigkeit, weiche Stühle (Milz-Anteil) und Müdigkeit, schwache Stimme, Spontanschweiß und ein leuchtend-weißes Gesicht (Lungen-Anteil). Die Zunge zeigt nur die zugrunde liegende Milzschwäche. Das vorliegende Syndrom wird günstig beeinflusst durch ein Milzmittel und eine geeignete Ernährung.

Eine Milz-Schwäche aus genannten Gründen (Fehlernährung, s.o.) kann zu einem Blut-Mangel führen, weil nicht genug Nahrungsenergie für die Blutproduktion bereitgestellt wird. Der Blutspeicher Leber bekommt in der Folge nicht genug Blut; es kommt zum Leber-Blut-Mangel, der sich wie folgt äußert: Schwindel, unscharfes Sehen, Taubheitsempfindungen. Die Zungenränder sind in schwereren Fällen orange, ansonsten eher blass. Der Anteil der Milz an diesem Muster ist zu erkennen an einer fahlen Gesichtsfarbe, weichen Stühlen, Appetitlosigkeit. Auch in diesem Fall ist die Stärkung der Milz die wichtigste Therapie, besonders ein Anraten einer vernünftigen, nährstoffreichen Ernährung.

Eine Milzschwäche, bedingt durch innere Nässe, die durch übermäßigen Konsum von fettigen Nahrungsmitteln zustande kommt, hat zur Folge, dass Flüssigkeiten aus der Nahrung nicht mehr ordnungsgemäß umgewandelt und transportiert werden (Aufgabe der Milz nach TCM). Es kommt zu Nässeansammlungen im Bereich des Hypochondriums, die sich in Leberproblemen äußern: Völlegefühl in Epigastrium und

Hypochondrium, Schmerz unter dem Rippenbogen, bitterer Mundgeschmack, Ikterus. Die Milzschwäche zeigt sich in Übelkeit, Appetitlosigkeit, weichen Stühlen, Schweregefühl und Durst mit Verlangen nach kleinen Getränkemengen. Die Zunge zeigt deutlich die zugrunde liegende Störung: Es besteht ein dicker, klebriger (Zeichen für die Nässe), gelber Belag. Auch in diesem Fall muss die Milz gestärkt werden, die Leberprobleme werden „mitgeheilt".

Eine Milzschwäche, die zur Entstehung von Leukorrhoe, Oedemen und Blasen-Symptomen führen kann, wird im Abschnitt „Causae" besprochen.

4.4.3 Ausgangspunkt: Nieren-Störung

Nach chinesischem Verständnis ist die Niere die Grundlage aller Energien im Körper. Eine geschwächte Niere hat daher Einfluss auf alle anderen Organe (im chinesischen Sinn), so dass diese ebenfalls geschwächt werden. Greift eine Nieren-Schwäche auf die Leber über, ergeben sich Symptome wie Trockenheit der Augen, unscharfes Sehen, durch Träume gestörter Schlaf, Parästhesien, Hypomenorrhoe, Scheitel- oder Schläfenkopfschmerz. Die Nierenschwäche zeigt sich in Schwindel, Tinnitus und Schwerhörigkeit, Hinterkopfschmerz, Rücken- und Knochenschmerzen, Nachtschweiß und Hitzegefühlen. Die Zunge ist insgesamt rot (Hitze) und rissig (Hitze und Austrocknung der Körperflüssigkeiten), belaglos; sie zeigt durch den fehlenden Belag einen ernsten Zustand an. Die Behandlung setzt bei der Niere an. Sind sekundäre Prozesse deutlich und lästig, müssen sie natürlich in die Behandlung einbezogen werden; eine alleinige Heilung der Lebersymptome ist ohne die Stützung der Niere dagegen nicht möglich.

Greift die Nieren-Schwäche auf das Herz über, ergeben sich deutliche Herz-Symptome, wie folgendes Beispiel zeigt:

Fall 4: Schlafstörungen

Symptome: Der Patient klagt über Schlafstörungen; er wacht häufig während der Nacht auf, hat Herzklopfen, der Schlaf wird durch Träume gestört. Er fühlt sich unbehaglich, ist unruhig und reizbar. Der Mund ist trocken, Handflächen und Fußsohlen sind heiß, Hitzegefühl vor allem abends (Niere).

Zunge: *Zungenkörper rot und belaglos (Niere), die Spitze röter und geschwollen mit roten Pünktchen; die Zunge weist einen tiefen medianen Riss auf, der bis zur Spitze reicht (Herz)*

TCM-Diagnose: *Es handelt sich um ein Herz-Muster (Herz-Yin-Mangel).*

Mögliche Ursachen für Schlafstörungen nach diesem Muster
* *lange bestehende ängstliche Unruhe, Sorgen und Hektik (Niere),*
* *begleitet von emotionalen Problemen und Angst (Herz)*
* *selten und nur in sehr heißen Ländern: Hitze-Exposition*

Überlegungen zur homöopathischen Fallanalyse
Die Zunge mit der geröteten Spitze und den roten Punkten sowie dem typischen Herzriss, der bis in die Spitze reicht, liefert zum einen sehr deutliche Zeichen an sich, zum anderen weist sie deutlich auf das Herz.

Repertorisation
* *Schlaf – gestört – Träume – durch*
* *Gemüt – Ruhelosigkeit*
* *Gemüt – Reizbarkeit*
* *Mund – rissig – Zunge – Zungenspitze*
* *Mund – Farbe – Zunge – rot – Zungenspitze*

Ergebnisse
* *Sulphur. Rhus-tox. Lycopodium. Arsen. Lachesis. Phosphorus…*

Sulphur: *Sulphur deckt alle Symptome in hohem Grade ab. Ein Abgleich mit dem Arzneimittelbild ergibt auch Übereinstimmung in weiteren Symptomen, die hier nicht in die Repertorisation eingegangen sind wie heiße Handflächen und Fußsohlen, Hitzegefühl nachts, Mundtrockenheit. Da das Muster u.a. durch deutliche Zungenzeichen charakterisiert ist (rote Zungenspitze, tiefer medianer Riss bis zur Zungenspitze), die nach TCM-Auffassung auf eine Herzbeteiligung schließen lassen, ist es wichtig, nach einer Organwirksamkeit des Mittels zu schauen („Brust – Herzens; Beschwerden des"): Unter den Herzsymptomen finden sich Herzklopfen, schlechter im Liegen; heftig nachts; beim Umdrehen im Bett; heftig und beschleunigt beim Einschlafen; starke Blutwallung & starkes Brennen in den Händen (Vermeulen[7], S. 1640). Da auch Symptome im Bereich Niere zu finden sind, würde Sulphur in die engere Wahl zu ziehen sein.*

Rhus-tox: *Auch Rhus-tox deckt alle Symptome in hohem Grade ab. Nachtschweiß und Mundtrockenheit finden sich im Mittelbild, ebenso Brennen in der Handfläche, Handflächen trocken und heiß, heiße Schwellung der Hände abends (nach Vermeulen[7], S. 1467). In der Rubrik „Brust – Herzens; Beschwerden des" findet sich Rhus-tox wie Sulphur nur einwertig, aber Burnett erinnert daran, „…was Rhus verursacht: so heftiges Herzklopfen, daß der Körper hierdurch bewegt wird; Tremor des Herzens; … Wir wissen also, daß es das Herz kraftvoll affiziert." (Burnett[19], S. 61). Trotz vieler Übereinstimmungen in den Symptomen passt Rhus-tox insgesamt nicht zum Fall.*

4.5 Der Zungenbefund zeigt Übergreifen auf andere Organe

Betrifft eine Schwäche gleichzeitig Niere und Lunge, treten zu Symptomen eines chronischen Nieren-Mangels (Nachtschweiß, nachmittägliches Fieber, Hitzegefühle, nächtlicher Samenverlust, Lumbalgie) die Lungen-Symptome trockener Husten mit abendlicher Verschlechterung, Dyspnoe bei Belastung und Mundtrockenheit auf. Die Zunge zeigt die Nierenschwäche im roten Zungenkörper ohne Belag, die Lungenschwäche in zwei Querrissen im Lungenareal.

Überträgt sich eine Nieren-Schwäche auf das Herz, kommen zu den Symptomen der Nieren-Schwäche (Vergesslichkeit, Schwindel, Tinnitus, Schwerhörigkeit, Lumbago, Hitzegefühl oder Fieber am Nachmittag, Nachtschweiß) Herzsymptome wie Herzklopfen, psychische Rastlosigkeit und Schlafstörungen. Die rote, belaglose Zunge, die die Nieren-Schwäche zeigt, bekommt die zusätzlich gerötete Spitze und die Mittelfurche (oder den Riss), die bis in die Spitze hineinreicht.

Ist ein Organ durch ein Krankheitsgeschehen in Mitleidenschaft gezogen, kann es durch organotrope Mittel unterstützt werden. Verwiesen sei in diesem Zusammenhang nochmals auf die Arbeiten von R. Sonnenschmidt[12], die bei Krebserkrankungen begleitend Organmittel (nach Zungenbefunden) zur Stärkung und Unterstützung von Stoffwechselvorgängen einsetzt.

4.6 Organbezogene Causae

4.6.1 Emotionen

Im Entsprechungssystem innerhalb der „Fünf Elemente" (s. Literatur zur chinesischen Medizintheorie: Maciocia[14], Focks, Hillenbrand[16]) werden den Organen bestimmte Emotionen zugeordnet. Eine Emotion schädigt das Organ, oder das geschwächte / in seiner Funktion gestörte Organ führt zu einer entsprechenden Emotion:

- Zorn ist mit der Leber assoziiert. So kann über lange Zeit unterdrückter Zorn die Leber schädigen und z.B. zu einer Dysmenorrhoe führen. Ein Leber-Stau kann zu Wutanfällen führen.
- Freude ist die Emotion, die mit dem Herzen assoziiert ist, wobei mit Freude eher Übererregung oder Hysterie gemeint ist. Der Lottogewinn, der zum Herzproblem führt, ist ein Beispiel dafür. Ein geschwächtes Herz kann andererseits auch für eine Art übermäßiger Erregung verantwortlich sein.
- Grübeln und übermäßiges Sorgen sind mit der Milz assoziiert. So können anhaltende Grübeleien oder auch unausgesetztes

geistiges Arbeiten zu einer Milzschwäche führen. Eine geschwächte Milz kann Neigung zum Grübeln hervorbringen.
- Trauer und Sorge gehören zur Lunge. Trauer schädigt das Lungen-Qi und kann zu Dyspnoe führen. Eine geschwächte Lunge macht anfällig für Traurigkeit und Sorge.
- Angst ist die Emotion, die mit der Niere assoziiert ist. So macht sich jemand vor Angst die Hose nass. Eine Nieren-Schwäche kann zu Angst und Unruhe führen.

Fall 5: Dysmenorrhoe
Anamnese: *Die Patientin klagt über schmerzhafte Regelblutung mit dunklem, klumpigem Blut. Vor der Regel leidet sie unter Spannung und Reizbarkeit, während (manchmal auch 1 bis 2 Tage vor) der Blutung unter Schmerzen im unteren Abdomen, die Regel beginnt zögerlich. Nach Abgang von Klumpen bessert sich der Schmerz.*

Zunge: *Zungenkörper purpurfarben, v.a. an den Rändern, blauviolette Punkte an den Rändern*

TCM-Diagnose: *Es handelt sich um ein Leber-Muster (Leber-Blut-Stagnation). Eine purpurfarbene Zunge kennzeichnet in der TCM einen Blut-Stau. Die blauvioletten oder purpurfarbenen Punkte am Rand zeigen die Lokalisation des Blutstaus, hier die Leber, auf. Die Funktion der Leber ist es u.a., das Blut zu speichern; das bedeutet, dass sie zum einen das Blutvolumen, zum anderen die Menstruation reguliert. In der Folge eines Leber-Blut-Staus staut sich auch im Uterus das Blut, was zu Schmerzen und dunklem, klumpigem Regelblut führt.*

Mögliche Ursachen für Dysmenorrhoe nach diesem Muster
- *emotionale Störungen; meist Zorn, Frustration, Groll, Hass*

Repertorisation
- *Weibliche Genitalien – Menses – schmerzhaft*
- *Mund – Farbe – Zunge – purpurn, blaurot*

Ergebnisse
* *Cactus. Lachesis. Hydrastis. Opium. Petroleum. Raphanus. Sarsaparilla...*

Ein Mittelvergleich ergibt für Cactus „starke Dysmenorrhoe ... & Klumpen und schmerzhafte Einschnürung bei jeder Entleerung von einem Klumpen"; „Menses klumpig"; „Menses dunkel" (Vermeulen[7], S. 333), also Symptome, die nicht in die Repertorisation eingegangen sind. Cactus hat als eines von wenigen Mitteln (s.o.) die purpurne Zunge. Als Causae sind bei Vermeulen angegeben: Sonne, Feuchtigkeit, Liebeskummer.

Lachesis hat Dysmenorrhoe und dunkle, spärliche Menses sowie Menses klumpig, schwarz oder scharf. Typische Zungensymptome sind eher die rote Zunge, die schwarze oder bläuliche Zunge oder die zittrige Zunge; eine purpurfarbene Zunge ist in den Arzneimittellehren nicht zu finden. Causae für Lachesis: u.a. Kummer, Verärgerung, Zorn, Schreck, Eifersucht, Liebeskummer.

4.6.2 Äußere pathogene Faktoren

Neben den Emotionen spielen äußere pathogene Faktoren als Causae eine wichtige Rolle. In diesem Fall werden den Organen bestimmte klimatische Faktoren zugeordnet:

* Wind ist mit der Leber assoziiert. Eine Person mit einer geschwächten Leber reagiert empfindlich auf Wind (besonders Ostwind). So genannter „innerer Wind" birgt die Gefahr des Schlaganfalls und ist ein Leberproblem.
* Hitze schädigt das Herz. Menschen mit Herzproblemen geht es schlechter bei Hitze.
* Trockenheit schädigt die Lunge; auch feuchtes Wetter beeinträchtigt sie.
* Die Milz wird durch Nässe geschädigt. So kann eine Nässe-Exposition zu einer Milzschwäche führen und beispielsweise zu Oedemen (ganzer Körper) oder Ausfluss führen. Auch durch zu

viele kalte und rohe Nahrung kommt es zur Bildung von „innerer Nässe", die die Milz schädigt.

* Kälte ist mit der Niere assoziiert. Kälte schadet also besonders der Niere, ebenso jedoch Magen und Milz, Darm, Lunge, Uterus und Blase.

Fall 6: Fluor vaginalis

Anamnese: *Eine Patientin klagt über reichlichen, dickflüssigen Fluor. Er ist geruchlos und leicht gelblich. Die Patientin ist blass und frostig, fühlt sich matt und schwer, hat keinen Appetit und weiche Stühle.*

Zunge: *blass, etwas geschwollen; Belag: klebrig, weiß*

TCM-Diagnose: *Es handelt sich um ein Milz-Muster (Nässe-Kälte in der Milz). Die Zungensymptome weisen im vorliegenden Fall auf einen Befall der Milz durch äußere Feuchtigkeit. Feuchtigkeit und Nässe sind die pathogenen Faktoren, die die Milz schädigen. Eine geschwächte Milz begünstigt außerdem das Eindringen von äußerer Nässe, so dass die Empfindlichkeit gegenüber Feuchtigkeit erhöht wird. Ist Nässe in die Milz eingedrungen, kann diese ihrer Aufgabe der Flüssigkeitstransformation nicht mehr nachkommen. Die Folge ist eine Feuchtigkeitsretention im Körper, die sich hier in den Schweregefühlen, dem Fluor (trübe Flüssigkeit sinkt nach unten), den weichen Stühlen und der geschwollenen Zunge mit dem klebrigen Zungenbelag zeigt.*
Da dieses Syndrom so deutlich für eine Milzbeteiligung spricht (Nässezeichen, klebriger Zungenbelag), wurde ein Arzneimittel gesucht, das milzwirksam ist und Fluor vaginalis im Bild hat.

Mögliche Ursachen für Fluor vaginalis nach diesem Muster

* *Exposition von Kälte und Feuchtigkeit (Wohnen in feuchten, kalten Räumen, nasse Kleidung)*
* *Übermaß an kalter und roher Nahrung*
* *Innere Nässe (aufgrund einer Milzschwäche)*

Repertorisation

• *Weibliche Genitalien – Fluor – reichlich*
• *Abdomen – Milz, Erkrankungen der*

Ergebnisse

• *Arsen. Ceanothus*

Neben der Leukorrhoe und der spezifischen Beziehung zur Milz weist Ceanothus auch die Frostigkeit (bei Splenitis) und eine Verschlechterung durch kaltes feuchtes Wetter auf, was als Causa für die Leukorrhoe in Frage kommt.

In seinem Buch „Erkrankungen der Milz" (Burnett[20], S. 33f) beschreibt J. Compton Burnett einen Fall von Splenitis und Leukorrhoe, den er mit Ceanothus kuriert hat. Das Mittel wurde für den linksseitigen Schmerz der Patientin verschrieben, und es heilte sowohl diesen Schmerz als auch die seit 20 Jahren bestehende Leukorrhoe. Leider nicht mehr nachzuprüfen, aber wahrscheinlich ist, dass die kranke Milz sich auch in der Zunge gezeigt hat in Form eines schmierig-klebrigen Zungenbelages.

5. Schlussbemerkung

Die chinesische Zungendiagnostik bietet vielfältige Möglichkeiten, Erkenntnisse über Krankheitsprozesse zu gewinnen. Die Ergebnisse einer systematischen Untersuchung von Zungenkörper und Zungenbelag können in der homöopathischen Arbeit mit den Zungensymptomen der Arzneimittel abgeglichen bzw. in den Repertorien aufgesucht werden und so für eine homöopathische Mittelfindung genutzt werden. Die Zungenbefunde sind außerdem von hohem diagnostischen Wert: Sie zeigen Art und Lokalisation einer Erkrankung an und erlauben Aussagen über Ursache, Entstehung und Verlauf der Erkrankung.

Aus genannten Gründen sollte auch in einer homöopathischen Anamnese grundsätzlich die Zunge inspiziert werden.

Als Hilfestellung für eine systematische Erfassung der Zungensymptome wurde von der Verfasserin ein Zungendiagnosebogen entwickelt. Er ist als Anhang beigefügt und für eine Nutzung im Rahmen der homöopathischen Arbeit freigegeben.

6. Literaturverzeichnis

1   Schroyens, Frederik (Hrsg.): Synthesis. Repertorium homoeopathicum syntheticum, Edition 2009. Hahnemann Institut, Greifenberg 2009.

2   Radar Repertory Program, Version 10.x, Archibel S.A., Assesse (Belgien) 2009

3   Murphy, Robin: Klinisches Repertorium der Homöopathie. 2. überarbeitete Auflage, Narayana Verlag, Kandern 2008.

4   Boericke, William: Homöopathische Mittel und ihre Wirkungen. Materia Medica und Repertorium. 4. verbesserte Auflage, Verlag Grundlagen und Praxis, Leer/Ostfriesland 1991.

5   Lilienthal, Samuel: Homöopathische Heilmittel nach klinischen Gesichtspunkten, Band 3. Dr. Grohmann GmbH Verlag für homöopathische Literatur, Enger 1998.

6   Dorcsi, Mathias: Symptomenverzeichnis für die tägliche Praxis und zum vergleichenden Studium der homöopathischen Arzneimittellehre in personotroper Ordnung. Karl F. Haug Verlag, Ulm/Donau 1965.

7   Vermeulen, Frans: Konkordanz der Materia Medica. Emryss bv Publishers, Haarlem/Holland 2000.

8   Clarke, John Henry: Der Neue Clarke. Eine Enzyklopädie für den homöopathischen Praktiker, Band 1 – 4. Hahnemann Institut, Greifenberg 2005.

9   Mezger, Julius: Gesichtete homöopathische Arzneimittellehre, Band 1 – 3, 12., unveränderte Auflage, Karl F. Haug Verlag, Stuttgart 2005

10   Nash, Eugene Beauharnais: Leitsymptome in der homöopathischen Therapie. 2., aktualisierte Auflage, Karl F. Haug Verlag, Stuttgart 2009.

11   Strobl, Anton: Die Zungendiagnostik als Hilfsmittel des praktischen Arztes. 6. Auflage, Karl F. Haug Verlag, Heidelberg 1981.

12   Sonnenschmidt, Rosina: Miasmatische Krebstherapie. Prozessorientierte Behandlung mit Homöopathie und Naturheilkunde. Verlag Homöopathie + Symbol, Martin Bomhardt, Berlin 2008.

13   Maciocia, Giovanni: Zungendiagnose in der chinesischen Medizin. 2. Auflage, Medizinisch Literarische Verlagsgesellschaft mbH, Uelzen 1997.

14   Maciocia, Giovanni: Die Grundlagen der Chinesischen Medizin. Verlag für Ganzheitliche Medizin. Dr. Erich Wühr GmbH, Kötzting / Bayer. Wald 1997.

15   Maciocia, Giovanni: Die Praxis der Chinesischen Medizin. Verlag für Ganzheitliche Medizin. Dr. Erich Wühr GmbH, Kötzting / Bayer. Wald 1997.

16   Focks, Claudia u. Hillenbrand, Norman (Hrsg.): Leitfaden Traditionelle Chinesische Medizin. 3. Auflage, Urban & Fischer Verlag, München 2001.

17   Heping, Yuan: Chinesische Zungendiagnostik. 4. Auflage, Urban & Fischer Verlag, München 2005

18   Kammermeier, Andreas: J. Compton-Burnett. Analyse seiner Behandlungsstrategie. In: Allgemeine homöopathische Zeitung, Heft 245, S. 91 - 97, Haug Verlag, Stuttgart 2000.

19   Burnett, James Compton: Die Venenerkrankungen. Verlag Müller & Steinicke, München 1992

20   Burnett, James Compton: Erkrankungen der Milz. Verlag Müller & Steinicke KG, München 2005.

Zungendiagnosebogen

1. Zungenkörper

1.1 Farbe
☐ normal

☐ blass ☐ Ränder orange

☐ rot ☐ Pünktchen

☐ dunkelrot

☐ purpurfarben ☐ Pünktchen

☐ blau ☐ Pünktchen

1.2 Form
☐ dünn ☐ geschwollen ☐ Zahneindrücke

☐ lang ☐ kurz ☐ breit

☐ teilweise geschwollen

1.3 Beschaffenheit
☐ Risse ☐ Geschwüre

1.4 Beweglichkeit
☐ steif ☐ beweglich ☐ Seitenabweichung links/rechts

☐ Zittern, Beben, Pendeln

☐ Einrollen ☐ schlaff

1.5 Feuchtigkeit
☐ 1 = trocken ☐ 2 = normal, leicht feucht ☐ 3 = nass

2. Zungenbelag

2.1 Farbe
☐ weiß ☐ grau ☐ schwarz

☐ gelb ☐ braun

2.2 Dicke
☐ 1 = kein Belag ☐ 2 = normal ☐ 3 = dicker Belag

2.3 Konsistenz
☐ trocken ☐ klebrig ☐ nass

☐ quarkig ☐ schleimig

☐ schmierig ☐ wie Senf ☐ schimmelig

2.4 Verteilung
☐ siehe Topographie ☐ Landkartenzunge

Ingrid Specht HP

Die feline Pankreatitis und ihre homöopathische Behandlung
Hp Heide Dombrowski

1. Einleitung

„*Die Thiere sind mit einem Worte durch die homöopathische Heilart wenigsten ebenso sicher und gewiß, als die Menschen zu heilen.*"[1] Dieses Zitat stammt von Samuel Hahnemann, dem Entdecker der Homöopathie. Hahnemann ging davon aus, dass die Tierheilkunde ähnlich wie die Menschenheilkunde zu behandeln ist – und auch Tiere durch die Homöopathie geheilt werden können. Er sah sogar größere Erfolgschancen in der homöopathischen Behandlung von Tieren im Vergleich zu Menschen, da Tiere keine Diätvorschriften brechen, den Behandler nicht belügen und sich „*keine heimlichen Schädlichkeiten*"[2] erlauben. Hahnemann ging allerdings davon aus, dass die Halter sich an die Vorschriften des Therapeuten halten würden, bezüglich der Fütterung, der Haltung und sonstiger Behandlungen, und die Tiere nicht geimpft werden – was leider in der heutigen Praxis nur selten der Fall ist.

Die homöopathische Behandlung von Tieren ist eine Herausforderung, da Tiere uns nicht sagen können, wie ein Schmerz ist oder wie sie sich fühlen. Tierhomöopathen sind auf die Beobachtungsgabe der Halter, ihre eigenen Beobachtungen, tierärztliche Diagnosen und Laborwerte angewiesen und müssen häufig aufgrund der pathognomonischen Symptome ein Mittel auswählen. Aber dieser Herausforderung haben sich im Laufe der Jahrhunderte schon viele Homöopathen[3] erfolgreich gestellt – unter anderem Clemens von Bönninghausen, der seine Erfahrungen

---

[1] Schmidt, Josef M./ Kaiser, Daniel (Hrsg): Samuel Hahnemann – Gesammelte kleine Schriften, Haug Verlag, 2001; S. 895
[2] Schmidt, Josef M./ Kaiser, Daniel (Hrsg): Samuel Hahnemann – Gesammelte kleine Schriften, Haug Verlag, 2001; S. 895
[3] Eine Auswahl homöopathisch arbeitender Therapeuten findet sich in „Clemens Maria Franz von Bönninghausen (1785 – 1864) und seine tierhomöopathische Praxis in ihrem therapiegeschichtlichen Kontext" von Jutta Backert-Isert

u.a. in der AHZ[4] (Allgemeine Homöopathische Zeitung) niederschrieb und Samuel Hahnemann von seinen Erfahrungen berichtete.

Bei der homöopathischen Behandlung von Tieren gelten dieselben Grundregeln wie bei der Behandlung von Menschen, von denen die Wichtigste hier genannt sei: *„§2 Das höchste Ideal der Heilung ist schnelle, sanfte, dauerhafte Wiederherstellung der Gesundheit, oder Hebung und Vernichtung der Krankheit in ihrem ganzen Umfange auf dem kürzesten, zuverlässigsten, unnachtheiligsten Wege, nach deutlich einzusehenden Gründen."*[5]

Die Behandlung von Katzen und Hunden ist im Vergleich zur Behandlung von Nutztieren oder nachtaktiven Haustieren relativ einfach – sollte man meinen. Die Halter verbringen in der Regel viel Zeit mit ihren Tieren, können diese gut beobachten und dem Homöopathen ihre Beobachtungen mitteilen. Da jedoch viele Halter dazu neigen Verhaltensweisen zu interpretieren, von eigenen Empfindungen zu berichten, ihre Tiere zu vermenschlichen und häufig weder natürliche Verhaltensweisen noch typische Krankheitssymptome ihrer Tiere kennen, ist es für den Homöopathen oft eine Herausforderung verwertbare Informationen zu bekommen, die ausreichend sind für eine gut begründete Arzneimittelwahl gemäß §2 des Organon.

Diese Herausforderung wird bei Katzen noch dadurch gesteigert, dass diese Tiere Meister im Verdecken von Symptomen sind. Krankheiten, die i.d.R. mit starken Schmerzen einhergehen, wie z.B. Zahnwurzelentzündungen oder offene Läsionen im Maulbereich werden von Haltern und Tierärzten oft erst sehr spät erkannt, weil die Katzen lange Zeit keinerlei Schmerzsymptomatik zeigen, selbst wenn sie Schmerzen haben müssten. *„Die Beurteilung von Ausmaß und Art der Schmerzen ist gerade bei der Katze häufig schwierig."*[6]

4   Bönninghausen, Clemens Maria Franz von (1863): Thierheilungen und Hochpotenzen. AHZ 67, Nr. 26., S. 204-205.
5   Hahnemann, Samuel: Organon der Heilkunst, Nachdruck der 6. Auflage, Narayana Verlag, 2006, S. 63
6   Horzinek, Marian C. (Hrsg): Krankheiten der Katze, 4. überarbeitete Auflage, Enke-Verlag, 2005, S. 647

Die uneindeutige Symptomatik ist auch bei der Pankreatitis der Katze ein ernstzunehmendes Problem, wie in den folgenden Kapiteln zu sehen ist. Wobei der Tierhomöopath im Vergleich zum Tierarzt im Vorteil ist, da er die Katze als ganzes Individuum sieht mit allen individuellen Symptomen und Modalitäten, und nicht nur die pathologische Symptomatik und die Laborwerte.

2. Die feline Pankreatitis aus schulmedizinischer Sicht

2.1 Lage, Form und Funktion des Pankreas

Das Pankreas (Bauchspeicheldrüse) der Katze ist eine im rechten kranialen Abdomen gelegene zweischenkelige Drüse mit einem exokrinen und einem endokrinen Anteil. Es ist ca. 12 cm lang und 1 -2 cm breit. Es wiegt ca. 8 – 10 Gramm. Der exokrine Anteil besteht aus Drüsengewebe und dem Gangsystem, der endokrine Anteil besteht aus dem so genannten Inselapparat. 80% aller Katzen haben nur einen Ausführungsgang (Ductus pancreaticus), welcher gemeinsam mit dem Hauptgallengang (Ductus choledochus) an der Papilla duodeni major in den Zwölffingerdarm mündet. 20% der Katzen verfügen über einen weiteren Ausführungsgang, den Ductus pancreaticus accessorius. Dieser mündet auf der Papilla duodeni minor. Der exokrine Anteil des Pankreas produziert das Bauchspeicheldrüsensekret, welches u.a. Amylase und Lipase, sowie die Enzymvorstufen (Trypsinogen, Chymotrypsinogen, Prokarboxypeptidase, Proelastase und Prophospholinase) enthält. Um eine Selbstverdauung des Pankreas zu verhindern, werden die Vorstufen erst im Dünndarm aktiviert. Amylase und Lipase werden bereits in ihrer aktiven Form vom exokrinen Anteil der Bauchspeicheldrüse abgegeben. Im endokrinen Anteil des Pankreas werden Hormone (u.a. Insulin und Glucagon) produziert, welche direkt in das Blut abgegeben werden.

Das Pankreas ist maßgeblich an der Verdauung der Nahrung sowie der Regulierung des Blutzuckerspiegels beteiligt.

2.2 Schulmedizinische Definition der felinen Pankreatitis

Die Pankreatitis ist ein entzündlicher Prozess des Pankreas, welcher akut oder chronisch auftreten kann. Die Pankreatitis entsteht durch Freisetzung von Enzymen, die zu einer Selbstverdauung des Organs führen.

Die Pankreatitis galt lange als eher seltene Krankheit im Bewusstsein der meisten Tierärzte. Eine Studie[7] aus dem Jahr 1990 belegt jedoch, dass eine signifikante Anzahl an Katzen an einer unentdeckten Pankreatitis leiden. Von 6.504 untersuchten Pankreata zeigten 1,3% nosologisch bedeutsame Veränderungen. Dabei entfielen 0,6%, also 39 Fälle, auf eine Pankreatitis – mehr als auf Pankreaskarzinome mit 0,4%. Die Anzahl der betroffenen Katzen ist in den letzten 20 Jahren weiter gestiegen, oder es wurden mehr Erkrankungen entdeckt: *„In einer neueren Studie von 115 Katzen, die aufgrund von verschiedenen Primärerkrankungen verstorben waren, wurde nur bei 33% aller Pankreata keinerlei histopathologische Veränderungen gefunden, wogegen 16% Anzeichen einer akuten und 60% Anzeichen einer chronischen Pankreatitis aufzeigten."*[8]

Die akute wie auch die chronische (chronisch nekrotisierende oder chronisch fibrosierende) Form der Pankreatitis können unterschiedlich schwere Verläufe nehmen. Bei leichten Formen kommt es zu Schwellungen und Ödemen des Pankreas, in schweren Fällen kann es zusätzlich zu Blutungen, Nekrosen und Fettgewebsverseifungen kommen. Die chronische Pankreatitis kann zu dauerhaften Veränderungen des Pankreas in Form von Fibrosierungen führen. Leichte Formen der akuten Pankreatitis enden meist mit der Genesung der Katze nach Entfernung der Ursache oder gehen in eine chronische,

---

[7] Hähnichen, T; Minkus, G: Retrospektive Studie zur Pathologie der Erkrankungen des exokrinen Pankreas bei Hund und Katze. Tierärztliche Umschau, 1990

[8] Steiner, Dr. med. vet. Jörg M.: Akute und chronische Pankreatitis bei der Katze - Diagnostische und therapeutische Überlegungen, 2010

symptomarme Pankreatitis über. Schwere Formen, insbesondere der akuten Pankreatitis, enden hingegen häufig letal, vor allem wenn es zu Komplikationen (s.u.) kommt.

2.3 Ursachen

Die Ursachen der akuten und chronischen Pankreatitis sind aus veterinärmedizinischer Sicht noch immer nicht genau geklärt. Es gibt jedoch eine Vielzahl von Vermutungen, welche Faktoren an der Entstehung der felinen Pankreatitis beteiligt sein können. Während bei Hunden die Ernährung eine wichtige Rolle bei der Entstehung der caninen Pankreatitis spielt, gilt sie bei Katzen nicht als potentielle Ursache. Als mögliche Auslöser einer felinen Pankreatitis gelten (aus schulmedizinischer Sicht):

- Traumata des Abdomens, z.B:
  - Verkehrsunfall
  - chirurgisches Trauma
  - Sturz
  - Misshandlung (Tritte, Schläge)
- Infektionen mit
  - Toxoplasma gondii
  - Felines Herpesvirus
  - FIP (Feline infektiöse Peritonitis)

  Hier gilt allerdings gesichert nur die Infektion mit Toxoplasma gondii als mögliche Ursache, da bislang nur hier ein kausaler Zusammenhang hergestellt werden konnte.[9]
- Intoxikationen mit
  - Medikamenten
  - Organophosphaten
- Hyperkalziämie
- Skorpionstiche
- Parasiten (Amphimerus pseudofelineus)

---

[9] Vgl. Horzinek, Marian C. (Hrsg): Krankheiten der Katze, 4. überarbeitete Auflage, Enke-Verlag, 2005, S. 379

242 | Die feline Pankreatitis und ihre homöopathische Behandlung - Hp Heide Dombrowski

90% aller Pankreatiden der Katze sind aus schulmedizinischer Sicht idiopathischen Ursprungs.[10]

2.4 Symptome

Die schulmedizinisch relevanten Symptome einer Pankreatitis bei der Katze sind sehr unterschiedlich und in der Regel wenig spezifisch. Eine Diagnose ist daher aufgrund der Symptomatik kaum möglich. Sie muss durch bildgebende Verfahren und Labordiagnostik erhärtet werden.

Zu den üblichen Symptomen gehören unspezifische Befunde wie z.b. Gewichtsverlust, Anorexie, Lethargie, Übelkeit (zeigt sich häufig durch leeres Schmatzen und verstärktem Speichelfluss) und stumpfes Fell. Außerdem kann es zu Vomitus, Diarrhoe, Obstipation, Ataxie, Dyspnoe, Abdominalschmerz und Dehydration kommen. In seltenen Fällen werden Fieber, Polyurie und Polydipsie beobachtet. Wurde durch die Pankreatitis bereits eine EPI (Exokrine Pankreasinsuffizienz) ausgelöst, kommt es häufig zu voluminösen, glänzenden Stühlen, die sehr intensiv riechen und zu weiteren Symptomen der Malabsorption (z.B. Ausfall und Abbruch der Tasthaare und Krallen, Fellverlust, Kachexie). Des weiteren können Ikterus und Hypothermie auftreten. All diese Symptome lassen jedoch nicht direkt auf eine Pankreatitis schließen – sie können auch im Rahmen vieler anderer Erkrankungen auftreten.

Erschwerend kommt hinzu, dass die Pankreatitis häufig im Trias mit einer Cholangiohepatitis (Entzündliche Erkrankung der Gallenwege) und IBD (Inflammatory Bowel Disease) auftritt – welche auch als eigenständige Erkrankungen die oben genannten Symptomatik zeigen können. Frau Dr. Rummel führt in ihrem Artikel im tierärztlichen Journal reise & medizin Nr. 4/ 2010 aus, *„... dass an IBD erkrankte Katzen i.d.R. an chronischem Vomitus leiden. Dies führt zu erhöhtem intraduodenalem Druck mit der Folge eines pankreatikobiliären Refluxes. Letzterer wird durch die anatomische Besonderheit eines gemeinsamen Ausführungsgangsystems von Galle und Pankreas begünstigt."* Dies bedeutet, dass

---

[10] Vgl. Horzinek, Marian C. (Hrsg): Krankheiten der Katze, 4. überarbeitete Auflage, Enke-Verlag, 2005, S. 380

eine an IBD erkrankte Katze eher an einer Cholangiohepatitis und einer Pankreatitis erkranken wird als eine nicht an IBD erkrankte Katze. Die Möglichkeit dieser Trias sollte daher auch bei der homöopathischen Behandlung der felinen Pankreatitis berücksichtigt werden. Im Rahmen dieser Arbeit kann die Trias und ihre homöopathische Behandlung leider nicht ausführlich besprochen werden.

2.5 Diagnoseverfahren

Veränderungen im Blutbild oder in der Blutchemie können diagnostische Hinweise auf eine Pankreatitis geben, gelten aber als nicht sichere Werte[11] - mit Ausnahme des so genannten spec. fPL Tests (feline pankreasspezifische Lipase), für den 0,5 ml Serum benötigt werden. Dieser Test ist in Deutschland seit einigen Jahren verfügbar, gilt als sehr aussagekräftig und die Ergebnisse liegen – je nach Labor – innerhalb von 24 Stunden bis 3 Wochen vor. Laut Anbieter beträgt die Sensitivität 100% für mittel- bis hochgradige Pankreatiden und 54% bei geringgradigen Pankreasentzündungen. Die Sensitivität bei gesunden Katzen beträgt 100%[12], der spec fPL liegt dann bei unter 3,5 µg/l.

Palpation und Röntgendiagnostik sind subjektiv und erlauben höchstens eine Verdachtsdiagnose. Das Pankreas ist ein kleines Weichteilorgan (weiche Drüse), welches zudem für die Palpation sehr ungünstig gelegen ist. Werden Veränderungen palpiert oder erscheinen im Röntgenbild Auffälligkeiten, die auf eine Pankreatitis oder eine andere Erkrankung des Pankreas hinweisen, müssen diese durch weiterführende Diagnostik bestätigt werden.

Die Ultraschalldiagnostik ist abhängig von der Erfahrung des Tierarztes und der Qualität des Ultraschallgeräts. Eine Pankreatitis kann vermutet werden, wenn eine Vergrößerung des Pankreas zu erkennen ist und Flüssigkeitsansammlungen im peripankreatischen Bereich zu sehen sind. Die Erhöhung oder Verminderung der Echogenität des

---

[11] u.a. Horzinek, Marian C. (Hrsg): Krankheiten der Katze, 4. überarbeitete Auflage, Enke-Verlag, 2005, S. 380
[12] Streicher, Dr. Michael, Die chronische Pankreatitis der älteren Katze, IDEXX Laboratories, 2010

Pankreas weisen auf eine Nekrose (Verminderung) oder Fibrose (Erhöhung) des Pankreasgewebes hin. Ist eine Erhöhung der Echogenität im peripankreatischen Bereich zu erkennen, ist dies ein Hinweis auf eine Fettgewebsnekrose. Da jedoch Magen und Duodenum häufig Gas enthalten, kann es zu Schallschattenbildung kommen, was eine Diagnostik erschwert.

Histologisch kann eine Pankreatitis diagnostiziert werden, jedoch ist hier zu bedenken, dass die Entzündung lokal eng begrenzt sein kann, die Gewebeentnahme also sehr gezielt erfolgen muss, was in der Praxis sehr schwierig ist. Zudem muss die Katze hierfür narkotisiert werden, was insbesondere in einem schweren Fall von Pankreatitis zu weiteren Komplikationen durch die Narkose- und OP-Belastung führen kann.[13]

Laut tierärztlicher Aussage (Dr. med. vet. Rummel) ist die Kombination einer qualifizierten Ultraschalldiagnostik mit dem spec fPL-Test derzeit das beste (und schonendste) Verfahren, um eine Pankreatitis relativ sicher diagnostizieren zu können.

Eine wirklich definitive Diagnose einer Pankreatitis kann derzeit nur durch eine Bauchspiegelung (Laparoskopie) oder im Rahmen einer Obduktion erfolgen.[14] Für eine Laparoskopie muss die Katze jedoch in Narkose gelegt werden, was in schweren Fällen der felinen Pankreatitis ggf. ein sehr hohes Risiko beinhaltet. Eine Obduktion findet erst nach dem Tod des Tieres statt. Ob eine Katze an einer felinen Pankreatitis leidet, kann also i.d.R. nur mit einer hohen Wahrscheinlichkeit, aber nicht mit Bestimmtheit diagnostiziert werden.

2.6 Komplikationen

Die feline Pankreatitis, insbesondere die chronische Form, kann eine exokrine Pankreasinsuffizienz (EPI), Diabetes mellitus oder ein Pankre-

---

[13] u.a. Horzinek, Marian C. (Hrsg): Krankheiten der Katze, 4. überarbeitete Auflage, Enke-Verlag, 2005, S.381
[14] Vgl. Steiner, Dr. med. vet. Jörg M.: Akute und chronische Pankreatitis bei der Katze - Diagnostische und therapeutische Überlegungen, 2010

askarzinom zur Folge haben. Die Pankreasinsuffizienz und der Diabetes mellitus lassen sich aus schulmedizinischer Sicht erfolgversprechend behandeln – durch die dauerhafte Gabe von Pankreasenzymen (EPI) bzw. Insulin (Diabetes mellitus). Das Pankreaskarzinom wird in der Regel zu spät entdeckt, die Prognose ist extrem schlecht.

Weitere Komplikationen schwerer Fälle von Pankreatitis sind Sepsis, Dehydration, Säure-Basen-Verschiebungen, Ergüsse in Thorax und Abdomen, die als Folge weitere Entzündungen wie z.b. die Peritonitis auslösen und zur Sepsis führen können. Zudem können Herzmuskelschäden, Schocksymptome, akutes Nieren-, akutes Lungen- und akutes Multiorganversagen auftreten. Die Prognose ist i.d.R. aus schulmedizinischer Sicht schlecht.

2.7 Schulmedizinische Therapie

An erster Stelle steht die auslösende Ursache zu finden und auszuschalten – sofern möglich. Dies ist machbar, wenn z.b. ein Medikament wie Fenthoin[15] (wirksamer Bestandteil in Tiguvon, einem Antiflohmittel) als Auslöser identifiziert werden kann. In der Regel ist die Ursache jedoch unbekannt. 90% aller Pankreatiden sind laut Schulmedizin idiopathischen Ursprungs. In jedem Fall muss die Krankengeschichte der Katze auf Medikamentengaben hin geprüft werden, und *„Medikamente, die nicht zweifelsfrei indiziert sind, sollten abgesetzt werden."*[16]

„Die klassische symptomatische Therapie für Tiere mit schwergradiger Pankreatitis besteht aus einer aggressiven intravenösen Flüssigkeitstherapie, anderweitiger metabolischer Unterstützung und analgetischer Medikation. Die aggressive Flüssigkeitstherapie muss mit einer kontinuierlichen Kontrolle der Elektrolytwerte im Serum einhergehen."[17]

---

[15] Steiner, Jörg M., Erkrankungen des exokrinen Pankreas bei Kleintieren, 2005, http://www.vet-medlabor.de/pdf_dateien/vortragszusammenfassung_83_236_214_681136992146.pdf
[16] Steiner, Dr. med. vet. Jörg M.: Akute und chronische Pankreatitis bei der Katze - Diagnostische und therapeutische Überlegungen, 2010
[17] Steiner, Dr. med. vet. Jörg M.: Akute und chronische Pankreatitis bei der Katze - Diagnostische und therapeutische Überlegungen, 2010

Eine medikamentöse Therapie der felinen Pankreatitis in Form von Antibiotika, Corticoide, Antazida und Sekretionshemmer ist in der Regel wenig hilfreich.[18] Trotz der schulmedizinischen Erfahrung, dass eine Antibiose bei einer Pankreatitis diese weder lindern noch heilen kann, wird häufig eine antibiotische Behandlung durchgeführt. Sie wird begründet durch die Möglichkeit einer Sepsis in Verbindung mit der Pankreatitis, sowie weiterer bakteriell bedingter entzündliche Prozesse (z.B. eitrige Cholangiohepatitis, eitrige Peritonitis) und der Möglichkeit der Auswanderung von Bakterien aus dem Gastrointestinaltrakt.[19]

Da die feline Pankreatitis häufig in Kombination mit anderen, ebenfalls entzündlichen Erkrankungen auftritt, insbesondere mit der IBD, sehen viele Tierärzte den Einsatz von Prednisolon und anderen Corticoiden bei einer Pankreatitis als sinnvoll an. Zudem regt es den Appetit an. Eine Katze, die frisst, ist in den Augen vieler Halter gesund und somit erscheint dem Halter die Behandlung des Tierarztes als sehr erfolgreich, wenn die Katze nach der Gabe von Cortison und Antibiotika wieder frisst und (eine mehr oder weniger lange Zeit lang) einen lebhafteren Eindruck macht.

Die Gabe von Antiemetika findet bei starkem Vomitus häufig Anwendung, ebenso kommen Magensäurehemmer (Antazida) zum Einsatz, wenn der Verdacht auf gastrointestinale Ulzerationen besteht oder das häufige Erbrechen mit einem Magensäureüberschuss in Verbindung gebracht wird. Auf die Pankreatitis haben sie jedoch keinen Einfluss.

„Dopamin hat bei Katzen mit experimentell induzierter Pankreatitis einen günstigen Einfluss, wenn es innerhalb von zwölf Stunden nach Induktion der Pankreatitis verabreicht wird. Allerdings ist eine Gabe innerhalb von zwölf Stunden nach Beginn einer Pankreatitis bei Spontanerkrankungen

---

[18] Vgl. Horzinek, Marian C. (Hrsg): Krankheiten der Katze, 4. überarbeitete Auflage, Enke-Verlag, 2005, S.381 f.
[19] Vgl. Roberts, Dr. Jane, Behandlungsempfehlungen für feline Pankreatitis, 2009

unrealistisch."[20] Sie ist unrealistisch, da die Pankreatitis in der Praxis nicht innerhalb von 12 Stunden nach Ausbruch diagnostiziert wird.

Die medikamentöse Behandlung der felinen Pankreatitis beruht also in erster Linie auf der Behandlung der begleitenden Symptome und Krankheiten, weniger auf der Behandlung der Pankreatitis an sich. Dopamin könnte ein aus schulmedizinischer Sicht wirksames Medikament sein, kann jedoch i.d.R. nicht eingesetzt werden, da eine feline Pankreatitis nicht schnell genug erkannt wird. Allerdings kann aus schulmedizinischer Sicht die Gabe von Dopamin bei Tieren mit Pankreatitis in der Krankheitshistorie erwogen werden, wenn diese einer Anästhesie unterzogen werden müssen.[21]

Während früher geraten wurde, die Katze bei einer Pankreatitis einige Tage fasten zu lassen, wird heutzutage davon Abstand genommen, da die Gefahr einer hepatischen Lipidose bei der Katze bei Anorexie sehr hoch ist. Katzen mit Vomitus können eine intravenöse Flüssigkeitstherapie in Kombination mit einem Fütterungstubus in den mittleren Abschnitt des Dünndarms (Jejunum) erhalten, Katzen ohne Vomitus sollten Futter oral erhalten – durch Assistenzfütterung oder einen Tubus (z.B. püriertes hochwertiges Futter, Bioserin). Zu beachten ist dabei, dass viele so genannte „Genesungsfutter" wie z.B. „RECOVERY" von Royal Canin bei einer akuten Pankreatitis nicht gegeben werden dürfen – sie wird als Gegenanzeige vom Hersteller aufgeführt. Eine gründliche Information des Halters über das zu gebende Futter ist daher notwendig. Wichtig ist die häufige Gabe kleiner Futterportionen. Aus persönlicher Erfahrung hat sich die Gabe von hochwertigem Futter (sehr hoher Fleischanteil, getreidefrei, Fettgehalt 6-8%) oder supplementiertem rohem Fleisch im 2- bis 4-Stundenrhythmus bewährt. Die Abstände können vergrößert werden, sobald es der Katze besser geht.

---

[20] Steiner, Dr. med. vet. Jörg M.: Akute und chronische Pankreatitis bei der Katze - Diagnostische und therapeutische Überlegungen, 2010
[21] Vgl. Steiner, Dr. med. vet. Jörg M.: Akute und chronische Pankreatitis bei der Katze - Diagnostische und therapeutische Überlegungen, 2010

Wie zu sehen ist, hat die Schulmedizin wenig Chancen eine Pankreatitis erfolgreich zu behandeln. Es erfolgen – wenn überhaupt – unterdrückende Medikamentengaben mit geringen Aussichten auf Besserung, häufig wird dem Halter geraten die Katze einschläfern zu lassen, um ihr weiteres Leiden zu ersparen. In dieser Situation kommen einige Halter zu einem Therapeuten, der die Katze klassisch homöopathisch behandeln soll – als letzte Chance vor der Euthanasie, da sie ja schulmedizinisch austherapiert ist. Hier sollte man als klassische Homöopathin für Tiere auf keinen Fall die Behandlung verweigern, sondern sein Bestes geben, um der Katze zu helfen. In vielen Fällen besteht durchaus die Chance auf Heilung. Wenn keine Heilung mehr möglich ist, kann palliativ begleitet werden, im schlimmsten Fall im Rahmen einer kurzfristigen Sterbebegleitung. Übernimmt man als homöopathischer Therapeut einen solchen Fall, sollte eine Infusionstherapie in schweren Fällen zumindest anfänglich begleitend durchgeführt werden, da eine Dehydration bei Katzen schnell einsetzt. Bis die Katze wieder in der Lage ist, selbständig zu fressen, muss die Energiezufuhr über Infusionen, Tubus oder Assistenzfütterung sichergestellt werden.

3. Feline Pankreatitis miasmatisch betrachtet

§12.:„*Einzig die krankhaft verstimmte Lebenskraft bringt die Krankheiten hervor.*"[22]

Bereits Hahnemann hatte erkannt, dass Krankheiten einen Körper nur dann befallen können, wenn dieser es aufgrund seiner verstimmten Lebenskraft ermöglicht – im Umkehrschluss bedeutet dies, dass eine wahrlich gesunde Katze keine feline Pankreatitis bekommen wird. Weder aufgrund eines Skorpionstiches, einer Medikamentengabe, erst recht nicht idiopathischen Ursprungs. Ist jedoch die Lebenskraft verstimmt, z.B. durch eine hereditär vorliegende Sykose, reicht eine dem Halter oder Tierarzt unbedeutend erscheinende Causa wie z.B. eine Impfung aus, um die feline Pankreatitis auszulösen.

---

[22] Hahnemann, Samuel: Organon der Heilkunst, Nachdruck der 6. Auflage, Narayana Verlag, 2006, §12

Dass eine miasmatische Belastung bei Katzen vorliegen kann, hat Frau Gaedigk bereits in ihrer Arbeit „Klassisch homöopathische Behandlung von Katzen – unter Einbeziehung der Miasmen – Möglichkeiten und Grenzen" dargelegt. Auch John Saxton, Veterinärmediziner und homöopathischer Arzt, geht von der miasmatischen Belastung der Tiere aus. Er sieht jedoch die drei Miasmen Psora, Sykose und Syphilis in jedem Lebewesen, auch in Pflanzen, als immer vorhanden an, mit unterschiedlich starken Ausprägungen, in reiner oder gemischter Form (Tuberkulinie, Kanzerinie)[23] – im Gegensatz zur gängigen Lehrmeinung an der CvB-Akademie, wonach Patienten die Miasmen über den Erbgang oder akut erwerben können, und nicht alle Miasmen jederzeit in einem Patienten vorhanden sein müssen.

Aus Platzgründen verzichte ich hier auf eine miasmentheoretische Abhandlung und ausführliche Erläuterungen der Miasmen und ihrer Stadien, sondern setze die Möglichkeit der miasmatischen Belastung von Katzen voraus und werde mich hier auf den Versuch der miasmatischen Zuordnung der felinen Pankreatitis beschränken.

Das Pankreas steht miasmatisch in Bezug zur Sykose[24] und zur Syphilinie.[25] Der sykotische Bezug ergibt sich daher, dass die Sykose bevorzugt weiches Gewebe befällt, wie es das Pankreas ist. Im Rahmen der Pankreatitis kann man hier einen besonders starken Bezug sehen, wenn das Gewebe fibrosiert. Der syphilitische Bezug wird deutlich durch die Bevorzugung der Syphilinie für endokrine Drüsen. Da der endokrine Anteil des Pankreas in enger räumlicher Nähe zum exokrinen Anteil steht, kann im Rahmen einer syphilitischen Pankreatitis das gesamte Gewebe im erkrankten Bereich betroffen sein. Besonders deutlich wird der syphilitische Bezug bei der chronisch nekrotisierenden Pankreatitis und den schweren akuten felinen Pankreatiten, wo die Selbstverdauung rasant voranschreitet und die Syphilinie ihren stark destruktiven Charakter zeigt.

---

23 Vgl. Saxton, John: Leitfaden Miasmen, Narayana Verlag, 2011
24 Kirsch, Juni; Skript „Die Sykose", CvB-Akademie, Kurs N, 2010
25 Blume, Ralf; Skript „Die Syphilis", CvB-Akademie, Kurs N, 2010

Quak und Geißler verweisen darauf, dass Erkrankungen der Bauchspeicheldrüse „in aller Regel mehrmiasmatischer Natur"[26] sind, wegen der großen Bedeutung des Pankreas für den Organismus und der Tiefe/ Schwere seiner Erkrankungen.

3.1 Psorische feline Pankreatitis

„Die Psora ist die Grundlage aller Krankheitsäußerungen"[27] und kann durch Gemütsregungen wie Ärger, Schreck, Kummer oder Angst aus der Latenz gebracht werden. Sie kann aber auch durch unterdrückende Maßnahmen, wie z.b. schulmedizinische Anwendungen zur Behandlung eines Hautausschlages, oder durch körperliche Traumata aktiviert werden. Die Psora gilt nach Hahnemann als Grundübel und ist die Basis, auf der sich die anderen Miasmen überhaupt entwickeln können. D.h. sollte es ein Lebewesen ohne psorisches Miasma geben (wovon nicht auszugehen ist, da die Psora bereits durch Berührung übertragen werden kann), würde dieses immun gegen die Ansteckung mit den anderen Miasmen und den mit ihnen verbundenen chronischen Krankheiten sein.

Das Pankreas hat keinen spezifischen Bezug zur Psora – allerdings können psorische Erkrankungen alle Organe betreffen. Daher sollte bei jedem akuten Ausbruch einer chronischen felinen Pankreatitis bedacht werden, dass dies eventuell aufgrund einer Aktivierung der Psora passiert sein kann, wenn z.B. ein körperliches oder seelisches Trauma als Causa ermittelt werden kann. Auch die chronische Pankreatitis an sich kann psorischen Ursprungs sein, wenn im Vorfeld der Erkrankung z.B. Hautausschläge unterdrückt oder so genannte „Darmsanierungen" wegen lang anhaltendem Durchfall vorgenommen wurden, der Krankheitsprozess also von außen nach innen getrieben wurde. Der Darm mit seinen Schleimhäuten ist hier als so genannte „innere Haut" zu sehen.

---

[26] Geißler, Dr. med. Jan; Quak, Dr. med. Thomas (Hrsg.): Leitfaden Homöopathie, 2. Auflage, Urban & Fischer, 2009, S. 487

[27] Schuller, Maria; Skript „Die Psora", CvB-Akademie, Kurs N, 2010

Die Psora mit ihrem eher langsamen, im Vergleich zur Syphilinie wenig destruktiven Charakter scheint eine gute Grundlage für die chronische Pankreatitis mit milder Verlaufsform zu sein, die häufig erst nach dem Tod der Katze im Rahmen einer Obduktion entdeckt wird.

Da eine Katze, wie später noch ausgeführt wird, wahrscheinlich nur in den seltensten Fällen ausschließlich mit der Psora belastet ist, ist diese Annahme eher theoretischer Natur. Denn wie bereits Allen in seinem Werk „Die chronischen Krankheiten" ausführte: *„Wir treffen heute jedoch nur wenige Menschen an, die rein psorisch und frei von jeglicher Verbindung mit anderen Miasmen sind."*[28] - dies gilt sicher auch für Katzen und andere Tiere. Wahrscheinlicher ist daher, dass eine feline Pankreatitis auf einem der anderen Miasmen basiert. Bei den verschmolzenen Miasmen ist die Psora immer beteiligt, symptomatische Hinweise auf die Psora können daher auch bei einer tuberkulinen oder kanzerinen Belastung auftreten.

3.2 Sykotische feline Pankreatitis

Wie bereits oben erwähnt, hat das Pankreas einen Bezug zur Sykose. Bei Katzen ist hier vor allem die hereditäre Sykose anzunehmen, da aufgrund der oft bereits seit mehreren Generationen erfolgten Impfungen, Operationen und Behandlungen mit Immunmodulatoren davon auszugehen ist, dass die Sykose in vielen Katzenfamilien über viele Generationen hinweg immer wieder aktiviert und an die Nachfahren vererbt wurde.

Die Sykose wird besonders leicht aktiviert durch:

Operationen, insbesondere des Unterleibs

Weibliche Katzen, die von Menschen gehalten oder versorgt und nicht zur Zucht eingesetzt werden, werden in der Regel bereits frühzeitig kastriert (Ovariohysterektomie), da die nervliche Belastung der regelmäßigen Rolligkeiten für Mensch und Tier sehr hoch sind. Zudem

---

[28] Allen, John Henry: Die chronischen Krankheiten Bd.1, Verlag Renée von Schlick, 2004, S. 136

besteht für die Katze die Gefahr der Dauerrolligkeit und des Uterus-krebses, wenn sie, ohne gedeckt zu werden, häufig rollig wird. Die chemische Unterdrückung der Rolligkeit ist bei Katzen möglich, aber wenig verbreitet. Männliche Tiere werden in der Regel kastriert oder sterilisiert um dem katerüblichen Reviermarkierungsverhalten vorzu-beugen, ihn vor sexuell übertragbaren Krankheiten zu schützen und ihn vom Streunen abzuhalten. Insbesondere die Kastration der weiblichen Katzen, welche eine Bauchdeckenöffnung bedingt, kann sykotisierend wirken, aber auch der eher kleine Eingriff bei Katern kann die Sykose aktivieren. Auch andere Operationen, wie z.B. die operative Behebung einer Nabelhernie, Kaiserschnitt (wird bei Katzen selten durchgeführt) oder eine Laparoskopie im Rahmen diagnostischer Maßnahmen kön-nen die Sykose wecken, weshalb der Nutzen des Diagnoseverfahrens Laparoskopie in jedem Fall genau zu hinterfragen ist.

Einbringung von Fremdeiweißen

In Deutschland werden Katzen, die in der Obhut von Menschen leben, in der Regel sehr häufig geimpft (jährliche Mehrfachimpfungen).[29] Damit werden neben diversen anderen Mitteln (Quecksilber, Alumi-niumsalze) auch Fremdeiweiße in den Körper der Katze eingebracht. Dies kann sykotisierend wirken (Impfsykose), aber auch eine Vakzi-nose hervorrufen. Neben den Impfungen enthalten auch so genannte Immunmodulatoren wie Zylexis® Fremdeiweiße und haben somit das Potential, sykotisierend zu wirken.

Medikamente

Werden der – sykotischen – Katze Medikamente gegeben, die z.B. Struvitsteine auflösen oder verhindern sollen (z.B. Guardacid-Tablet-ten), können diese ebenfalls die Sykose aktiveren. Dies äußert sich u.a. dadurch, dass Katzen erfahrungsgemäß unter dieser Behandlung häufig Oxalat-Steine entwickeln.

---

[29] Impfempfehlung der Ständigen Impfkommission vet. für Katzen http://www.tierklinik-ingolstadt.de/pdf/Impfempfehlung_Katze_07.pdf

Bedenkt man allein diese Punkte, ist der in der schulmedizinischen Literatur genannte Anteil der idiopathischen Pankreatiden von 90% sehr relativ zu sehen. In den Augen der Verfasserin sind viele der so genannten idiopathischen Pankreatiden entweder mit Bezug zu früheren Medikamentengaben (kanzerin/ sykotisch – aber auch iatrogen, s.u.) oder mit sykotischem Bezug (Operationen, Medikamente, Einbringung von Fremdeiweißen) zu sehen. Es ist aber auch durchaus möglich, dass - wie bei Hunden - das Industriefutter eine mittelbar auslösende Rolle spielt, da Katzen reine Karnivoren sind und eine nicht artgerechte Fütterung negative Auswirkungen auf die Gesundheit der Katze haben kann.

Sind weitere sykotische Symptome in der Krankheitsgeschichte der Katze oder ihrer Vorfahren bekannt, wie z.b. Harnröhrenausfluss, rezidivierende Zystitis, Urethritis, eosinophiles Granulom oder ein Steinleiden (worauf z.b. eine begleitende Cholangiohepatitis aufgrund von Steinen in den Gallenwegen hinweisen kann, aber auch Blasensteine, Nierensteine oder Pankreassteine), sollte eine sykotische Belastung im Rahmen der Behandlung unbedingt in Betracht gezogen werden.

3.3 Syphilitische feline Pankreatitis
Bereits der Schulmediziner Oskar Gross hat darauf hingewiesen, dass „sowohl bei der hereditären als auch bei der erworbenen Lues" ... „Pankreasveränderungen beobachtet"[30] wurden. Gross ordnete die fibrösen und sklerosierten Pankreasveränderungen der hereditären Syphilis zu, die gummösen Formen eher der erworbenen Syphilis. Da fibröse Veränderungen heutzutage in der Regel eher sykotisch zugeordnet werden, ist zu hinterfragen, ob Gross mit seiner Zuordnung Recht hatte. Mit Sicherheit ist die miasmatische Zuordnung anhand der fibrösen Veränderung allein nicht zu treffen, weitere Symptome und Stigmata sind zu berücksichtigen. Auch dem Humanarzt Carl

---

[30] Gross, Oskar: Klinische Beobachtungen zur Pankreaspathologie, Virchows Archiv, 1924, S. 92

Hochsinger[31], sowie dem Homöopathen Erich Assmann war die Pankreassyphilis bereits bekannt. Assmann sieht Pankreatiden häufig in Verbindung mit Gallenleiden (Anm. der Verfasserin: ggf. sykotischer Bezug, wenn in Verbindung mit Gallensteinen), Gastritis, Duodenitis und Gastroenteritis.[32] Diese Erkrankungen können auch bei Katzen vorkommen, wenn auch deutlich seltener als beim Menschen, und weisen auf einen syphilitischen Bezug.

Viele Rassekatzen[33] sind für das menschliche Auge „schön" oder extravagant gezüchtet worden – dies hat zur Folge, dass einige Rassen kein Fell (z.B. Sphinx), Deformationen des Skeletts (z.B. Perser, Siam, Maine Coon) oder andere Abnormitäten (z.B. gelocktes Fell bei Devon Rex) haben. Viele dieser „Zuchterfolge" weisen deutliche Hinweise auf eine hereditäre Syphilinie auf, vor allem wenn Veränderungen am Skelett z.B. in Form zusätzlicher Zehen (Polydaktylie) oder Schädeldeformationen auftreten.

Bekommen wir eine solche Rassekatze mit einer felinen Pankreatitis in die Behandlung, sollte das Vorliegen einer syphilitischen Belastung von Anfang an in Erwägung gezogen werden. Ein wichtiges Symptom für die Syphilinie wäre eigentlich die Schmerzlosigkeit. Wie jedoch bereits angeführt, zeigen Katzen nur selten deutliche Schmerzsymptome, selbst wenn sie aufgrund des Krankheitsprozesses Schmerzen haben müssten. Dies liegt nicht daran, dass alle Katzen syphilitisch belastet sind (auch wenn es sicher auf viele zutrifft), sondern ist arttypisches Verhalten.

---

[31] Vgl. Hochsinger, Carl_ Studien über die hereditäre Syphilis, Band 1, Verlag Deuticke, 1898
[32] Vgl. Assmann, Dr. Erich: Praxis und Krankenbett Homöopathisches Praktikum – Pankreaserkrankungen, AHZ, Bd. 187, 1939, S. 22 – 30
[33] Rassestandards unter: http://www.wcf-online.de

3.4 Die verschmolzenen Miasmen: Tuberkulinie und Kanzerinie und die feline Pankreatitis

Die durch Verschmelzung über den Erbgang entstandenen Miasmen Tuberkulinie (sykotische/ luetische) und Kanzerinie können auch bei Katzen vorliegen, wie Birgit Gaedigk und John Saxton bereits dargelegt haben.[34] Durch die Verschmelzung mehrerer Miasmen verkompliziert sich die chronische Krankheit und damit auch der Krankheitsverlauf und die Behandlung eben dieser.

Da in der Praxis immer häufiger Katzen mit schweren Pathologien unterschiedlichster Arten vorkommen, die häufig Stigmata und andere Symptome der Tuberkulinie (z.B. lange Wimpern, langer Hals, hochbeinig, Neigung zu Erkältungskrankheiten, Arthrose, chronische Cholezystitis, Neigung zu inneren Parasiten ...) oder Kanzerinie (z.B. Allergien, langwierige Erkrankungen, schlecht heilende Wunden, Kater mit nur einem Hoden ...) aufweisen, sollte die Möglichkeit der felinen Pankreatitis auf tuberkuliner oder kanzeriner Basis in Betracht gezogen werden, auch wenn der erste Augenschein eher in Richtung Sykose oder Syphilinie weist. Insbesondere wenn sich im Rahmen einer chronischen Pankreatitis bereits eine EPI (exokrine Pankreasinsuffizienz) und/ oder ein Diabetes mellitus entwickelt hat, sollte ein besonderes Augenmerk auf die Kanzerinie gelegt werden. Vor allem der Diabetes mellitus gilt als Stellvertreterkrankheit des Krebses und weist auf die Kanzerinie hin[35]. Ebenso kann auf die Kanzerinie hinweisen, wenn allopathische Medikamentengaben die feline Pankreatitis ausgelöst haben.[36]

Da die Psora in diesen verschmolzenen Miasmen immer enthalten ist, können z.B. Traumen und Unterdrückungen Auslöser der felinen Pankreatitis auf tuberkuliner oder kanzeriner Basis sein. Herauszufinden,

---

[34] Vgl. Gaedigk, Birgit: Klassisch homöopathische Behandlung von Katzen – unter Einbeziehung der Miasmen – Möglichkeiten und Grenzen, 2007. Vgl. Saxton, John: Leitfaden Miasmen, Narayana Verlag, 2011

[35] Vgl. Laborde, Yves, Risch, Gerhard: Die Hereditären Chronischen Krankheiten, Verlag Müller & Steinicke, 1998

[36] Vgl. Laborde, Yves, Risch, Gerhard: Die Hereditären Chronischen Krankheiten, Verlag Müller & Steinicke, 1998

ob in diesen Fällen ein psorisches Geschehen vorliegt, oder ob das tuberkuline bzw. kanzerine Miasma aktiviert wurde, ist eine große Herausforderung an den Behandler.

3.5 Vakzinose und feline Pankreatitis

Wie bereits im Kapitel 3.2 erläutert wurde, werden Katzen heutzutage i.d.R. sehr häufig geimpft. Dies kann nicht nur zur Sykotisierung beitragen, sondern kann ebenso zu einer Vakzinose[37] führen (erworbene Vakzinose). Hatte bereits mindestens ein Elterntier die Vakzinose, kann diese auch vererbt werden, also eine hereditäre Vakzinose vorliegen.

Ob eine feline Pankreatitis auf Basis einer Vakzinose auftritt, ist schwierig zu beantworten, da schulmedizinisch kein Zusammenhang gesehen wird und keine Dokumentation hierzu vorliegt. Wenn jedoch im Rahmen einer klassischen homöopathischen Behandlung die Mittel nicht wie gewünscht wirken oder Behandlungsbarrieren vorliegen, sollte der Behandler die Option einer vorliegenden Vakzinose bedenken und diese bei seiner nächsten Mittelwahl berücksichtigen – auch wenn die Katze noch nie (aber wahrscheinlich mindestens ein Elterntier) oder das letzte Mal vor vielen Jahren geimpft wurde.

3.6 Primär- und Sekundärmiasmatik

Leider sind nur selten die Krankheiten der Vorfahren unserer 4-pfötigen Patienten bekannt. Da viele Katzen aus in- oder ausländischen Tierheimen kommen, von Bauernhöfen „gerettet" werden oder über andere Wege zum aktuellen Halter gelangen – eine Dokumentation der Krankheits- und Behandlungshistorie der Katze ist selten, die der Vorfahren ist in diesen Fällen quasi ausgeschlossen. Bei Rassekatzen, die direkt als Kitten vom Züchter gekauft werden, wo die Zuchtkatzen i.d.R. regelmäßig tierärztlich untersucht werden, wird von den Züchtern leider nur selten zugegeben, dass Krankheiten im Bestand vorkommen, Fehl- oder Totgeburten auftreten – schon gar nicht bei den zur Zucht eingesetzten Katzen.

---

[37] Vgl. Burnett, M.D. James Compton: Vakzinose und Ihre Heilung mit Thuja, Verlag Müller & Steinicke, 1991

Nur wenige Krankheiten (z.b. PKD, HCM) gelten als Zuchtausschluss und entsprechende Untersuchungen werden zumindest bei seriösen und verantwortungsbewussten Züchtern regelmäßig durchgeführt und dokumentiert. Ob die Informationen über eine solche Krankheit im Bestand jedoch einem Käufer mitgeteilt wird, ist nicht immer garantiert.

Da Katzen nur selten selbstbestimmt (nicht im Sinne von Suizid, sondern im Sinne von nicht euthanasiert) sterben, sondern meist vom Tierarzt eingeschläfert werden und zudem viele Katzen bereits in sehr jungen Jahren trächtig werden, die Elterntiere also im Fall einer Erkrankung der Patientenkatze noch leben, ist eine verwertbare Todesursache i.d.R. nicht bekannt.

Deshalb sind im Rahmen der Primärmiasmatik meist nur wenige bis gar keine Symptome bekannt und wir sind darauf angewiesen, wie gut der Halter die ihm bekannte Kranken- und Behandlungshistorie der Katze dokumentiert hat und wie gut er beobachten kann, um zumindest mit den sekundärmiasmatischen Symptomen verantwortungsbewusst im Sinne Hahnemanns arbeiten zu können.

Körperliche Untersuchungen der Katze sind empfehlenswert, um sich als Behandler persönlich einen Eindruck vom gesundheitlichen Zustand und eventuell erkennbaren miasmatischen Stigmata machen zu können. Liegen Impfausweise, Röntgenbilder und tierärztliche Diagnosen vor, können diese ebenfalls wichtige Hinweise geben.

3.7 Die iatrogene Belastung

„Zu den chronischen Krankheiten müssen wir leider noch jene allgemein verbreiteten rechnen, durch die allöopathischen Curen erkünstelt, wie auch den anhaltenden Gebrauch heftiger, heroischer Arzneien, in großen und gesteigerten Gaben, den Mißbrauch" ... *„wovon die Lebenskraft theils unbarmherzig geschwächt, theils, wenn sie ja nicht unterliegt, nach und nach (von jedes besondern Mittels Mißbrauche, eigenartig) dergestalt innormal verstimmt wird, daß sie, um das Leben gegen diese feindseligen*

und zerstörenden Angriffe aufrecht zu erhalten, den Organism umändern, und diesem oder jenem Theile entweder die Erregbarkeit oder die Emp-findung benehmen, oder sie übermäßig erhöhen, Theile erweitern oder zusammenziehen, erschlaffen oder verhärten, oder wohl gar vernichten, und hie und da im Innern und Aeußern organische Fehler anbringen (den Körper im Innern und Aeußern verkrüppeln) muß, um dem Organism Schutz vor völliger Zerstörung des Lebens gegen die immer erneuerten, feindlichen Angriffe solcher ruinirenden Potenzen zu verschaffen."[38] Hier verweist Hahnemann auf die desaströsen möglichen Folgen der allo-pathischen Behandlung von Krankheiten – die uns auch bei Katzen immer wieder begegnen. Wie bereits erwähnt, neigen Tierärzte in vie-len Fällen dazu, Antibiotika und Cortison zu verabreichen, auch ohne spezifische Indikation (z.B. Antibiogramm, Blutbild). Häufig werden hierdurch die Miasmen aktiviert. Auch wenn wir nicht immer genau sagen können, welches Miasma eventuell aktiviert wurde, so sind die negativen Folgen von schulmedizinischen Behandlungen, meist in Form von Unterdrückungen, für das geschulte homöopathische Auge doch erkennbar.

4. Die homöopathische Behandlung der felinen Pankreatitis

Im Vergleich zur Schulmedizin hat die klassische Homöopathie bei der Behandlung der felinen Pankreatitis entscheidende Vorteile: Zum einen kann sie die miasmatische Belastung berücksichtigen (sofern diese erkannt wird), zum anderen kann die Homöopathie mehr als nur die schulmedizinisch relevanten Symptome in unsere Überlegungen einbe-ziehen und aufgrund der Gesamtheit der individuellen und vorzugsweise außergewöhnlichen[39] Symptome die Mittelempfehlung aussprechen. Neben den genannten schulmedizinisch relevanten Symptomen fällt in

---

[38] Hahnemann, Samuel: Organon der Heilkunst, Nachdruck der 6. Auflage, Narayana Verlag, 2006, §74
[39] Vgl. Hahnemann, Samuel: Organon der Heilkunst, Nachdruck der 6. Auflage, Narayana Verlag, 2006 § 153

der Praxis auf, dass die kranken Katzen deutliche Gemütsveränderungen zeigen, hierbei nicht nur die zu erwartende Apathie, sondern auch weitere Veränderungen wie z.b. aggressives Verhalten, Hypochondrie oder eine Veränderung im Verhalten gegenüber den Haltern oder anderen Tieren im Haushalt. Gut beobachtende Halter können z.b. auch erkennen, dass die Katze, die sonst eher fröhlich und neugierig erscheint, plötzlich ängstlich, zurückhaltend oder unberechenbar ist. Interessanterweise tritt es in der Praxis relativ häufig auf, dass Katzen mit einer chronischen Pankreatitis und Pankreasinsuffizienz dazu neigen, erbrochenes, ggf. anverdautes Futter zu fressen – welches sie selber oder andere Katzen im Haushalt zuvor erbrochen haben. Auffällig, aber noch nicht statistisch erhoben, ist auch, dass einige Katzen mit einem hohen spec. fPL-Wert einen sehr niedrigen T4-Wert haben, d.h. evtl. eine Unterfunktion der Schilddrüse bei einer Pankreatitis vorliegen kann.

Weitere Symptome können sich in Bezug auf veränderte Futtervorlieben, Aufenthaltsorte, Geruch des Fells und diverse weitere Modalitäten und Begleitsymptome der felinen Pankreatitis zeigen. Somit steht uns häufig eine bessere Behandlungsbasis zur Verfügung als den Tierärzten – und ein weitaus breiteres, und vor allem effektiveres Arzneimittelspektrum.

Da Katzen als Wüstentiere in der Regel nicht trinken, sondern sich über den Flüssigkeitsgehalt der Nahrung ausreichend mit Wasser versorgen, sofern sie artgerecht gefüttert werden, ist das Trinkverhalten ein wichtiges Merkmal. Wird eine Katze, die artgerecht gefüttert wird, mehrmals dabei beobachtet, dass sie trinkt, kann dies als Durst in die Repertorisation aufgenommen und bei der Arzneimittelwahl berücksichtigt werden. Nicht trinken sollte aber bei artgerechter Fütterung nicht als Durstlosigkeit interpretiert werden. Trockenfutter gilt nicht als artgerechtes Futter, eine erhöhte Flüssigkeitsaufnahme ist in diesem Fall kein krankheitsbedingtes Symptom, sondern auf den erhöhten Flüssigkeitsbedarf durch die Fehlernährung zurückzuführen.

Zu Beginn der Behandlung ist es wichtig, möglichst viel über die Katze, ihre Kranken- und Behandlungshistorie und die aktuelle Symptomatik, wenn möglich auch Informationen über die Krankengeschichte der Vorfahren, zu erfahren. Eine Untersuchung der Katze ist empfehlenswert. Die Erstanamnese erfolgt bei einer Katze wie die Erstanamnese bei humanen Patienten – denn wie Dr. Jens Wurster so treffend sagt *„Ein Tier ist doch auch nur ein Mensch"*.[40] Nur muss hier der Halter alle Informationen liefern, die die Katze selber nicht mitteilen kann, und es fehlen dabei viele Modalitäten zu den Symptomen, sowie die als-ob-Empfindungen. Während der Behandlung ist immer zu berücksichtigen, dass die Halter häufig ihre persönlichen Interpretationen und Empfindungen kommunizieren – hier ist oft viel Fingerspitzengefühl gefragt, bis man die echten, verwertbaren Symptome herausgearbeitet hat. Auch findet man häufig, dass die Katzen die Probleme ihrer Halter „spiegeln" - sogar ihre Krankheiten, weshalb der Behandler durchaus auch den Halter nach seinem Befinden fragen sollte. Eine kombinierte Behandlung von Halter und Katze kann in einigen Fällen von Vorteil sein.

Ist zu Beginn einer homöopathischen Behandlung eine miasmatische Zuordnung nicht möglich, muss der Behandler mit den Symptomen beginnen, die ihm zur Verfügung stehen – dem Beispiel Burnetts folgend seinen Hut an jeden sich bietenden Nagel hängen.

Im Laufe der Behandlung wird in vielen Fällen die Miasmatik erkennbar und kann für den weiteren Behandlungsverlauf entsprechend berücksichtigt werden.

Oft beginnen wir die Behandlung mit einem Akutmittel wie Belladonna, wenn die Katze aufgrund eines akuten Pankreatitisschubes als Exazerbation ihrer chronischen Krankheit in die Behandlung kommt, oder mit einem organotropen Mittel wie Iris versicolor, und folgen auch hier Burnett, der seine Behandlungen häufig mit einem organotropen

---

[40] Wurster, Dr. Jens, Schaffer, Ursula: Homöopathische Krebsbehandlung bei Tieren oder „Ein Tier ist doch auch nur ein Mensch" http://tierheilpraxis-schaffer.wod-studio.de/praxis/T.te/fallberichte/Krebsfall%20wurster.html

Mittel begann und das bzw. die antimiasmatische(n) Mittel folgen ließ. Während der chronischen (antimiasmatischen) Behandlung können weitere organotrope Mittel oder Drainagemittel notwendig werden. Auch die Gabe von Zwischenmitteln bei akuten Erkrankungen oder bei Exazerbationen der chronischen Krankheit kann notwendig sein.

Sollte kein akuter Schub bestehen, kann die antimiasmatische Behandlung direkt begonnen werden, eventuell sollte das schwache Organ mit einem organotropen Mittel gestützt werden. Im Rahmen der chronischen Behandlung können akute Schübe der felinen Pankreatitis auftreten. Diese sind als akute Exazerbationen der chronischen Krankheit der Katze oder Abarbeitungen früherer akuter Schübe, die eventuell unterdrückt wurden, zu sehen.

Es folgen einige Beispiele der Behandlung der felinen Pankreatitis:

4.1 Beispiel 1: Maine Coon Kater T., geb. 1996, gest. 2011, multimorbide

Nach 10 Jahren rein schulmedizinischer Behandlung kam T. 2006 in die klassisch homöopathische Behandlung bei Frau Gaedigk. Grund waren seine rezidivierenden Atemwegserkrankungen und rezidivierender Herpes. Außerdem war eine HCM (Hypertrophe Kardiomyopathie), Mitralklappeninsuffizienz, Hüftarthrose und Verdacht auf felines Asthma diagnostiziert worden. Im Vorfeld hatte er eine Hepatitis. Er neigte zu Überreaktionen auf schulmedizinische Mittel, und auch auf homöopathische Arzneien reagierte er sehr empfindlich. Die Empfindlichkeit hat sich im Laufe der Behandlung verstärkt.

Im Laufe der Behandlung hat sich herausgestellt, dass er wahrscheinlich eine luetische Tuberkuline als miasmatische Belastung hatte, worauf auch einige körperliche Merkmale hinwiesen (lange Beine, lange Wimpern).

Anfang Januar 2009 wurde eine Abdomenoperation durchgeführt (Abdomenhernie). Die Bindegewebsschwäche war wahrscheinlich bedingt durch frühere Cortisongaben. Am 29.01.09 wurde nochmals operiert, da das Bindegewebe extrem brüchig war und die Naht nicht hielt. Es wurde ein Netz eingesetzt. Zudem hatte sich die innere Wunde eitrig entzündet und die äußere Naht war aufgegangen. Am 02.02.2009 wurde eine Pankreatitis diagnostiziert (spec fPL 12,3 µg/l; bei > 5,4 µg/l ist eine Pankreatitis wahrscheinlich), das Blut war vor der OP abgenommen worden. Bereits vor der 2. OP hatte der Kater folgende Symptome: brüchige Krallen, z.t. nur noch blutige Stummel; mangelhafter Haarwuchs nach der 1. OP; Fellverlust; grau-brauner, voluminöser Stuhl; Abmagerung trotz guter Futteraufnahme, zeitweise aber auch Futterverweigerung; berührungsempfindlich; verstopfte Nase und Atemprobleme; auf der Gemütsebene „gut drauf", sucht Gesellschaft. Verordnung: Phosphorus LM12, 5. große Tasse, 1ml – in der Folge aus der 8. Tasse 2x/Woche.

Repertorisation:
- Gemüt - Beißen – Nägel
- Allgemeines - Abmagerung - Heißhunger mit Abmagerung
- Allgemeines - Abmagerung - progressiv fortschreitend
- Abdomen - Entzündung - Pankreas
- Abdomen - Entzündung
- Abdomen - Entzündung - Peritoneum
- Brust - Hypertrophie - Herzens, des
- Extremitäten - Jucken - Zehen
- Atmung - Atemnot, Dyspnoe, erschwertes Atmen
- Kopf - Haare - Haarausfall
- Kopf - Haare - Haarausfall - büschelweise
- Kopf - Hautausschläge - juckend
- Nase - Verstopfung - chronisch
- Nase - Sinusitis, Nebenhöhlenentzündung
- Nase - Sinusitis, Nebenhöhlenentzündung - Stirnhöhlen

Mitte Februar bekam er Tuberkulinum aviare C200, nachdem die Halterin von Verstopfung und sehr staksigem Gang berichtet hatte. Das Fressverhalten und der Kotabsatz normalisierten sich, Krallen und Fell wuchsen nach, der Kater nahm etwas zu, allerdings nicht zufriedenstellend. In den folgenden Monaten wurde mit mehreren Mitteln weiter behandelt, da die Bauchwunden sich wieder öffneten. Im Laufe des Sommers stellte sich heraus, dass das Netz abgestoßen wurde. Ende August 2009 wurde das Netz operativ wieder entfernt – unter homöopathischer Behandlung schloss sich die Wunde schnell, die Bauchdecke heilte stabil zu und bereitete bis zum Tod des Katers keine weiteren Probleme.

Am 27.01.2010 wurde erneut eine Pankreatitis diagnostiziert (spec fPL > 50 µg/l, nicht messbar; bei > 5,4 µg/l ist eine Pankreatitis wahrscheinlich), der Tierarzt rechnete mit dem baldigen Tod des Katers. Symptome: lässt Futter aus dem Maul fallen und starker Speichelfluss – die Halterin war mit der Vermutung von Zahnproblemen zum Tierarzt gegangen; Aufstoßen; Durst; heller, voluminöser, aber fester Stuhl; tränendes Auge rechts; schwankender Gang; brüchige Krallen; Atemnot; anfallsweise Niesen und Verstopfung der Nase mit gelben Absonderungen; muss sich räuspern; schweigsam. Verordnung: Lycopodium C30. Als das Ergebnis des Blutbildes vorlag wurde Iris versicolor C12 1 Globulus trocken (D6 war nicht vorrätig) verordnet, danach für 1 Woche täglich Iris versicolor D6, 5. Tasse, 1ml und Carduus marianus D3 3. Tasse, 1ml. Iris versicolor wurde noch eine Weile jeden 2. Tag gegeben, begleitet von Phosphorus LM1, 5. Tasse, 1ml.

Repertorisation:
- Nase - Niesen - anfallsweise
- Nase - Absonderung - gelb
- Nase - Absonderung - schleimig
- Auge - Tränenfluß
- Abdomen – Pankreatitis
- Abdomen - Pankreas; Beschwerden des
- Stuhl - Fettig
- Stuhl - Fettig - ölig aussehend, fäkal, mit Stuhlpartikeln
- Abdomen - Vergrößert - Leber + Schwellung

Das Gangbild besserte sich und er setzte normalen Kot ab. Der Kater sonderte viel Schleim aus der Nase und den Augen ab, es entwickelte sich eine Schwellung unter dem rechten Auge. Das Nasensekret war stark wundfressend und verursachte eine Läsion. Arsenicum album C12 schloss die Nasenwunde schnell.

Der Kater entwickelte eine Zyste am Bein, die sich unter homöopathischer Behandlung öffnete und lange Zeit Flüssigkeit absonderte, im Gegenzug verschwand eine Gewebeveränderung im Brustbereich (Tumorverdacht) und im Röntgenbild zeigte sich eine deutliche Verbesserung des Lungengewebes. Das Pankreas blieb unauffällig. Auf der Gemütsebene wirkte er zufrieden und nahm aktiv am Leben teil. Die begleitende und dauerhafte Gabe von Methylcobalamin in Gabenhöhe von 250 – 1.000 µg in Kombination mit Folsäure hat ihm sehr gut getan, die Nahrungsverwertung hat sich deutlich gebessert.

Im Sommer 2010 zeigte der Kater plötzlich Schmerzsymptome (Zucken bei Berührung, Überstrecken) im Abdomen, die nach einer Gabe Belladonna C30 verschwanden.

Bis zu seinem Tod im Frühjahr 2011 gab es noch einige Krisen unterschiedlichster Art (Obstipation, Kreislauf), die palliativ behandelt wurden. Phosphorus zog sich als das passendste Mittel durch – vermutlich wegen der hohen Cortisonbelastung in den ersten Lebensjahren des Katers, die entsprechende Symptome verursachte. Phosphorus wurde aber immer schlechter vertragen. Auch auf sehr hohe Verdünnungen reagierte er mit einer deutlichen Erstverschlimmerung. Der Wechsel auf Calcium phosphoricum besserte die Situation. Das für die HCM organotrop verordnete Crataegus D1 konnte im Laufe der Jahre von täglich 1 Globulus, 1. Tasse, 1ml auf 1 Globulus, 3. Tasse, 0,5ml 2x Woche reduziert werden. Gabenpausen zeigten jedoch, dass es nicht abgesetzt werden durfte.
Die jahrelange antimiasmatische Behandlung konnte ihn nicht mehr heilen, hat aber sicher zu seinem Wohlbefinden beigetragen und hat

ihm zusammen mit der palliativen Behandlung einen friedlichen Tod ermöglicht. Er starb selbstbestimmt und ohne Leiden im Mai 2011.

4.2 Beispiel 2: Heilige Birma, Kater Z., geb. 2000, feline Pankreatitis mit IBD

Der Kater kam im Alter von 10 Jahren in die klassisch homöopatische Behandlung. Er war erst kurz vorher zu der Halterin gekommen. Außer dem Durchfall (wahrscheinlich IBD), der mit Cortison und „Spezialfutter" behandelt wurde, waren keine weiteren Vorerkrankungen bekannt. Auf die Anfangsgabe Sulphur C12, 1. Tasse, 2-3 Tropfen reagierte er sehr empfindlich. Wenige Tage nach Behandlungsbeginn lag der spec fPL vor: > 50 µg/l (bei > 5,4 µg/l ist eine Pankreatitis wahrscheinlich). Symptome: wirkt müde und älter als er ist; putzt sich wenig; trinkt und frisst mehrmals am Tag kleine Mengen; ca. ½ Stunde nach Wasseraufnahme Erbrechen, auch Futtererbrechen und Leererbrechen; starke Blähungen; stechend riechender Flatus; zeitweise breiiger Kot, aashaft riechend, dunkelgrün; zeitweise Verstopfung; muss warten, bis der Urin läuft, Urinabsatz wirkt anstrengend und ist unterbrochen; tränende Augen, die Augen scheinen in den Tränen zu schwimmen; braucht Ungestörtheit beim Kotabsatz; berührungsempfindlich am Rücken (Hinweis auf Schmerzen); reagiert empfindlich auf Nahrungsumstellung; bevorzugt warme Liegeplätze; reagiert empfindlich auf Wetterwechsel. Unterhaltender Faktor: Stress der Halterin mit ihrer Familie, Überforderung der Halterin.

Da eine miasmatische Zuordnung nicht möglich war, wurden bewährte Akutmittel sowie multimiasmatische Mittel für die chronische Behandlung gewählt.

Wegen der Schmerzsymptome wurde als erstes Mittel Belladonna C30 aus der 1. Tasse, 1ml verordnet, worauf eine schnelle Besserung des Befindens erfolgte, auch der Kot besserte sich (gut geformt, kein auffallender Geruch, mittelbraun). Die Mittelwirkung hat ca. 3 Tage angehalten. Die Behandlerin plante die Gabe von Iris versicolor, da dieses

Mittel aber während der Zeit, in der die Symptomatik passend gewesen wäre, nicht beschafft werden konnte, kam es nicht zum Einsatz. Da der Kater keine akuten Schmerzsymptome mehr zeigte, sondern nach den 3 Tagen etwas voluminöseren, stark riechenden Stuhl absetzte, wurde mit der chronischen Behandlung begonnen: Phosphorus LM6 Dill. (1 Tropfen in 1 Glas Wasser, davon 1 ml). Er hat auf die Testgabe mit einer Erstverschlimmerung reagiert und hat zudem Bezoare (Haarballen) erbrochen, die offenbar schon länger im Magen lagen und dort eine Reizung verursachten. Wegen eines erneuten akuten Schubes mit Schmerzen wurde nochmals Belladonna C30 gegeben. Daraufhin wurde die Phosphorus-Gabe angepasst: Phosphorus LM6, 1 Tropfen, 7. Tasse, 2 Tropfen, 2x Woche. Leider reagierte er hierauf mit starkem Durchfall („Hydrantenstuhl"), worauf Phosphorus abgesetzt wurde. Gabe: Nux vomica C30, 2 Globuli trocken. Da der Durchfall davon nicht zu stoppen war, wurde die Halterin angewiesen, den Kater an frisch gemahlenen Kaffeebohnen riechen zu lassen und später nochmal an Nux vomica C30, um die Phosphorus-Wirkung zu antidotieren. In der Folge hatte er weiter Durchfall, Erbrechen von Haarballen und brauner Flüssigkeit bei Durstlosigkeit. Verordnung: Arsenicum album C30, 1. Tasse, 0,5ml. Verbesserung für einige Stunden. Die Halterin meldete sich leider nicht umgehend, als sich der Zustand verschlechterte, sondern erst nach mehreren Tagen. Die Verschlechterung äußerte sich in Husten; Durchfall; Zusammenkrümmung; Wärme und leichter Druck bessert; trinkt und frisst nur wenig; bewegt sich kaum. Verordnung: Colocynthis C30. Da das Mittel nicht zur Hand war: Belladonna C30, 1 Globulus trocken. Belladonna half, aber nicht durchgreifend. Nachdem Colocynthis 3 Tage später beschafft war, wurde 1 Globulus trocken gegeben. Colocynthis besserte das Befinden umgehend, jedoch nur für einige Stunden. Verordnung: Colocynthis C30, 3. Tasse, 1ml 1x täglich für 3 Tage. Auch hier reagierte er leider wieder mit einer Verschlechterung (Erbrechen von Bezoaren, Durchfall). Arsenicum album C30, 3. Tasse, wenige Tropfen besserte. Leider informierte die Halterin die Behandlerin wieder mehrere Tage nicht über den Zustand – der sich kurze Zeit nach der Arsenicum album-Gabe wieder verschlechterte.

Da der Durchfall aashaft roch und der Kater unruhig war, wurde in der Folge mit Arsenicum album in C12, C30 und LM12 weiter gearbeitet. Arsenicum album LM12 hat die Durchfall- und Vomitus-Symptomatik deutlich gebessert, auch das Allgemeinbefinden wurde gut. In der Folge wurden wegen anderer Erkrankungen (u.a. Abszess am After) weitere Mittel gegeben, die Behandlung jedoch nach insgesamt 3 Monaten von der Halterin abgebrochen. Da die Halterin nicht in der Lage war schnell und korrekt die jeweilige Symptomatik mitzuteilen, musste der Kater Z. leider mehr leiden als nötig war. Knapp 2 Jahre nach Behandlungsbeginn lebt er aber immer noch und es geht ihm (nach Aussagen von Bekannten) gut. Ob weitere Schübe der IBD oder der Pankreatits aufgetreten sind, ist nicht bekannt.

4.3 Beispiel 3: Russisch Blau, Katze N., geb. 1994, feline Pankreatitis und iatrogene Belastung

Die Katze N. leidet seit Dezember 2009 an Diabetes mellitus, welcher kurze Zeit nach einer Zahn-OP diagnostiziert wurde und schulmedizinisch behandelt wird (Lantus). Im Januar 2010 wurde eine CNI (chronische Niereninsuffizienz) und eine akute Pankreatitis diagnostiziert. Die CNI wird mit Infusionen und Phosphatbinder sowie Lespedeza D1 und mehreren Komplexmitteln „behandelt", je nach Symptomatik bekommt die Katze weitere schulmedizinische Mittel. Während der ruhigen chronischen Phasen der Pankreatitis wird ein Enzympräparat (Pankreatan) gegeben. Außerdem bekommt die Katze mittlerweile einen Blutdrucksenker (Amlopidin) und einen ACE-Hemmer (Vasotop).

Während einer akuten Phase zeigte die Katze folgende Symptome: Apathie; Futtermäkeligkeit bis Futterverweigerung; Bauchgrummeln; voluminöser, übelriechender, heller, weicher Kot; Erbrechen von Futter und Schleim; stumpfes Fell; eventuell Schmerzen. Spec fPL 11,2 µg/l (bei > 5,4 µg/l ist eine Pankreatitis wahrscheinlich).

Verschreibung: Eichhornia D3, 1 Tablette 2x tgl. (27.02.- 20.03.2011) - keine Besserung, danach Iris versicolor D12, 5 Globuli in 2 ml Wasser

gelöst, 1x tgl. (23.03. - 18.04.2011) – Besserung des Allgemeinbe-
findens und der Durchfallsymptomatik. Im Sommer jedoch wieder
Verschlechterung des Befindens mit Vomitus und Durchfall.
Bei diesem Beispiel wurde keine klassisch homöopathische Behandlung
durchgeführt, wahrscheinlich hat der Behandler keine miasmatische
Ausbildung. Obwohl Eichhornia und Iris versicolor gute und bewährte
Mittel bei einer Pankreatitis sind, konnten sie keine langfristige Linderung und ganz sicher keine Heilung bewirken, da keine antimiasmatische Behandlung im Anschluss an die akute Behandlung folgte. Zudem
ist die starke, dauerhafte iatrogene Belastung zu groß und wird den
Krankheitsprozess im Laufe der Zeit immer weiter verschlimmern,
wie die Krankheits- und Behandlungshistorie auch schon zeigt. Die
Prognose ist schlecht.

4.4 Beispiel 4: EKH, Kater O., geb. 1999, akuter Schub der felinen Pankreatitis

Der übergewichtige Kater kam Ende Februar 2008 in die klassisch
homöopathische Behandlung. Im Vorfeld hatte er Impfungen schlecht
vertragen, reagierte auf schulmedizinische und homöopathische Arzneien sehr empfindlich und war laut seiner Halterin sehr sensibel. Die
Symptome bei Behandlungsbeginn waren: Kot in kleinen Kugeln mit
Obstipation oder unverdaut und reichlich; Fettstuhl; großer Durst mit
Trinken großer Mengen auf einmal und großer Appetit; Vomitus ca. 2
Stunden nach dem Fressen und schaumiges Erbrechen; wirkt schlapp
und müde; zieht sich zurück; hat offenbar Schmerzen im Oberbauch,
besonders rechts; Verschlechterung morgens; Wärme amel. Der Stuhl
ist reichlich und unverdaut, wenn keine Pankreasenzyme dem Futter
beigegeben werden – eine exokrine Pankreasinsuffizienz wurde 2007
diagnostiziert. Aufgrund der Schmerzen hatte er zu Behandlungsbeginn
wahrscheinlich einen akuten Schub einer Pankreatitis, ein Blutbild lag
nicht vor. Mögliche Causa: Entwurmung einige Monate zuvor oder Tod
des Bruders Anfang 2007. Miasmatische Belastung: Kanzerinie und
Vakzinose.

Es wurde Iris C12, 1 Globulus, 3. Tasse, 1ml gegeben, ab dem Folge-tag für eine Woche alle 2 Tage aus der 3. Tasse und danach noch eine Weile alle 3 Tage aus der 6. Tasse je 1ml.

Repertorisation:
- Allgemeines - Medikamente - allopathische - überempfindlich gegen
- Gemüt - Gesellschaft - Abneigung gegen
- Gemüt - Hypochondrie
- Allgemeines - Wärme - amel.
- Abdomen - Pankreas; Beschwerden des - Pankreatitis
- Abdomen - Schmerz - Leber + Pankreas
- Magen - Aufstoßen - Essen - nach - agg.
- Magen - Durst - unstillbar
- Magen - Appetit - vermehrt - Essen - nach
- Magen - Erbrechen - Essen - nach - agg.
- Magen - Erbrochenen; Art des - schaumig + weiß
- Rektum - Obstipation - schwieriger Stuhlgang
- Stuhl - Unverdaut
- Stuhl - Reichlich
- Stuhl - Kugeln, wie

3 Wochen nach Behandlungsbeginn ging es dem Kater so gut, dass die chronische Behandlung begonnen werden konnte. Er blieb in chro-nischer Behandlung, die nach ca. 1,5 Jahre von der Halterin beendet wurde, da es dem Kater gut ging. Es geht ihm auch heute noch gut, obwohl die Fortführung der chronischen Behandlung sicher von Vorteil gewesen wäre.

4.5 Fazit zur homöopathischen Behandlung der felinen Pankreatitis

Die klassisch homöopathische Behandlung der felinen Pankreatitis kann erfolgreich sein und zur Heilung führen, wenn nach der Behandlung eines akuten Schubes antimiasmatisch behandelt wird. Im Vergleich zur schulmedizinischen Behandlung erscheinen die Möglichkeiten der klassischen Homöopathie und ihre Erfolgschancen zur Behandlung und Heilung der felinen Pankreatitis weitaus erfolgversprechender. Bestehen Heilungshindernisse, wie z.B. eine dauerhafte iatrogene Belastung oder unkooperative Halter, kann auch die klassische Homöopathie eine feline Pankreatitis nicht gut behandeln, geschweige denn heilen.

5. Kleine Auswahl wichtiger Mittel zur akuten und chronischen Behandlung der felinen Pankreatitis

Bei der Behandlung der felinen Pankreatitis haben sich als Akutmittel Iris versicolor und Eichhornia in D-Potenzen in der organotropen Behandlung bewährt. Da die Pankreatitis nicht als akute Krankheit im homöopathischen Sinne, sondern als Ausdruck der chronischen Krankheit zu sehen ist, sollte sich die Behandlung niemals allein auf die Akutmittel beschränken. Es sollte immer eine chronische Behandlung folgen, entsprechend der miasmatischen Belastung. Hierbei können auch Arzneien zum Einsatz kommen, die keinen ausgesprochenen Pankreasbezug und keine pankreatitisspezifischen Symptome im Arzneimittelbild haben. Wichtig ist das miasmatisch passende Mittel! Da viele Katzen häufig geimpft werden, sollten u.a. Sulphur und Thuja als wichtige Mittel bei Beschwerden nach/ durch Impfungen mit bedacht werden, auch wenn sie hier nicht aufgeführt werden. Bei Pankreatiden nach Arzneimittelabusus sollten u.a. Sulphur und Nux vomica in die Überlegungen einbezogen werden.
Bei der Auswahl des Mittels im Fall einer felinen Pankreatitis sind nicht nur die hier genannten Symptome und Modalitäten zu Rate zu ziehen, sondern **alle relevanten** Symptome **und die miasmatische Belastung** des jeweiligen Patienten. Andere Mittel als die hier genannten können zur akuten und chronischen Behandlung notwendig sein!

Organotrope Mittel/ Mittel zur Behandlung eines akuten Schubes einer Pankreatitis:

Acidum hydrocyanicum (Kanz.)
Kollaps; Katze liegt gestreckt/ überstreckt (Rückwärtsbeugen amel); Zyanose; eiskalte Pfoten; Krämpfe; heftige und plötzliche Durchfälle; Übelkeit und Erbrechen; Besserung: Fressen

Arsenicum album (Pso., Syc., Tub., Syp., Kanz.)
Kollaps; Pankreasnekrose; Nachbehandlung eines akuten Schubes, bei Nachlassen des Schmerzes; Ruhelosigkeit; ängstlich; Erbrechen; hippokratisches Gesicht/ Abmagerung; große Schwäche; Erbrechen von Schleim und Galle; reiswasserartiger oder blutiger Durchfall; Durst – trinkt große Mengen auf einmal oder häufig kleine Mengen; völliger Appetitverlust bis Ekel vor dem Futter, Obstipation; Besserung: Wärme; Verschlimmerung: 0-3 Uhr; allein sein

Belladonna (Pso., Tub., Syp.)
Kolik; Katze liegt gestreckt/ überstreckt (Rückwärtsbeugen amel); Pankreasnekrose; Plötzlichkeit; Blutandrang zum Kopf (heiße, rote Ohren; ggf. Aderngeflecht in den Skleren erkennbar) mit kalten Pfoten; große Pupillen; Überempfindlichkeit gegen Licht und Geräusche, Berührungsempfindlichkeit; Durst; Erbrechen; grüner oder blutiger Durchfall; Obstipation; Besserung: Ausstrecken und Überstrecken/ Rückwärtsbeugen; Verschlimmerung: am Abend und nachts; Aufregung; Sinneseindrücke

China (Pso., Syc.)
Große Schwäche; reichliches Erbrechen unverdauter Nahrung; Kräfteverlust durch Säfteverlust; Auftreibung, Aufstoßen; Milch wird nicht vertragen; sehr berührungsempfindlich; Heißhunger oder Abneigung gegen Futter; Abmagerung; Periodizität der Beschwerden; Kolik; Auftreibung; Kot dunkel, faul, wässrig; häufige Stühle; Wurmbefall; Besserung: Wärme, Ruhe, Zusammenkrümmen, fester Druck auf das

Abdomen; Verschlimmerung: Verlust von Körperflüssigkeiten, Bewegung, Berührung, Kälte

Chininum arsenicum (Syp.)
Große Schwäche; großer Durst und großer Appetit; Erbrechen gegen 14:00 Uhr; Kolik; Auftreibung; Besserung: Druck, Zusammenkrümmen, frische Luft; Verschlimmerung: Ruhe, morgens, Bewegung, leerer Magen

Chionanthus virginicus
Abklingende oder rezidivierende Pankreatitis; starke Abmagerung; völliger Appetitverlust; Aufstoßen; Erbrechen von grüner Galle; dunkler Kot übel stinkend/ aashaft; Stühle unverdaut; gelber Durchfall; Fettstühle; lehmfarbener Kot;
Besserung: In Ruhe; Liegen auf dem Abdomen; nach dem Fressen; Verschlimmerung: Kälte; Bewegung

Cinnabaris (Pso., Syc., Syp.)
Luetische Pankreatitis; syphilitische Bubonen im Abdomen; Kolik; Blähungen; dünne, weiße Diarrhoe; unregelmäßige Stühle; grüne, schleimige Stühle, welche die Haut um den After kupfern färben; Besserung: frische Luft, Sonnenschein, nach dem Mittagessen; Verschlimmerung: Berührung, Abends, Nachts, nach Schlaf

Colocynthis (Pso., Syp., Kanz.)
Kolik, stark gebeugte/ gekrümmte Haltung oder liegen auf dem Abdomen (Druck bessert); Pankreasnekrose; Durchfall; anfallsartige Schmerzen; Blähungen; erfolgloser Stuhldrang, häufig gefolgt von plötzlicher Entleerung; Kot dünn, schaumig, safrangelb mit muffigem Geruch; Besserung: fester Druck, Zusammenkrümmen, liegen auf dem Abdomen, Wärme, Ruhe, nach Stuhl- oder Flatusabgang; Verschlimmerung: Verärgerung, Fressen

Conium (Pso., Syc., Tub., Syp.)
Schwäche; Zittern; vergrößerte Drüsen; steinharte Drüsen; Appetitverlust oder Heißhunger; Verlangen nach salzigem Futter (Blut, Parmesan, Brathähnchen ...); Kolik; Schwellung des Abdomens; harte Auftreibung; plötzliches Erbrechen und Diarrhoe nachts; Tumore im Abdomen; zittrige Schwäche nach Stuhlgang; Stuhl unverdaut; Stuhl flüssig mit festen Anteilen; übelriechender Flatus; Besserung: Bewegung, in der Sonne, Wärme, Druck; Verschlimmerung: Anstrengung, Verletzungen, Kälte, Alter, Nachts, Ruhe

Eichhornia
Kot hell, glänzend - Fettstuhl; Auftreibung; Obstipation; unverdaute Stuhlbestandteile, Abmagerung

Gratiola officinalis
Erbrochenes und Kot erst grün, dann farblos; Kolik; Auftreibung nach dem Fressen; großer Durst; Zusammenkrümmung; Rumoren und Gurgeln im Abdomen; Stühle schwallartig, in großen Mengen; Abgang von stinkendem Schleim; Besserung: Blähungsabgang, frische Luft; Verschlimmerung: Fressen, Sommer, Bewegung

Hedera helix (Pso., Tub.)
Abmagerung; Appetitlosigkeit oder nervöser Hunger; reichlicher Stuhl; wirkt müde; ruhiger als Jodum; Besserung: Druck, nachmittags, abends, frische Luft, Fressen, fortgesetzte Bewegung; Verschlimmerung: Wärme, am Morgen, nachts gegen 3 Uhr, Frühjahr, Herbst

Iris versicolor (Syp.)
Erbrechen; Aufstoßen; kolikartige Diarrhoe; Fettstühle, Diarrhoe mit unverdautem Fett; Periodizität; Besserung: sanfte Bewegung; Verschlimmerung: Heißes Wetter, Frühling, Herbst, wöchentlich

Jodum (Pso., Syc., Tub., Syp., Kanz.)
Luetische Pankreatitis; Pankreastuberkulinie; Nachbehandlung der akuten Pankreatitis; wirkt nervös/ unruhig – ist immer in Bewegung; Diarrhoe, weißlich, schaumig, fettig; Fettstuhl; Durchfall von Verstopfung unterbrochen; schnelle Abmagerung trotz Fressens großer Futtermengen; großer Durst; reichlicher Speichelfluss; Drüsenverhärtung, Pfoten und Ohren sind sehr warm; Appetitlosigkeit oder Heißhunger; Besserung: Fressen; Kälte; Verschlimmerung: Morgens, Frühjahr, Herbst, heißes Wetter

Mandragora (Pso.)
Koliken; Katze liegt gestreckt/ überstreckt; Kot weiß, hellgelb oder grau, übelriechend; auch weicher Kot geht nur schwer ab; Gefühlslosigkeit; wirkt schläfrig; Blähungen mit Kollern im Abdomen; Flatus; Besserung: Rückwärtsbeugen, Fressen, Liegen, Abgang von Flatus und Stuhl; Verschlimmerung: schwüles Wetter, vor Gewitter, Aufregung, nicht pünktlich fressen können, 24 Uhr bis in den Morgen, 3-5 Uhr morgens

Phosphorus (Pso., Syc., Tub., Syp., Kanz.)
Schwäche; Ödeme; Heißhunger, muss oft fressen; erbricht Wasser, sobald es im Magen warm geworden ist; Diarrhoe mit unverdautem Futter; Fettstuhl; Kot sieht aus wie Froschlaich; Vomitus; Flatus; lautes Darmkollern; Anus steht offen; unwillkürlicher Kotabgang; Auftreibung; Folgen von Cortison; wenn chronische Pankreatitis zum Diabetes mellitus führt; Besserung: Schlaf, Fressen; Verschlimmerung: abends und nachts, Aufregung, Kälte

Senna
Drainagemittel für das Pankreas; Obstipation; Auftreibung, Blähungen; Kolik; Appetitverlust; Stühle hart und dunkel

Tabacum (Pso.)
Kollaps; Hinfälligkeit; Auftreibung oder Leib eingezogen; ruhelos, Appetitverlust; Kolik; Diarrhoe plötzlich, wässrig; kalte Pfoten; Besserung: frische Luft, Erbrechen, Abgang von Harn und Kot, Kälte, Dämmerung; Verschlimmerung: Druck auf Abdomen, Bewegung – auch passive Bewegung, stürmisches Wetter, extreme Hitze und Kälte

Veratrum album (Pso., Syc., Syp.)
Kollaps; Pankreasnekrose; Schwäche; Hinfälligkeit; Diarrhoe; Heißhunger; Vomitus; Aufstoßen; Auftreibung; Koliken; kaltes Wasser wird sofort erbrochen;
Besserung: Wärme, Liegen; Verschlimmerung: 4 Uhr, Gemütserregung, Anstrengung, Wetterumschwung

Mittel für die chronische Behandlung der felinen Pankreatitis:

Asa foetida (Syp.)
Auftreibung – Flatus bessert nicht; Aufstoßen; Obstipation mit fast ständigem, vergeblichem Drang; Rumpeln und Kollern im Abdomen; reichlicher, dicker, klebriger, sehr übelriechender Stuhl; Besserung: Stuhlgang, Druck, Bewegung; Verschlimmerung: Sitzen, Stehen

Baryta carbonicum (Pso., Syc., Tub., Syp., Kanz.)
Bei alten Tieren; Durchfall; Berührungsempfindlichkeit des Abdomens; Auftreibung, hart und verspannt; Appetitlosigkeit; Brennen im After nach Stuhlentleerung („Schlittenfahren" - die Katze rutscht mit dem Anus über den Teppich); Diarrhoe; Besserung: Alleinsein, Bewegung, warme Umschläge; Verschlimmerung: kalt, feucht, Fressen, liegen auf der schmerzhaften Stelle

Calcium fluoricum (Pso., Tub., Syp., Kanz.)
Steinharte Drüsen; grasgrüner Kot; Verschlechterung der abdominalen Beschwerden gegen Mitternacht, gekrümmte Haltung; Ruhelosigkeit; Blähungen; schwallartige Stühle mit Kadavergeruch; Besserung: Zu-

sammenkrümmen, Anhaltende Bewegung, Wärme; Verschlimmerung: Kälte, Nässe, Wetterumschwung

Carbo vegetabilis (Pso., Syc., Tub., Syp., Kanz.)
Eiskalte Pfoten; blasse Schleimhäute; Zyanose; Aufstoßen; Auftreibung; kalte Luft amel; Abneigung gegen Milch und Fett; Besserung: Kälte, Bewegung; Blähungsabgang; Verschlimmerung: Wärme; Ruhe; fettes Futter

Dioscorea villosa
Periodizität ; Krampfspannung; Krampfkoliken; Zusammenkrümmen; Abdomen tympanitisch aufgetrieben; Abdomen berührungsempfindlich; Druck auf das Abdomen führt zu Rumoren; erschöpfende Diarrhoe, Diarrhoe morgens; Flatulenz nach dem Fressen; Brennen am After nach dem Stuhlgang; Kot schleimig, dunkel, sehr übelriechend; Flatus übelriechend; Besserung: fester Druck. Bewegung im Freien, Überstrecken/ Rückwärtsbeugen; Verschlimmerung: Liegen, Zusammenkrümmen, abends, nachts, Fressen

Kalium iodatum (Pso., Syc., Tub., Syp., Kanz.)
Luetische Pankreatitis; günstig bei vielen chronischen Beschwerden, wenn sie symptomatisch nicht klar indiziert sind; drohende organische Veränderungen; hartnäckige Chronizität; Schwäche; Abmagerung; plötzliche Auftreibung des Abdomens > Windabgang; häufige Stühle; Besserung: Bewegung, Kälte, frische Luft; Verschlimmerung: Hitze, nachts, Wetterumschwung

Leptandra
Chronische Pankreatitis, wenn Pankreasinsuffizienz die Folge ist; chronische Pankreatitis mit Cholangiohepatitis; Diarrhoe; Fettunverträglichkeit; Erbrechen mit tödlicher Schwäche; reichliche, schwarze, unverdaute Stühle; reichliche, gussartige, übelriechende Stühle: Periodizität; Besserung: Wärme; Liegen auf dem Abdomen; Verschlimmerung: Berührung; Bewegung, nasses Wetter

Lycopodium (Pso., Syc., Tub., Syp., Kanz.)
Geht häufig zum Futternapf, frisst nur kleine Mengen; Auftreibung; laute Darmgeräusche; Kolik; großes Bedürfnis sich häufig niederzulegen; Stuhl klumpig, dann weich; dünne, blassgelbe oder grünliche, übelriechende Stühle; berührungsempfindlich am Abdomen; Flatus vor und nach Stuhlgang; Besserung: kühle frische Luft; Verschlimmerung: 16 – 20 Uhr, morgens, Wärme, Kälte, schwüles Wetter, Wetterwechsel, Druck

Staphisagria (Pso., Syc., Syp., Kanz.)
Nach Bauchoperationen, Laparotomie; Kolik; Heißhunger; Blähungen; häufiger Stuhldrang, es gehen aber nur kleine Mengen ab; Besserung: Liegen, gehen im Freien; Verschlimmerung: nach dem Schlafen, 3 Uhr, Kälte, negative Gemütsregungen (Zorn, Ärger z.B. über andere Katzen im Haus)

Sowie die bereits oben genannten Mittel **China, Colocynthis, Eichhornia, Iris versicolor, Jodum, Phosphorus**

6. Literaturverzeichnis

Allen, John Henry; Die chronischen Krankheiten; Verlag Renée von Schlick; 2004

Assmann, Dr. Erich; Praxis und Krankenbett Homöopathisches Praktikum – Pankreaserkrankungen; AHZ, Bd. 187; 1939

Backert-Isert, Jutta (Dissertation); Clemens Maria Franz von Bönninghausen (1785 – 1864) und seine tierhomöopathische Praxis in ihrem therapiegeschichtlichen Kontext; Hannover; 2006

Bergmann, Dr.; Pankreaserkrankungen; AHZ Bd. 186; 1938

Borschel, G., Tierkasuistiken; Deutsche Journal für Homöopathie 4/91

Burnett, M.D. James Compton; Vakzinose und Ihre Heilung mit Thuja; Verlag Müller & Steinicke; 1991

Day, Christopher; Homöopathischer Ratgeber Heimtiere; BLV; 1992
Dorcsi, Dr. med. Matthias; Homöopathie Band 4 – Organotropie; 7. Auflage; Haug Verlag; 1998

Enders, Norbert; Bewährte Anwendung der homöopathischen Arznei; Bd. 1; 4. Auflage, Haug Verlag; 2004

Erkrankungen der Bauchspeicheldrüse, http://www.tierklinik.de/medizin/erkrankungen-des-verdauungsapparates-bei-hund-und-katze/erkrankungen-der-bauchspeicheldruese?qh=YToxOntpOjA7czoxMjoic GFua3JlYXRpdGlzIjt9

Fünfrocken, Marion; Praktische Homöopathie; Narayana Verlag; 2008

Gaedigk, Birgit; Klassisch homöopathische Behandlung von Katzen – unter Einbeziehung der Miasmen – Möglichkeiten und Grenzen; Abschlussarbeit an der CvB-Akademie; 2007

Gawlik, Willibald; 275 bewährte Indikationen aus der homöopathischen Praxis; 3. überarbeitete Auflage, Hippokrates Verlag; 2006

Geißler, Dr. med. Jan; Quak, Dr. med. Thomas (Hrsg.); Leitfaden Homöopathie; 2. Auflage, Urban & Fischer; 2009

Gross, Oskar; Klinische Beobachtungen zur Pankreaspathologie; Virchows Archiv; 1924

Hahnemann, Samuel; Organon der Heilkunst; Nachdruck der 6. Auflage, Narayana Verlag; 2006

Hahnemann, Samuel; Die chronischen Krankheiten; Haug Verlag; 1995

Hähnichen, T; Minkus, G: Retrospektive Studie zur Pathologie der Erkrankungen des exokrinen Pankreas bei Hund und Katze. Tierärztliche Umschau; 1990

Hochsinger, Carl; Studien über die hereditäre Syphilis; Band 1, Verlag Deuticke; 1898

Horzinek, Marian C. (Hrsg); Krankheiten der Katze; 4. überarbeitete Auflage, Enke-Verlag; 2005

Kraft, W./ Dürr, U.M. (Hrsg.); Katzenkrankheiten – Klinik und Therapie, 5. überarbeitete und erweiterte Auflage, Verlag M. & H. Schaper GmbH; 2003

Laborde, Yves, Risch, Gerhard; Die Hereditären Chronischen Krankheiten; Verlag Müller & Steinicke; 1998

Macleod, George; Homöopathischer Ratgeber Katzen; BLV; 1992
Planer, Reinhard; Lehrbuch der homöopathischen Therapie; Bd. 1, Verlag Schwabe; 1932

Rakow, Dr. med. vet. Barbara; Rakow, Dr. med. vet. Michael; Bewährte Indikationen der Homöopathie in der Veterinärmedizin; 3. erweiterte Auflage, Sonntag Verlag; 2005

Reckers, Winfried; Chronische Pankreatitis; ACD, Bd. 3; 1994
Rehmann, Abdur; Handbuch der homöopathischen Arzneimittel-beziehungen; 3. überarbeitete Auflage, Haug Verlag; 2007

Richards, Mike: Pancreatitis in cats; 2007, http://www.vetinfo.com/cpancrea.html

Roberts, Dr. Jane; Behandlungsempfehlungen für feline Pankreatitis; 2009 http://www.idexx.de/tiergesundheit/laboratory/pdfs/archiv_ pdfs/diagnostic_update%202009/du_treatment_options_feline_ pancreatitis_0209.pdf

Rummel, Dr. med. vet. Gabriele; Feline Pankreatitis – eine diagnostische und therapeutische Herausforderung; tierärztliches journal reise & medizin; 4/ 2010

Saxton, John; Leitfaden Miasmen; Narayana Verlag; 2011

Schmidt, Josef M./ Kaiser, Daniel (Hrsg); Samuel Hahnemann – Gesammelte kleine Schriften; Haug Verlag; 2001

Spillmann, PD Dr. med. vet. T.; Erkrankungen der Bauchspeicheldrüse, Vortrag bei der Akademie für tierärztliche Fortbildung der Bundes- tierärztekammer e.V.; 2003, http://www.uni-giessen.de/~gi1394/ dokumente/Gesamtdatei_Gastro_Hannover.pdf; S. 16 – 23

Stauffer, Dr. Karl; Homöotherapie; Verlagsbuchhandlung Johannes Sonntag; 1978 (Nachdruck)

Steiner, Dr. med. vet. Jörg M.; Akute und chronische Pankreatitis bei der Katze - Diagnostische und therapeutische Überlegungen; 2010, http://www.vin.com/proceedings/Proceedings.plx?CID=WSAVA2010 &PID=56258&Print=1&O=Generic

Steiner, Dr. med. vet. Jörg M.; Erkrankungen des exokrinen Pankreas bei Kleintieren; 2005, http://www.vetmedlabor.de/pdf_dateien/ vortragszusammenfassung_83_236_214_681136992146.pdf

Stockhaus, Christian; Die Pankreatitis bei der Katze – ein akutes oder chronisches Problem? 4. Leipziger Tierärztekongress; 2008

http://www.vetmed.uni-leipzig.de/blaue-hefte/archiv/0001_LTK4/
free-online/Hund-Katze.pdf (S. 272 ff)

Stockhaus, Christian; Retrospektive Untersuchung zur nekrotisierenden
Pankreatitis bei der Katze; Vet-MedReport zum 56. Jahreskongress
der Deutschen Gesellschaft für Kleintiermedizin; 2010

Streicher, Dr. Michael; Die chronische Pankreatitis der älteren Katze;
IDEXX Laboratories; 2010, http://www.idexx.de/tiergesundheit/
laboratory/pdfs/archiv_pdfs/diagnostic_update_2010/du_pancreatitis_
geriatric_cat_0310.pdf

VetMed Labor; Pankreatitis bei der Katze; 2008

Willard, Michael D./ Tvedten, Harold (Hrsg.); Labordiagnostik in der
Kleintierpraxis; Urban & Fischer Verlag; 2006

Wolff, Hans Günter; Unsere Katze – gesund durch Homöopathie;
Verlagsbuchhandlung Johannes Sonntag; 1983

Wurster, Dr. Jens, Schaffer, Ursula; Homöopathische Krebsbehandlung
bei Tieren oder „Ein Tier ist doch auch nur ein Mensch",
http://tierheilpraxis-schaffer.wod-studio.de/praxis/T.te/fallberichte/
Krebsfall%20wurster.html

Sonstige
Skripte, AMBs und Mitschriften der Clemens-von-Bönninghausen-
Akademie für Homöopathik, 2009 – 2011

Fallbeispiele von Frau Gaedigk (klassische Homöopathie für Haustiere)
und Frau W. (Halterin einer Katze mit Pankreatitis, Behandler unbekannt)

Impfempfehlung der Ständigen Impfkommission vet. für Katzen
http://www.tierklinik-ingolstadt.de/pdf/Impfempfehlung_Katze_07.pdf

E-Mail-Kommunikation mit Dr. med. vet. Gabriele Rummel

Diverse Materia Medica/ Arzneimittellehren (u.a. Clarke, Hering, Metzger, Nash, Vermeulen)

Die Entwicklung der Homöopathie im Nationalsozialismus
Hp Heike Mastall

1. Vorwort

Die Ära der NS – Doktrin begann am 30. Januar 1933. An diesem Tag wurde Adolf Hitler (1889-1945) vom damaligen Reichspräsidenten Paul von Hindenburg (1847-1934) zum Reichskanzler ernannt. Durch das vom Reichstag erlassene Ermächtigungsgesetz am 23. März 1933, war der Grundstein für Hitlers Diktatur gelegt. In diesem totalitären Staat gab es Unterdrückungen, den Verlust von Meinungsfreiheit und Neuordnungen. Es sollten alle Aktivitäten eines Volkes in einheitliche Organisationen zusammengefasst werden, um zugleich dem Nationalsozialismus zu dienen.[1]

Die Einmischung fand natürlich auch im Gesundheitswesen statt. Die Medizin wurde durch neue Vorstellungen der Erb- und Rassenhygiene und mit neuem leistungsorientiertem Denken, beeinflusst. Deswegen soll mit dieser Arbeit der Frage nachgegangen werden, welchen Einfluss die Nationalsozialisten auf die Entwicklung der Homöopathie hatten, und wie sie diese nutzten. Da die Homöopathie schon seit ihrer Geburtsstunde, im Jahre 1796, bis zum heutigen Tag um ihre Bedeutung und Wissenschaftlichkeit kämpfen muss, soll festgestellt werden, ob sich gerade in der Zeit des Dritten Reiches etwas Grundlegendes verändert hat.

Denn wie wichtig gerade die Geschichte für die Homöopathen ist, zeigt sich in fast jeder Materia Medica, Repertorien und anderen Schriften großer Homöopathen. Das Gedankengut praktizierender Anhänger der homöopathischen Lehre hilft uns auf vielfältige Art und Weise die Homöopathie zu verstehen. Es sind unter anderem zahlreiche Fallbeispiele von Patienten, Arzneimittelbeschreibungen und komplexere Überlegungen, wie die Miasmatik niedergeschrieben, um die Wirkung

---

[1] Broszat, Martin; „Der Nationalsozialismus. Weltanschauung, Programm und Wirklichkeit"; 4. Auflage; Deutsche Verlags-Anstalt; Stuttgart 1961

homöopathischer Arzneien auf bestimmte pathologische Prozesse deutlich zu machen. Das Lesen und Verstehen alter und neuer Literatur ist oft der Schlüssel für das aktuelle Problem und betrifft auch die Entwicklung der Homöopathie und die Bemühungen ihr einen festen Platz im Gesundheitswesen zu geben.

2. Einleitung

2.1 Zeitumstände vor dem Nationalsozialismus

Christian Friedrich Samuel Hahnemann (1755-1843), approbierter und promovierter Arzt, stellte 1796 erstmals seinen homöopathischen Gedanken über die Chinarinde in einem Aufsatz vor. Dies gilt als das Geburtsjahr der Homöopathie.

In den nächsten Jahren erscheinen drei wichtige Schriften Hahnemanns. Die erste Arzneimittellehre, die Heilkunde der Erfahrung und schließlich 1810 die erste Auflage des „Organon der rationellen Heilkunde". Dennoch war die Homöopathie bis 1811 nahezu unbekannt.[2]

In den Jahren 1812 bis 1813 beginnt er an der Universität in Leipzig als Privatdozent und liest über Medizingeschichte und vor allem über die Homöopathie. Hahnemann blieb durch seine eigenwillige Art nur ein kleiner Teil der Schüler erhalten, obwohl der Hörsaal anfangs voll war. Dennoch ist es ihm gelungen die Homöopathie weiter auszubreiten. Nicht zuletzt wegen seiner Werke und unzweifelhafter Heilerfolge, sondern auch wegen seiner Patienten aus den oberen Schichten der Bevölkerung.

Es folgten einige politische Unwägbarkeiten unter anderem mit den Apothekern, weil Hahnemann seine Arzneien selbst herstellte und seinen Patienten verabreichte. Diese Handlung verstößt gegen ein seit dem Mittelalter geltendem Recht.

Hahnemann wurde Leibarzt des Herzogs Ferdinand von Anhalt-Köthen, der ihm das Recht einräumte, seine Arzneien selber zuzubereiten und abzugeben. In diesem Zusammenhang wird 1843 auch in Preußen

---

[2] Wischner, Matthias; „Kleine Geschichte der Homöopathie"; KVC Verlag; Essen 2004; Seite 8

das Verbot des Selbstdispensierens Außerkraft gesetzt. Dieses Gesetz bleibt in ähnlicher Form bis nach dem zweiten Weltkrieg vorhanden. Im Jahr 1822 gründete Ernst Stapf 1788-1860, ein Schüler Hahnemanns, das Archiv für die homöopathische Heilkunst, bekannt geworden als „Stapfs Archiv". Diese, vom Begründer unabhängige Zeitschrift, trug entscheidend zur Etablierung der Homöopathie bei. Außerdem gründeten 22 homöopathische Ärzte im Jahre 1829 den „Verein Zur Beförderung und Ausbildung der homöopathischen Heilkunst". Später, 1832, wurde er umbenannt in „Homöopathischer Zentralverein" und war verantwortlich für die erste Ausgabe der Allgemeine Homöopathische Zeitung (AHZ).

Die Homöopathie florierte besonders wegen der Cholera, die 1831/32 in Deutschland viele Opfer gefunden hatte. Die alte Medizin hatte mit ihren damaligen Methoden (Aderlass und Trinkverbot) keine Kontrolle über diese Krankheit. Hahnemann konnte im Gegenzug mit seiner Behandlung von seinem Wohnort Köthen aus mit eindrucksvollen Erfolgen aufweisen.[3]

Hervorgerufen durch Moritz Müller (1784-1849) bildeten sich mit der Zeit zwei Lager in der Homöopathie. Er distanzierte sich bewusst von Hahnemann und strebte schon damals ein Miteinander der Homöopathie mit anderen Therapiemaßnahmen an. Seine Anhänger wurden zunächst „freie" Homöopathen genannt und später, um 1890 wurde der Begriff „naturwissenschaftlich-kritische Homöopathie" für diese Richtung geformt.[4]

Trotz aller Uneinigkeit innerhalb der Homöopathie, konnten einige Erfolge in dieser Zeit aufgewiesen werden. Als Beispiel wäre die Leipziger Universität zu nennen, an der praktizierende Homöopathen zahlreiche Vorlesungen hielten.

Die Ärzte hatten der Homöopathie nicht viel entgegenzusetzen, weil ihre Ausbildung und therapeutischen Möglichkeiten keine erfolgsversprechenden Möglichkeiten boten. Das ist nur ein Grund dafür warum

---

[3] Wischner, Matthias; „Kleine Geschichte der Homöopathie"; KVC Verlag; Essen 2004; Seite 11

[4] Wischner, Matthias; „Kleine Geschichte der Homöopathie"; KVC Verlag; Essen 2004; Seite 27

die Homöopathie auch den Tod ihres Begründers, 1843, überdauerte.[5] Die homöopathischen Laienbehandler als Theologen, Kaufleute, Gutsbesitzer und gebildete Bürger, die wegen der niedrigen Arztdichte von den Gemeindemitgliedern immer um Rat gefragt wurden, waren ein weiterer Schlüssel zur Verbreitung der Homöopathie.

Durch den Einfluss Rudolf Virchows (1821-1902) um 1850 waren die Fortschritte in der Schulmedizin enorm. Die Homöopathie wurde verstärkt angefeindet und die jungen Ärzte sahen Zukunft in der neuen Medizin.[6]

Ab 1871 bis 1918 retten die immer organisierter auftretenden Laien, ausgestattet mit den von Arthur Lutze (1813-1870) veröffentlichten „Fliegenden Blättern" und anderen Schriften, die Homöopathie. Außerdem etablierte sich in dieser Zeit die Firma Willmar Schwabe (1839-1917) als homöopathisch-pharmazeutische Arzneimittelhersteller.[7]

3. Hauptteil

3.1 Die Homöopathie in der Weimarer Republik

Nach dem ersten Weltkrieg gab es viele Unstimmigkeiten und Konflikte im Gesundheitswesen, denn der Bevölkerung fehlte zunehmend das Vertrauen in die Schulmedizin. Zum Einen konnte an die Erfolge Virchows nicht angeknüpft werden und zum anderen bestand der Grund darin, dass deutsche Wissenschaftler bis 1924 aus allen internationalen Verbänden ausgeschlossen waren. Außerdem sorgte die bestehende Inflation für finanzielle Engpässe, wodurch die Universitäten nur langsam wieder Fuß fassen konnten.[8]

---

[5] Wischner, Matthias; „Kleine Geschichte der Homöopathie"; KVC Verlag; Essen 2004; Seite 13

[6] Wischner, Matthias; „Kleine Geschichte der Homöopathie"; KVC Verlag; Essen 2004; Seite 37

[7] Martin Dinges; Verlag C.H. Beck in München; „Weltgeschichte der Homöopathie" Länder – Schulen – Heilkundige. Seite 35

[8] Lucae, Christian; „Homöopathie an deutschsprachigen Universitäten" Die Bestrebung zu ihrer Institutionalisierung von 1812 bis 1945 (Quellen und Studien zur Homöopathiegeschichte) Band 4; Karl F. Haug Verlag; Heidelberg 1998; Seite 145

Das streng naturwissenschaftliche Weltbild und die von vielen als Einengung empfundene Schulmedizin standen im Mittelpunkt der Diskussionen. Diese Situation wurde allgemein als „Krise der Medizin" beschrieben. Eine erstaunliche Anzahl der Bevölkerung ließ sich aus diesem Grund in alternativen Heilmethoden, wie die Homöopathie, ausbilden.[9] Diese sogenannten homöopathischen Laien verbündeten sich in verschiedenen Verbänden. Erste Aufzeichnungen von Laienvereinen im Thüringischen sind bereits aus dem Jahre 1835 nachzuweisen. Ein bedeutender Verband dieser Bewegung, Anfang des 20. Jahrhunderts, war z.B. die „Hahnemannia" aus Württemberg (1868).[10]

3.2 Ziele der homöopathischen Laienbewegung

Dr. med. Alfred Haug, auf der 68. Jahrestagung der deutschen Gesellschaft für Geschichte der Medizin, am 22. September 1985 in Bochum:

Wie aus den Protokollen der Jahresversammlungen des Süddeutschen Verbandes für Homöopathie und Lebenspflege zu entnehmen ist, waren es immer wieder drei zentrale Anliegen, die die homöopathischen Laienvereine in den Jahren vor 1933 bewegten.

Erstens der Versuch der Legitimation der Homöopathie in der Öffentlichkeit und Insbesondere im Rahmen der Gesamtmedizin und Gesundheitspflege. [...] Eine zweite Forderung homöopathischer Laienkreise kommt in den Protokollen immer wieder zum Ausdruck, nämlich die nach Integration der naturgemäßen Heilmethoden in den Leistungskatalog der gesetzlichen Krankenversicherung. [...] Das dritte Anliegen der homöopathischen Vereine war schließlich die ungehinderte Versorgung mit homöopathischen Arzneimitteln.[11]

Denn in dieser Zeit war es noch durchaus üblich für die Vereinsmitglieder die gebrauchten Arzneien aus der eigenen Vereinsapotheke zu beziehen. Dieser günstige Weg für alle Beteiligten war nicht

---

[9] Bothe, Detlef; „Die Homöopathie im dritten Reich."
[10] Haug, Alfred; „Für Homöopathie und Volk" Protokolle des Süddeutschen Verbandes für Homöopathie und Lebenspflege an der Schwelle zum dritten Reich. Allgemeine Homöopathische Zeitung, 6/1986 AHZ
[11] Haug, Alfred; „Für Homöopathie und Volk" Protokolle des Süddeutschen Verbandes für Homöopathie und Lebenspflege an der Schwelle zum dritten Reich. Allgemeine Homöopathische Zeitung, 6/1986 AHZ

nur den ortsansässigen Apothekern zuwider, sondern es verstieß auch gegen den Paragraphen 367, Absatz 3 des Strafgesetzbuches.[12] Der erste Dachverband der Laien des ganzen Reiches wurde 1908, mit dem Namen „Bund homöopathischer Vereine Deutschlands", gegründet. Im Jahre 1912 bestand er aus 280 Vereinen mit fast 29.000 Mitgliedern. Nach weiteren Zusammenschlüssen verschiedener Verbände der Laienbewegung und homöopathischer Laienvereine, wurde diese Organisation 1933 nach der Machtergreifung Hitlers, umbenannt in „Reichsausschuß der gemeinnützigen Verbände zur Hebung der Volksgesundheit". Zu diesem Zeitpunkt waren es 6-7 Millionen Anhänger.[13] Die Nationalsozialisten hatten großes Interesse an dieser Bewegung. Sie wollten die Kontrolle über eine solche Anzahl von Laien um ihre weiteren politischen Ziele verfolgen zu können. Das führte unweigerlich dazu, dass „unerwünschte" Mitglieder der Verbände aus den eigenen Reihen entfernt wurden.[14] Das Regime strebte eine Gleichschaltung auf allen Ebenen der deutschen Medizin an. Im Rahmen der „Neuen Deutschen Heilkunde" setzte der Staat im Mai 1935 die Vereinigung innerhalb der Laienverbände durch. Sie wurden fortan unter dem Namen „Reichsarbeitsgemeinschaft der Verbände für naturgemäße Lebens- und Heilweisen" geführt und unterstanden dem Reichsärzteführer Dr. Wagner.[15]

3.3 Lehraufträge

Die Laien und die homöopathisch arbeitenden Ärzte kämpften auch nach der Weimarer Republik um Anerkennung und bessere Ausbildungsmöglichkeiten.

---

12 Haug, Alfred; „Für Homöopathie und Volk" Protokolle des Süddeutschen Verbandes für Homöopathie und Lebenspflege an der Schwelle zum dritten Reich. Allgemeine Homöopathische Zeitung, 6/1986 AHZ

13 Haug, Roswitha; „ die Auswirkungen der NS-Doktrin auf Homöopathie und Phytotherapie". Eine vergleichende Analyse von einer medizinischen und zwei pharmazeutischen Zeitschriften zur Erlangung des Grades einer Doktorin der Naturwissenschaften; Marburg/Lahn 2009; Seite 17

14 Martin Dinges; Verlag C.H. Beck in München; „Weltgeschichte der Homöopathie" Länder – Schulen – Heilkundige

15 Prof. E. Ernst, University of Exeter, Centre for Complementary Health Studies, Großbritanien, Aufsatz im Deutschen Ärzteblatt 92, Heft 3, 20. Januar 1995; „Außenseiter, Schulmedizin und nationalsozialistische Machtpolitik

Durch eine öffentliche Initiative des angesehenen Chirurgen August Bier (1861-1949) wurde 1925 der Weg für den erneuten Aufschwung der Homöopathie geebnet. Die Homöopathie war weit über die „Münchener Medizinische Wochenschrift" hinaus, Thema der Öffentlichkeit und viel diskutiert.[16] Er verfasste einen zweiteiligen Artikel „Wie sollen wir uns zur Homöopathie stellen?", der 1925 in dieser schulmedizinischen Zeitschrift für Ärzte, veröffentlich wurde:

Wenn wir aber zugestehen müssen, daß an der Homöopathie etwas ist, und zahlreiche homöopathische Ärzte auch der Allopathie ihr Recht lassen, warum zanken wir dann eigentlich?[17]

Er stand für eine Annäherung der Homöopathie an die Schulmedizin. August Bier forderte alle Ärzte dazu auf, die Wirksamkeit der Homöopathie zu prüfen, die er in eigenen Versuchen erfolgreich angewandt hatte.

Das Problem für die Etablierung der Homöopathie war trotz Biers Einsatz immer noch, dass den Ärzten die Krankenhäuser fehlten. Im Zentralverein homöopathischer Ärzte gab es für diese Forderungen eine Lehrstuhlkommission, die sich unter anderem aus folgenden Personen zusammensetzte:

Der homöopathische Arzt Heinrich Meng, der homöopathische Arzt Dr. med. Otto Leeser (1888-1964), Dr. med Bastanier (1870-1953) und Dr. med. Alfons Stiegele (1871-1956).[18]

Erst am 6. November 1928 wurde an der Friedrich-Wilhelm-Universität Berlin ein ständiger Lehrauftrag für Homöopathie erteilt. Das beschränkte sich aber lediglich auf Vorlesungen im Hörsaal und war noch nicht wie gefordert mit der Klinik selbst verbunden. Vertreter dieses Lehrauftrages wurde der homöopathische Arzt Dr. med Bastanier, der an diesem Abend seine Antrittsrede im Hörsaal der Universität abhielt.

---

[16] Wischner, Matthias; „Kleine Geschichte der Homöopathie"; KVC Verlag; Essen 2004; Seite 57

[17] Lucae, Christian; „Homöopathie an deutschsprachigen Universitäten" Die Bestrebung zu ihrer Institutionalisierung von 1812 bis 1945 (Quellen und Studien zur Homöopathiegeschichte) Band 4; Karl F. Haug Verlag; Heidelberg 1998, Seite 146/147

[18] Lucae, Christian; „Homöopathie an deutschsprachigen Universitäten" Die Bestrebung zu ihrer Institutionalisierung von 1812 bis 1945 (Quellen und Studien zur Homöopathiegeschichte) Band 4; Karl F. Haug Verlag; Heidelberg 1998; Seite 155

Die Hochschulmediziner waren der Meinung, dass die Homöopathie ein wissenschaftliches Fundament bräuchte um an der Universität gelehrt zu werden. Es sollte nicht nur die praktische Anwendung im Vordergrund stehen, sondern sie verlangten experimentelle Ergebnisse mit klinischen Prüfungen.

Mit viel Nachdruck, durch die Lehrstuhlkommission und des Geheimrates Martin Faßbenders (1865-1943), wurde dann 1929 eine eigene homöopathische Abteilung in der Poliklinik Berlin ausgebaut.[19]

Bastanier bemühte sich um diplomatische Zusammenarbeit mit den etablierten Medizinern und stieß z.B. beim Sanitätsrat Dr. Bergmann auf fruchtbaren Boden:

Zum ersten Mal im gesamten deutschen Sprachgebiet wurde an der Berliner Universität ein Lehrstuhl für Homöopathie errichtet, Das ist ein Vorgang, in welchem sich die akademische Anerkennung der bisher als „medizinische Sekte" missachteten Homöopathie ausspricht und welchen sie anderen Zweigen der wissenschaftlichen Heilkunde gleichgestellt wird.[20]

Neben der Berliner Universität gab es an weiteren Krankenhäusern eine homöopathische Versorgung, entweder als Abteilung oder als selbstständiges homöopathisches Krankenhaus. Das bekannteste unter ihnen ist wahrscheinlich das Robert-Bosch-Krankenhaus. Seine Geschichte geht auf das Jahr 1915 zurück, denn Robert Bosch gründete die Stiftungsinitiative des Stuttgarter Homöopathischen Krankenhauses GmbH. Da Bosch im homöopathischen Bereich für Stuttgart eine Versorgungslücke sah, errichtete er 1921 in der Marienstraße ein provisorisches homöopathisches Aushilfskrankenhaus mit 70 Betten.[21]

In Bremen wurde Martin Schlütz Leiter einer biologisch-medizinischen Abteilung und 1936 eröffnete Fritz Donner in Berlin am Rudolf-Vir-

---

[19] Lucae, Christian; „Homöopathie an deutschsprachigen Universitäten" Die Bestrebung zu ihrer Institutionalisierung von 1812 bis 1945 (Quellen und Studien zur Homöopathiegeschichte) Band 4; Karl F. Haug Verlag; Heidelberg 1998; Seite 98
[20] Haug, Roswitha; „ die Auswirkungen der NS-Doktrin auf Homöopathie und Phytotherapie". Eine vergleichende Analyse von einer medizinischen und zwei pharmazeutischen Zeitschriften zur Erlangung des Grades einer Doktorin der Naturwissenschaften; Marburg/Lahn 2009; Seite 97/98
[21] Homepage des Robert-Koch-Krankenhauses; www.rbk.de/ueber-uns/geschichte/zeitleiste.html

chow-Krankenhaus eine homöopathische Abteilung. Der Homöopath Karl Kötschau hatte zunächst im Jahre 1934 den Jenaer Lehrstuhl für Biologische Medizin innegehabt und übernahm dann eine naturheilkundliche Abteilung in Nürnberg ab 1937.

Desweiteren wurden in Wuppertal, Hamburg und München homöopathische Krankenhausabteilungen gegründet. In Berlin gab es gleich zwei Einrichtungen für die Homöopathie. Ernst Bastanier im Rudolf-Virchow-Krankenhaus und Hans Wapler als Leiter der Poliklinik des homöopathischen Zentralvereins mit Anbindung an die Universität.[22]

3.4 Das Jahr 1933

Den Nationalsozialisten gelang innerhalb kürzester Zeit die vollständige Machteroberung mit Hilfe von gut organisierten und stetigen Propaganda – Feldzügen und Massenbeeinflussungen. Das Ziel des totalitären Staates, waren die Gleichschaltung in Gesellschaft, Wirtschaft und Kultur mit gleichzeitiger Kontrollherrschaft. Gleichschaltung ist ein Begriff der 1933 entstand und es bedeutete die Vereinheitlichung des gesamten politischen und, viel elementarer, des gesellschaftlichen Lebens. Hitlers Ziel war es bis 1934 den als Zerrissenheit verstandenen Pluralismus aufzuheben und das ganze Land für sich zu erobern. Es war gewünscht eine bessere Überwachung aus höchster Instanz gewährleisten zu können. Die Vorbereitungen liefen schon Anfang der dreißiger auf Hochtouren. Hitler erstellte insgesamt zwei Vierjahrespläne für die Ausführung seiner Visionen.

Der erste, ab 1933, war ausgerichtet auf Beseitigung derzeitiger Lebensmittelprobleme und Arbeitslosigkeit. Der Erfolg in der Umsetzung führte dazu, dass nur geringe Widerstände aus der Bevölkerung für den zweiten Plan zu erwarten waren. Er wurde im Jahre 1936 der Öffentlichkeit vorgestellt und diente allein der Gleichschaltung der Wirtschaft mit Aufrüstung für den zweiten Weltkrieg.[23]

Es zeigte sich das führende Staatsvertreter (Adolf Hitler, Rudolf Heß, Heinrich Himmler) ein offenes Ohr für die Naturheilkunde hatten. Von Heß ist bekannt, dass er schon früh ein großes Interesse an medizin-

---

[22] Bothe, Detlef; „Die Homöopathie im dritten Reich.“
[23] http://www.bochumer-bunker.de/der_vierjahresplan.html

schen und biologischen Themen entwickelte. Er selbst konsultierte einen homöopathischen Arzt und zwei Heilpraktiker für seine Gesundheit.[24]

Reichsärzteführer Gerhard Wagner (1888-1939) wandte sich im Oktober 1933 im „Deutschen Ärzteblatt" mit einem Aufruf an die Ärzte in Deutschland. Im Sinne des Regimes erwähnte er die biologischen Heilverfahren mit dem Versprechen:

Dennoch ist aber unumwunden zuzugeben, daß auch Heilmethoden, die nicht im Einklang mit der Schule stehen, Erfolge aufzuweisen haben, die zum Teil die der Schule nicht nur erreichen, sondern da und dort ihnen überlegen sind.

Ursprünglich vereinzelt und nur tastend,[...] fanden sich Ärzte, die sich diese Heilmethoden zu eigen machten. [...] und heute stehen mehrere solcher Gruppen als mehr oder minder fest organisierte Arbeitsgemeinschaften da und dort im deutschen Vaterlande. [...] Erst nach dieser Zusammenfassung wird es möglich, daß alle diese Heilverfahren die Prüfung oder Anerkennung erfahren, die sie verdienen, und dann der Ausbildung und Fortbildung aller Ärzte dienstbar gemacht werden, zum Wohle aller Kranken [...][25]

Wagner war ein überzeugter Anhänger des Regimes, seit dem 17.Mai 1929, als er der NSDAP beitrat. Außerdem war er Mitbegründer des „Nationalsozialistischen Deutschen Ärztebundes" und nach dem besagten Aufruf wurde er ab November 1933 Abgeordneter im Reichstag. Adolf Hitler ernannte ihn zum „Beauftragten des Führers für Volksgesundheit".[26]

Mit dem Erscheinen des Artikels in dem „Deutschen Ärzteblatt" bekam die Naturheilkunde einen neuen Stellenwert. Die führende homöopathische Zeitschrift, AHZ, begrüßte diese Wende und nutzte ihre

---

[24] Haug, Roswitha; „ die Auswirkungen der NS-Doktrin auf Homöopathie und Phytotherapie". Eine vergleichende Analyse von einer medizinischen und zwei pharmazeutischen Zeitschriften zur Erlangung des Grades einer Doktorin der Naturwissenschaften; Marburg/Lahn 2009;Seite 17/18
[25] Deutsches Ärzteblatt Nr.15, 63. Jahrgang; Berlin 7.Oktober 1933
[26] wikipedia.org/wiki/Gerhard_Wagner_(Reichsärzteführer)

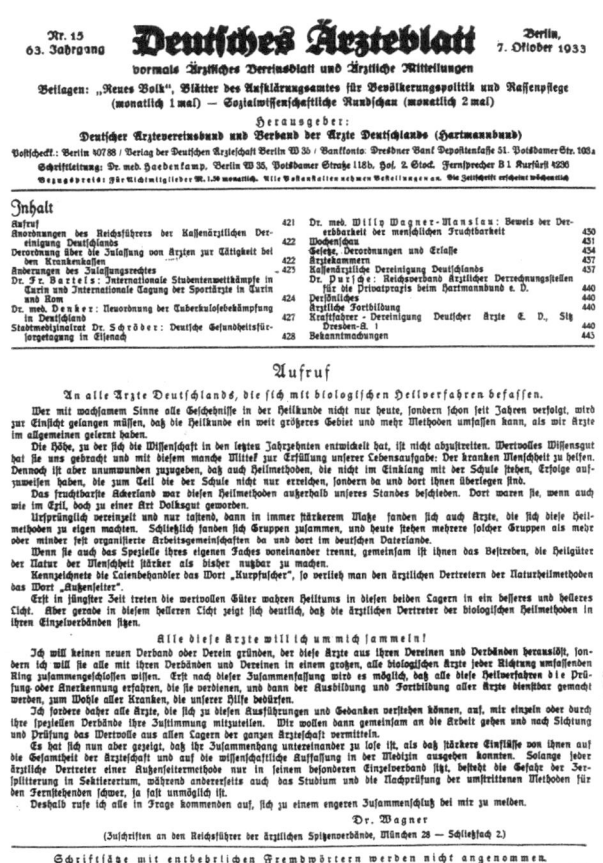

Abb.1: Deutsches Ärzteblatt, 7. Oktober 1933 -
Es zeigt den Aufruf Wagners an alle Ärzte Deutschlands

Eigenschaft als Verbandsorgan um den Aufruf Wagners herzlich zu begrüßen.

Der damalige Hauptschriftleiter dieser Zeitung, Dr. Hans Wapler (1866-1951), war außerdem tätig als Leiter der homöopathischen Poliklinik in Leipzig und ein Vertreter der naturwissenschaftlich-kritischen Richtung der Homöopathie. Die klinische Ausrichtung mit organpathologischen Befunden stand für ihn im Vordergrund und er vermischte Allopathie mit homöopathischen Mixturen. Die Arzneimittelprüfungssymptome rückten für ihn in den Hintergrund.[27]

Wapler wandte sich am 06.August 1933 mit einem Brief an Adolf Hitler. Sein Ziel war es für die Homöopathie und ihrer Etablierung zu werben: *[...]unsere Forschungsmethode, die Prüfung der Arzneien am Gesunden, in die pharmakologischen Universitätsinstitute gehört, daß aber die Einführung in die homöopathische Heilweise sich zunächst noch im Rahmen des ärztlichen Fortbildungswesens vollziehen muß.[...][28]*

Bereits in einer 1919 erschienenen Arbeit formulierte er einen Satz den er in diesem Brief besonders hervorhob um seinen Forderungen an Hitler Nachdruck zu verleihen:

[...]Das Ähnlichkeitsgesetz gilt sogar in Politik und Völkerleben. So wird z.B. das deutsche Volk nicht wieder hochkommen, wenn es nicht lernt, dem Nationalbewußtsein der Polen, Tschechen, Engländer und Franzosen ein ähnliches völkisches Deutschbewußtsein entgegenzusetzen.[29]

Solche Gedankengänge kamen der Politik Hitlers entgegen, denn allmählich zeichnete sich das Bestreben der neuen Machthaber deutlich ab. Sie wollten die angeblichen Feinde des Systems, nämlich Kommunisten und Juden, beseitigen und das auf allen Ebenen des Reiches. Die homöopathisch praktizierenden Ärzte sahen Hoffnungen in den neuen Machthabern, in der Zukunft Unterstützung für ihre beruflichen Interessen zu bekommen. Das wurde nur allzu deutlich in einem Schreiben von Hans Wapler an Dr. Wagner am 12.11.1933:

Es gibt wohl keinen nationalsozialistischen Arzt, der, darauf hingewiesen, nicht erkennen könnte, welch ausschlaggebende Bedeutung die politische Auswertung von Similia similibus durch Hitler für Deutschland gewonnen hat. Der Erfolg ist ja mit den Händen zu greifen. [...] Dem marxistischen Solidaritätsgefühl, das von den Juden dem deutschen Arbeiter eingepflanzt war, setzt er (Adolf Hitler Anm. d. Verf.) in seinen Reden das naturge-

---

[27] Eppenich Heinz; http://www.hpathy.de/content/zur-geschichte-der-deutschen-homöopathischen-krankenhäuser

[28] Lucae, Christian; „Homöopathie an deutschsprachigen Universitäten" Die Bestrebung zu ihrer Institutionalisierung von 1812 bis 1945 (Quellen und Studien zur Homöopathiegeschichte) Band 4; Karl F. Haug Verlag; Heidelberg 1998, Seite 161

[29] Lucae, Christian; „Homöopathie an deutschsprachigen Universitäten" Die Bestrebung zu ihrer Institutionalisierung von 1812 bis 1945 (Quellen und Studien zur Homöopathiegeschichte) Band 4; Karl F. Haug Verlag; Heidelberg 1998, Seite 161

gebene Gemeinschaftsgefühl aller deutschen Volksgenossen entgegen. Hitler hat die Bedeutung des Ähnlichkeitsgesetztes als Leitgedanken für eine erfolgreiche Politik schon sehr früh hellseherisch erkannt. [...] Notwendig und erfolgversprechend ist, dass das was die besten Köpfe unter den praktischen homöopathischen Ärzten in drei Geschlechterfolgen erforscht und erarbeitet haben, als Ergänzung des Schulwissens in das große Ganze aufgenommen und für die Allgemeinheit nutzbar gemacht wird. Die Zeit ist inzwischen reif dafür geworden.[30]

Die AHZ, die beide Briefe veröffentlichte, passte sich als wichtiges Organ für die Homöopathie dem neuen System an. Das war der erste öffentliche Angriff in einer homöopathischen Zeitschrift auf die Juden. Diese Tatsache lässt allerdings nicht den Schluss zu, dass alle Homöopathen Nazis waren, denn nicht alle homöopathischen Ärzte verfolgten den gleichen Gedanken. Die Machthaber akzeptierten nur Veröffentlichungen, die auch in ihrem Interesse waren. Die Hoffnung darauf, endlich etwas Großes zu erreichen, beflügelte die Verantwortlichen die sich dieses Regimes bedienten, egal ob Homöopath, Naturheilkundler oder Schulmediziner.

Diese Euphorie war für die „Außenseiter" der Medizin allerdings ein Problem, denn Naturärzte und Homöopathen hatten nicht mehr das Interesse an einer Zusammenarbeit. Wenn sie auch noch in schweren Zeiten der Weimarer Republik an einem Strang gezogen haben, versuchte nun jeder Verband für sich selbst das Beste aus der staatlichen Förderung herauszuholen. Außerdem war die Befürchtung groß, dass Hahnemanns Lehre durch Vermischung naturheilkundlicher Verfahren und unsachgemäßer Anwendung dem Ende zugeht.

Wie im Fall Hans Wapler, der außerdem noch vor der „reinen" Homöopathie und den Hochpotenzen warnte, gab es auch andere, die weniger Skrupel hatten sich dem System anzupassen. Es schien eine Tendenz zu den Tiefpotenzlern zu geben, die sich außerdem besser

---

[30] Haug, Roswitha; „ die Auswirkungen der NS-Doktrin auf Homöopathie und Phytotherapie". Eine vergleichende Analyse von einer medizinischen und zwei pharmazeutischen Zeitschriften zur Erlangung des Grades einer Doktorin der Naturwissenschaften; Marburg/Lahn 2009; Seite 116

mit schulmedizinischen Ansichten arrangieren konnten. Dieser Konflikt zwischen Hoch- und Tiefpotenzler ging soweit, dass Edwin Scheidegger Arbeitsgemeinschaften mit allen Beteiligten empfahl. Er wollte vermeiden, den Gegnern der Homöopathie, unnötige Angriffsfläche zu bieten, nur weil die eigenen Reihen in zwei Lager gespalten waren.[31]

3.5 Ein neuer Berufsstand

Ein weiteres wichtiges Ereignis, auch für uns Homöopathen in der heutigen Zeit, war die Gründung des Einheitsverbandes der Heilpraktiker. Am 26.November 1933 tagten in München die bayrischen Heilpraktiker mit Anwesenheit von Rudolf Heß (1894-1987), dem Stellvertreter Adolf Hitlers.

Heß gab bekannt, dass der Nationalsozialismus den „Heilpraktiker" als Berufsgruppe anerkennt. Sie sollten in Zukunft ähnliche Pflichten übernehmen wie ein Arzt und innerhalb ihres Standes für Ordnung und Sauberkeit sorgen.[32] Es wurde zu dieser Zeit in der Reichsgewerbeordnung geregelt und mit Gefängnis bestraft, wenn Heilbehandlungen ohne Erlaubnis erfolgten. Das eigentliche „Gesetz über die berufsmäßige Ausübung der Heilkunde ohne Bestallung" (Heilpraktikergesetz) wurde erst am 17. Februar 1939 erlassen.

Der Berufstand der Heilpraktiker war anerkannt, aber die Ausbildung von Nachwuchs wurde durch dieses Gesetz untersagt. Erst 1945 wurde diese Klausel in der BRD aufgehoben. In der DDR war die Ausbildung weiterhin nicht möglich.[33]

3.6 Das Dresdner Experiment

Rudolf Heß, hatte großes Interesse an der Homöopathie und befürwortete die Integration in die Schulmedizin, besonders im praxisnahen

---

[31] Haug, Roswitha; „ die Auswirkungen der NS-Doktrin auf Homöopathie und Phytotherapie". Eine vergleichende Analyse von einer medizinischen und zwei pharmazeutischen Zeitschriften zur Erlangung des Grades einer Doktorin der Naturwissenschaften; Marburg/Lahn 2009; Seite 92/93

[32] Haug, Roswitha; „ die Auswirkungen der NS-Doktrin auf Homöopathie und Phytotherapie". Eine vergleichende Analyse von einer medizinischen und zwei pharmazeutischen Zeitschriften zur Erlangung des Grades einer Doktorin der Naturwissenschaften; Marburg/Lahn 2009; Seite 218

[33] www.frauenweise.de/homoeopathie-und-nationalsozialismus.html

Umfeld wie den Krankenhäusern. Ein Beispiel hierfür war das von Dr. Eduard Otto beschriebene „Dresdner Experiment".

Am Johannstädter Krankenhaus sollten 1933 die Naturheilmethoden überprüft werden. Dr. Eduard Otto war zu dieser Zeit Chefarzt im Krankenhaus und ließ später im Jahre 1992 seine Erinnerungen im Deutschen Ärzteblatt abdrucken.

Nach anfänglichen Schwierigkeiten wurde 1934 das Dresdener Stadt-krankenhaus ins „Rudolf-Heß-Krankenhaus" als ärztliche Forschungs-anstalt für natürliche Heilweise umgewandelt. Mit dieser Erneuerung kam ein bekannter Internist, Dr. Lois R. Grote als neuer Leiter der medizinischen Abteilung.

Sein Vorgänger Prof. Otto Rostoski schrieb in seinen Memoiren:

Damals sollte ein Krankenhaus besonders dem Nationalsozialismus die-nen. [34]

Es wurden größtenteils Ärzte eingesetzt, die sich für den Nationalso-zialismus erklärt hatten. Das wird deutlich in folgender Rede, die Dr. Gerhard Wagner am 05. Juni 1934 zur Eröffnung des Krankenhauses mit neuem Namen hielt:

Im Interesse der Volksgesundheit sind wir verpflichtet, das Gute in un-serem Heilschatz auszubauen, gleichgültig von welcher Seite es kommen möge, ebenso das Schlechte, das Kurpfuscherische, zu bekämpfen und abzulehnen. Wir sind bereit, jede Methode, mit der in der Praxis Erfolge erzielt worden sind, vorurteilslos zu prüfen, und wollen diese Prüfung nicht, wie das bisher üblich war, durch ein Gremium von zwar hochge-lehrten Professoren theoretisch vornehmen lassen. [35]

Da diese Einrichtung als öffentliches Beispiel diente, wurde das Per-sonal dazu angehalten sich zum Nationalsozialismus zu bekennen.

Die Schwestern des Krankenhauses sollten z.B. in die „Braune Schwes-ternschaft" eintreten. Wenn sie nicht bereit waren sich dem System anzupassen, mussten sie in das Friedrichstädter Krankenhaus wechseln.

---

[34] Otto, Eduard; Naturheilärzte im Nationalsozialismus „Das Dresdner Experiment", Naturheilmethoden sollen überprüft werden; Deutsches Ärzteblatt 90, Heft 18; 7. Mai 1993

[35] Otto, Eduard; Naturheilärzte im Nationalsozialismus „Das Dresdner Experiment", Naturheilmethoden sollen überprüft werden; Deutsches Ärzteblatt 90, Heft 18; 7. Mai 1993

Tatsächlich waren die meisten bereit ihrem ehemaligen Chef Rostoski, der sich ebenfalls nicht zum Nationalsozialismus bekannte, in diese weniger attraktive Einrichtung zu folgen.

Da auch das übrige Personal, wie die jüngeren Assistenzärzte, die Politisierung ablehnten, gab es eine erneute Rede Wagners im Juni 1934 in aller Deutlichkeit:

Es wird uns jeder willkommen sein, der ehrlichen Herzens an unserer Aufgabe mitarbeiten will. Wir lassen aber auch als Nationalsozialisten, die schon manchen Kampf durchfochten haben, keinen Zweifel darüber, daß wir mit unerbittlicher Strenge gegen jeden vorgehen werden, der glaubt, hier weiterhin seine eigenen Wege gehen zu können. Wenn besonders der eine oder andere der jungen Kollegen – wie es geschehen ist - mit schulmedizinischer Überheblichkeit es in Zukunft noch für zweckmäßig halten sollte, auf die Vertreter der biologischen Richtung in diesem Hause herabsehen zu müssen, so wird es für diese Herren wohl besser sein, sich ein anderes Betätigungsfeld zu suchen.[36]

Grundsätzlich ist dem Bericht von Dr. Eduard Otto zu entnehmen, dass das ärztliche Personal, bis auf wenige Ausnahmen, weder offen für nationalsozialistische Propaganda noch für die Naturheilkunde war. Dr. Alfred Brauchle (1898-1965), der schließlich als Hauptvertreter zur Naturheilkundlichen Abteilung berufen wurde, hatte kein Interesse an der Homöopathie. Für ihn fragwürdige, „glaubensfordernde" Methoden, wie Akupunktur, Homöopathie und Biochemie wurden von ihm abgelehnt:

Homöopathie und Biochemie haben den Vorteil, dass sie nicht schaden. Dort wo ich mit der Naturheilkunde nicht weiter kam, hat auch niemals ein homöopathisches oder biochemisches Medikament weiterhelfen können.[37]

Otto beschreibt das Verhältnis zwischen Homöopathie und der konventionellen Homöopathie so:

---

[36] Otto, Eduard; Naturheilärzte im Nationalsozialismus „Das Dresdner Experiment", Naturheilmethoden sollen überprüft werden; Deutsches Ärzteblatt 90, Heft 18; 7. Mai 1993

[37] Otto, Eduard; Naturheilärzte im Nationalsozialismus „Das Dresdner Experiment", Naturheilmethoden sollen überprüft werden; Deutsches Ärzteblatt 90, Heft 18; 7. Mai 1993

Der Gegensatz zwischen Naturheilkunde (im Sinne Brauchles) und Homöopathie erschien uns größer als der zwischen Naturheilkunde und Schulmedizin.[38]

Erkennbar an diesem Beispiel ist, wie sehr die Homöopathie und andere alternative Heilverfahren um ihre Akzeptanz kämpfen mussten. Trotz Einmischung der NS schien es nicht möglich ein Denken umzukrempeln, welches unter eigenen Gesichtspunkten, rein wissenschaftlich handeln möchte.
Außerdem fehlte nach wie vor der Wille zur Zusammenarbeit von allen Seiten.

3.7 Die „Neue Deutsche Heilkunde"

Gerhard Wagner (1888-1939) wurde von Hitler beauftragt, das gesamte Gebiet der Volksgesundheitspflege neu zu ordnen. Es verstand sich von selbst, dass es der nationalsozialistischen Ideologie angepasst werden sollte.
Mit einer feierlichen Gründung der „Reichsarbeitsgemeinschaft für eine neue Deutsche Heilkunde am 25. Mai 1935 wurden die ärztlichen Spitzenverbände vereinigt. Unter rein schulmedizinischen Verbänden waren z.B. auch der „Deutsche Zentralverein homöopathischer Ärzte, der „Reichsverband der Naturärzte" und die „Vereinigung anthroposophischer Ärzte", betroffen.
Welches Bestreben stand nun hinter dieser Idee die Verbände zu vereinigen? Dies beschreibt Dr. Robert Jütte aus seiner Expertise „Homöopathie und Nationalsozialismus":
Der Name „Reichsarbeitsgemeinschaft" sollte zum Ausdruck bringen, dass es nicht um eine wie auch immer geartete Verbindung bestehender Richtungen in der Medizin ging, sondern dass es sich um ein neues gesundheitspolitisches Konzept in Übereinstimmung mit der nationalsozialistischen Weltanschauung handelte. Das Selbstverständnis eines Großteils

---

[38] Otto, Eduard; Naturheilärzte im Nationalsozialismus „Das Dresdner Experiment", Naturheilmethoden sollen überprüft werden; Deutsches Ärzteblatt 90, Heft 18; 7. Mai 1993

dieser Vereine war – bis auf einzelne Ausnahmen in der Naturheil- und Lebensreformbewegung – fast durchweg unpolitisch.[39]

Gerhard Wagner versuchte außerdem die naturheilkundlichen Laien-vereine zu vereinnahmen. Sie wurden ebenfalls unter neuem Namen zusammengeschlossen mit dem Titel: „Reichsarbeitsgemeinschaft der Verbände für naturgemäße Lebens- und Heilweisen". Durch ihr eigenes Ideologisches Konzept, sich auf Naturgesetzlichkeiten und Volksver-bundenheit, zu berufen, waren sie für das Regime unverzichtbar. Ein weiterer Punkt ist das ökonomische Denken, was durchaus in den „Vierjahresplan" von Hitler passte. Eugen Stähle (1890-1948), Chefarzt des Genesungsheims Bad Röthenbach und Politiker der NSDAP, äußerte sich in seinem Aufsatz „Vierjahresplan und Homöopathie" wie folgt:

Bei aller Umstrittenheit der feinstofflichen Heilkunde gibt es aber zwei unbestreitbare Tatsachen, die die Bedeutung der Homöopathie im Rahmen des Vierjahresplanes unterstreichen und die man auch als Nichthomöo-path feststellen darf:

1. Wir haben nicht eben wenige Volksgenossen, denen es Glaubenssache ist, sich in Krankheitsfällen der Homöopathie zu bedienen.

2. Die homöopathische Verabreichung ist in den meisten Fällen die wirt-schaftlichste Form der Anwendung eines Heilmittels, wenigstens soweit es sich um die echte, einfache Hahnemannsche Verordnung handelt.[40]

Das ist der praktische Nutzen der offensichtlich erwartet wurde, denn zu den günstigeren Außenseiterverfahren kamen auch die zahlreichen Selbstbehandlungen der Anhänger. Mit diesem großen Interesse an die Homöopathie sahen die Laien für sich erneute Möglichkeiten zur Durchsetzung ihrer Anliegen.[41]

---

[39] Jütte, Robert, Prof. Dr.; Leiter des Instituts für Geschichte und Medizin der Robert Bosch Stiftung in Stuttgart; „Homöopathie und Nationalsozialismus - eine historische Expertise (Stand Juni 2008). Seite 2
[40] Lickint, Fritz, Vierjahresplan und Homöopathie. In: Dtsch. Apothek. Ztg. 1936, S.1874, in Hippokrates 8 (1937) S.462 (aus Frauenweise.de)
[41] Karrasch, Bertram: „Volksheilkundliche Laienverbände im Dritten Reich" Seite 37; Hippokrates Verlag 1998

Der Realschullehrer Immanuel Wolf, damals Vorsitzender des „Süddeutschen Verbandes für Homöopathie und Lebenspflege", erklärte schon am 24. April 1933 in einem Brief an Hitler, seine *unbedingte Bereitschaft* zur Ergebenheit.

Zusammen mit anderen Vorsitzenden schrieb er:

[…] alle ihnen verfügbaren Kräfte in den Dienst des nationalen Aufbaues des Volkes zu stellen.

Weiter meinte er kurz nach der Gleichschaltung am 21. Mai 1933:

Die Homöopathie wird öffentlich anerkannt und gleichgestellt; die Errichtung weiterer homöopathischer Lehrstühle ist nur noch eine Frage der nächsten Monate, in den öffentlichen Krankenhäusern sollen homöopathische Abteilungen errichtet werden, wenigstens einige Betten für die Homöopathie bereitgestellt werden.[42]

Tatsächlich wurde im Jahre 1935 im Kultusministerium eine mögliche Professur diskutiert. Es sollte eine homöopathische Professur mit Forschungsauftrag an der Universität Berlin eingerichtet werden. Es war beabsichtigt „Klärung der Wertigkeit der Homöopathie" voranzutreiben. Gleichzeitig war geplant nicht nur die Forschung zu beachten, d.h. in Zusammenarbeit mit klinischen Einrichtungen und einem pharmakologischen Institut, sondern auch die homöopathische Ausbildung von Studenten zu unterstützen. Diese Möglichkeit als Professor tätig zu sein wurde dem Internisten und Homöopathen Fritz Donner (1896-1979) angeboten. Donner lehnte jedoch ab, weil er kein Interesse hatte der NSDAP beizutreten oder überhaupt sich mit dem Regime zu arrangieren.

Es fand sich scheinbar keine weitere geeignete Person für diese Aufgabe und so wurde die Chance auf eine wie auch immer geartete Eingliederung der Homöopathie vertan.[43] Dennoch war, nicht mehr die Homöopathie, sondern die Schulmedizin ein zentraler Punkt der

---

[42] Lucae, Christian; „Homöopathie an deutschsprachigen Universitäten" Die Bestrebung zu ihrer Institutionalisierung von 1812 bis 1945 (Quellen und Studien zur Homöopathiegeschichte) Band 4; Karl F. Haug Verlag; Heidelberg 1998; Seite 162

[43] Lucae, Christian; „Homöopathie an deutschsprachigen Universitäten" Die Bestrebung zu ihrer Institutionalisierung von 1812 bis 1945 (Quellen und Studien zur Homöopathiegeschichte) Band 4; Karl F. Haug Verlag; Heidelberg 1998; Seite 163

Auseinandersetzungen. Das führte dazu, dass im Rahmen der Neuen Deutschen Heilkunde der Ruf nach wissenschaftlich belegter Wirksamkeit der Homöopathie wieder lauter wurde.

Für die Homöopathen war die angekündigte Forderung zur Überprüfung sehr willkommen, zumal sie in Gerhard Wagner und Rudolf Heß nationalsozialistische Förderer mit hohem Rang sahen.

Allerdings befürchtete man trotz aller Euphorie, den Verlust ihrer Eigenständigkeit, indem die Homöopathie mit anderen Naturheilverfahren verwässert würde. Vorrangig waren es die Hahnemannschen Anhänger und nicht die naturwissenschaftlich-kritischen Tiefpotenzler, die diese Betrachtungsweise vertraten. Letztere sprachen sich eher für eine Zusammenarbeit mit der etablierten Medizin aus, allerdings unter dem Vorbehalt doch einige homöopathische Mittel in die allopathische Medizin mit aufzunehmen.

Der Vorsitzende des „Deutschen Zentralvereins Homöopathische Ärzte", Hanns Rabe unterstützte den ursprünglichen Weg Hahnemanns, die Allgemeingültigkeit der homöopathischen Betrachtungsweise mit ihrem dynamischen Geschehen der Lebensvorgänge, wieder zu beachten. Weiter erklärte er, dass mehr als nur die Verordnung eines Mittels von Nöten wäre um sich Homöopath zu nennen.

Das gewünschte Ziel aller Homöopathen schien greifbar nahe zu sein. Sie waren trotz unterschiedlicher Meinungen im eigenen Lager Gegenstand öffentlicher Veranstaltungen und fanden Beachtung in der medizinischen Presse.[44]

Der zweite Vierjahresplan Hitlers der 1936 aufgestellt und verkündet wurde, war so kriegsorientiert, dass für langsame Entwicklungen im Gesundheitswesen kein Platz mehr war. Die Reichsarbeitsgemeinschaft der Ärzte waren nicht in der Lage dem ideologischen Plan des Staates zu genügen. Das führte zur Auflösung dieser Vereinigung Anfang 1937 nur ein Jahr nach der Gründung. Die „Reichsarbeitsgemeinschaft der Verbände für naturgemäße Lebens- und Heilweisen" blieb noch bis

---

[44] Bothe, Detlef „Die Homöopathie im Dritten Reich";

1941 bestehen und wurde dann durch den „Deutschen Volksgesund-heitsbund" ersetzt.[45]

3.7.1 Die Überprüfung der Homöopathie

Der wesentliche Bestandteil der Überlieferungen zu diesem Thema ist der sogenannte „Donner-Bericht" aus dem Jahre 1966. Dr. med. Fritz Donner (1886-1979) lernte bei Hans Wapler in Leipzig und Alfons Stiegele in Stuttgart die Homöopathie. Kurz vor dem „Dritten Reich" von 1928-1930 war er Oberarzt in Stuttgart, am homöopathischen Aushilfskrankenhaus. Ab 1931 war er unter Ernst Bastanier an der homöopathischen Universitätspoliklinik in Berlin tätig und von 1936 bis 1945 wechselte er als Leiter der homöopathischen Abteilung zur Virchow-Klinik mit Sitz in Berlin.[46]

Während dieser Jahre von 1934-1945 arbeitete er als Dozent an der Poliklinik. Dr. Fritz Donner hielt u.a. 1934 im Sommersemester „Vier Vorlesungen über Homöopathie" und zwischen 1939 und 1945 „Zwölf Vorlesungen über Homöopathie" an der Berliner Akademie für ärztliche Fortbildung.[47]

Viel diskutiert von schulmedizinischer Seite, wird Donners Bericht, immer wieder als Beweis angeführt, um die Homöopathie zu kompromittieren. Ein Beispiel ist 2010 die Ausgabe der Zeitschrift „Der Spiegel" mit dem Artikel: „Homöopathie, die große Illusion".[48] Der Bericht wird auch deshalb gerne von Homöopathie-Gegnern zitiert, weil Donner selbst homöopathischer Arzt war und seine Äußerungen außerdem stark subjektiv geprägt sind. Er brachte in seinem Bericht immer wieder auch seine persönliche Enttäuschung über den Umgang

---

[45] http://de.wikipedia.org/wiki/Neue_Deutsche_Heilkunde
[46] Haug, Roswitha; „ die Auswirkungen der NS-Doktrin auf Homöopathie und Phytothera-pie". Eine vergleichende Analyse von einer medizinischen und zwei pharmazeutischen Zeitschriften zur Erlangung des Grades einer Doktorin der Naturwissenschaften; Marburg/Lahn 2009; Seite 19
[47] Donner, Fritz; „Vier Vorlesungen über Homöotherapie", Gehalten im Sommersemester 1934 an der Berliner Akademie für Ärztliche Fortbildung; Verlag Dr. Willmar Schwabe, Leipzig C1 1938 ; Donner, Fritz; „Zwölf Vorlesungen über Homöotherapie", Gehalten an der Berliner Akademie für ärztliche Fortbildung i. d. Jahren 1939-1945 ; Karl F. Haug Verlag 1948
[48] Der Spiegel; Titelthema: „Homöopathie, die große Illusion"; Heft 28, 2010

mit der Homöopathie zum Ausdruck. Man könnte zu dem Schluss gelangen Donner wäre ein Gegner der Homöopathie gewesen, aber das Gegenteil war der Fall. Er war um realitätsnahe Überprüfung und Berichterstattung bemüht, im Rahmen des Möglichen, ohne Wunschdenken und selbst diktierten Illusionen.

Der Präsident des Reichsgesundheitsamtes (RGA) Professor Reiter entsandte 1935 als ersten offiziellen Prüfer der Homöopathie den Pharmakologen Bonsmann. Als er seine Arbeit an der homöopathischen Poliklinik in Berlin aufnahm, war er überraschend gut auf seine Tätigkeit vorbereitet. Etliche Einführungskurse und Vorträge in Homöopathie und selbst die Zeit als Fachinternist in eigener Praxis verhalfen ihm zu ausreichenden Kenntnissen für diese Aufgabe.

Die Überprüfungen sollten an mehreren Universitäten und medizinischen Fakultäten stattfinden, von denen es im Reich zu der Zeit rund 26 gab. Mit diesen Kapazitäten waren ca. 60 homöopathische Mittel pro Jahr zur Überprüfung geplant.

Der Staat wollte bei nur geringem Erfolg dieser Überprüfung Hunderte von Millionen Reichsmark zur Verfügung stellen um die Forschungsarbeiten voranzutreiben.[49]

Im Herbst des Jahres 1937 nahm der erste Arbeitskreis seine Tätigkeit auf. Er bestand aus folgenden Personen:

Der Vorsitzende der homöopathischen Ärzte, Professor Hanns Rabe, als Internist Professor Wolfgang Siebert und als Pharmakologen die Professoren Kuschinsky und Bonsmann.[50]

In der Durchführung der Arzneimittelprüfungen gab es jedoch erhebliche Probleme. Teils wurden nicht alle wichtigen Parameter der Prüfungsperson berücksichtigt, z.B. waren die Symptome vorher schon mal vorhanden, traten sie später noch mal auf, wenn ja wie oft, usw. Desweiteren war ein eventuelles Hindernis im Paragraphen 138 des Organons von Hahnemann zu finden, der lautet:

---

[49] Donner, Fritz; „Bemerkungen zu der Überprüfung der Homöopathie" durch das Reichsgesundheitsamt 1936 bis 1939. Verfasst 1966; Seite 9/10

[50] Donner, Fritz; „Bemerkungen zu der Überprüfung der Homöopathie" durch das Reichsgesundheitsamt 1936 bis 1939. Verfasst 1966; Seite 28

Alle Beschwerden, Zufälle und Veränderungen des Befindens der Versuchs-person während der Wirkungsdauer einer Arznei rühren bloß von dieser her und müssen als deren eigentümlich zugehörig, als ihre Symptome angesehen werden und aufgezeichnet werden; gesetzt auch die Person hätte ähnlich Zufälle vor längerer Zeit bei sich von selbst wahrgenommen.[51]

Die Zeitschrift Hippokrates erschien mit der Ausgabe vom 12. August 1937 unter dem Thema „Zeit und Streitfragen" und veröffentlichte zahlreiche Darlegungen zur Wirksamkeit und Verbreitung der Homöo-pathie von prominenten Homöopathen. Die Autoren der einzelnen Artikel waren u.a. Dr. med. Hanns Rabe, Dr. med Erich Haehl, Dr. med Geßler, Dr. med. Fritz Donner, Dr. med. J. Mezger und Dr. med Bastanier. Mezger äußerte sich sehr genau zu der Umsetzung einer Arzneimittelprüfung mit ihren möglichen Fehlerquellen und wie diese zu berücksichtigen sind. Er erwähnte außerdem den Paragraphen 138 des Organons und verteidigte durch eine eigene Analyse Hahnemanns Ansichten.[52]

Dennoch waren die Beauftragten der RGA laut Donners Bericht ver-wundert, dass in den letzten über hundert Jahren niemand versucht hat dieser „naiven" Vorgehensweise einer Arzneimittelprüfung nachzu-gehen und zu überdenken. Fritz Donner führte als Grund für die zum Teil peinlichen Ergebnisse seiner Kollegen die fehlenden Forschungs-möglichkeiten an:

Ich konnte nur immer wieder auf die Tatsache hinweisen, daß infolge Fehlens entsprechender Forschungsinstitute und der schweren Zugäng-lichkeit des alten homöopathischen Schrifttumes sich die Mehrheit der homöopathischen Ärzte in Wunschvorstellungen über frühere Arzneiprü-fungen hineingelebt haben, die natürlich in erheblicher Diskrepanz zu den nun mal vorliegenden Realitäten stehen.[53]

---

[51] Donner, Fritz; „Bemerkungen zu der Überprüfung der Homöopathie" durch das Reichs-gesundheitsamt 1936 bis 1939. Verfasst 1966; Seite 12

[52] Hippokrates, Organ für die Einheitsbestrebungen in der Medizin, „Zeit- und Streitfra-gen"; 8. Jahrgang, Heft 32; Donnerstag, 12. August 1937

[53] Donner, Fritz; „Bemerkungen zu der Überprüfung der Homöopathie" durch das Reichs-gesundheitsamt 1936 bis 1939. Verfasst 1966; Seite 29

Weiter wurden Hahnemanns Überlieferungen von Seiten der RGA für den Wirksamkeitsnachweis herangezogen. In seiner Arzneimittellehre beruhen die Arzneiprüfungen auf vier Grundpfeilern.

Erstens sind es Berichte über die Toxikologie des Mittels und zweitens deren Nebenwirkungen. Drittens waren die ursprünglichen Prüfungen mit weitestgehend toxischen Dosen durchgeführt und der vierte Punkt war die Durchführung in potenzierter Form. Wobei für Donner und der RGA die Vergiftungen mit ihren Nebenwirkungen den größten Realitätsgrad hatten.[54]

Die Vertreter der RGA wollten nach fehlenden positiven Ergebnissen immer genauere Stellungnahmen von Hanns Rabe zu einzelnen homöopathischen Themen haben.

Rabe redet sich in eine Begeisterung hinein und versprach eine deutliche Darstellung zur erfolgreichen homöopathischen Basedowbehandlung. Im denkbar größten Rahmen sollte diese Überprüfung im Herbst 1939 mit über 200 Thyreotoxikose-Patienten in einem Jahr durchgeführt werden.

Nach der Besprechung verließ H. Rabe mit F. Donner das Krankenhaus und kompromittierte seinen eigenen Berufsstand:

[…] er müsse jetzt dringend sehen, wie er diese Überprüfungen sabotieren könne. Einen stichhaltigen Grund habe er zwar noch nicht gefunden, da alles so überaus korrekt und kollegial ihm gegenüber durchgeführt worden wäre.

Hoffentlich falle ihm noch etwas ein, denn sonst müsse er zum Reichsgesundheitsführer Dr. Conti gehen und ihn dringend auffordern, die Überprüfungen der Homöopathie sofort abbrechen zu lassen, denn 'wir können doch das gar nicht, was wir behaupten' (wörtlich gesagt!!). Aber nach all dem, was er mit Conti, Rudolf Hess und Prof. Reiter in Sachen Homöopathie vorgebracht habe, könne er doch letzteres kaum tun. Er fuhr dann fort, dass es doch 'heller Wahnsinn' von den Beauftragten des RGA wäre, 'das ernst zu nehmen, was wir, die wir doch nur kleine Praktiker sind, so sagen oder in unseren Zeitschriften veröffentlichen' und sie einer wissenschaftlichen Überprüfung zu unterziehen wie etwa

---

54 Donner, Fritz; „Bemerkungen zu der Überprüfung der Homöopathie" durch das Reichsgesundheitsamt 1936 bis 1939. Verfasst 1966; Seite 15

die Homöotherapie der perniziösen Anämie, des Diabetes, der Gonorrhoe usw. Und nun die Einrichtung einer Thyreotoxikosenabteilung zu planen, wäre doch 'glatter Unsinn', denn in Wirklichkeit können wir doch keine ausgesprochenen Thyreotoxikosen heilen.[55]

Durch den Kriegsausbruch im Jahre 1939 war es nicht möglich die homöopathische Überprüfung fortzuführen. Demzufolge gibt es keinen Abschlussbericht und auch keinen naturwissenschaftlichen Wirksamkeitsnachweis der Homöopathie.

Die Ausführungen seines späteren Berichtes aus dem Jahr 1966 nahm Donner als Mahnruf an die führenden Kräfte der Ärzteschaft, denn die nächsten Überprüfungen würden folgen. Es sollten nicht die gleichen Fehler wie damals gemacht werden. Denn die Zukunft des homöopathischen Gedankens würde von der Ernsthaftigkeit und Gründlichkeit bevorstehender Bestandsaufnahmen abhängen.[56]

3.8 XII. Internationaler Homöopathischer Weltkongress

Als 1937 der XII. Internationale Homöopathische Weltkongress in Berlin stattfand, übernahm Rudolf Heß, als Reichsminister, die Schirmherrschaft. Der Kongress dauerte vom 08. bis zum 15. August mit Teilnehmern aus 23 Staaten der Welt. Sie dankten dem deutschen Führer für sein Wohlwollen gegenüber der Homöopathie. In Heß' Ansprache als Schirmherr ist eindeutig der politische Nutzen für seinen Einsatz erkennbar:

Wie sehr es möglich ist, scheinbar sich widersprechende und einander ausschließende Begriffe und deren Auswirkungen miteinander zu versöhnen, dafür ist in Deutschland der Beweis in den letzten Jahren erbracht worden. Vor nicht allzu langer Zeit forderte die Behauptung, Nationalismus und Sozialismus hätten einander zu ergänzen, schwerste Angriffe, Hohn und Spott heraus. Heute ist dem gesamten deutschen Volk zur Verständlichkeit geworden, dass sie sich in der Tat ergänzen. In der Parallele zu dieser politischen Erfahrung glaube ich getrost voraussagen zu

---

[55] Donner, Fritz; „Bemerkungen zu der Überprüfung der Homöopathie" durch das Reichsgesundheitsamt 1936 bis 1939. Verfasst 1966; Seite 32/33

[56] Donner, Fritz; „Bemerkungen zu der Überprüfung der Homöopathie" durch das Reichsgesundheitsamt 1936 bis 1939. Verfasst 1966; Seite 36/37

können, dass auf medizinischem Gebiet die Zeit kommen wird, in der selbstverständlich Homöopathie und Allopathie nicht als einander ausschließend, sondern als sich ergänzend angesehen werden – ja die Medizin nicht mehr denkbar ist, ohne dass sie sich beider Heilmethoden bedient. Diese Entwicklung wird der Medizin und damit der Menschheit zum Segen gereichen.[57]

Der Standort an sich, aber auch die Teilnahme von Heß, zeigt welche Position die Homöopathie bereits inne hatte. Man sprach noch nicht von einer Etablierung, so wie es gewünscht wäre, aber die Homöopathie festigte sich langsam.

3.9 Plantagen und Humanexperimente

Mit besonderem Interesse verfolgte der Nationalsozialist Heinrich Himmler (1900-1945) das Geschehen in der Medizin. Er wurde im August 1934 von Adolf Hitler zum Reichsleiter der NSDAP ernannt und mit diesem Dienstgrad war er nur Hitler selbst verantwortlich. Offiziell hieß sein Titel „Reichsführer SS".

Eigenen Erfahrungen mit Ärzten und Krankenhäusern hatten Himmler vorhandene Defizite in der Schulmedizin aufgezeigt. Sein Bestreben war seither diese Situation zu ändern. In Folge dessen gab es auf sein Geheiß hin mehrere homöopathische Abteilungen in verschiedenen Krankenhäusern, so z.B. in Berlin, Bremen, Nürnberg, München und Hamburg. Himmler nannte die wachsende Naturheilbewegung in der Bevölkerung als Grund für seine Ambitionen. Er verbesserte die Ausbildungsmöglichkeiten für homöopathische Ärzte, was dazu führte, dass die Reichsärzteordnung die offizielle Bezeichnung eines „Arztes für Homöopathie" frei gab. Außerdem gab es eine ökonomische Betrachtungsweise der Befürworter, wie ein Zitat Himmlers beweist: *Warum gibt es heute bereits eine große Zahl homöopathischer Ärzte? Weil es eine Naturheilbewegung gibt, die die Behandlung ihrer Mitglieder*

---

[57] Haug, Roswitha; „ die Auswirkungen der NS-Doktrin auf Homöopathie und Phytotherapie". Eine vergleichende Analyse von einer medizinischen und zwei pharmazeutischen Zeitschriften zur Erlangung des Grades einer Doktorin der Naturwissenschaften; Marburg/Lahn 2009; Seite 129/130

mit diesen Mitteln verlangt (einfache Mittel, die die Natur uns mit ihren Kräutern aus ihrer Herrgottsapotheke, die vor ihrer Tür steht, liefert).[58] Heinrich Himmler kam der Ersuch von Georg Gustav Wegener im Jahre 1937 sehr gelegen. Wegener wollte den Heilpflanzenanbau durch den Einsatz von Zwangsarbeitern aus den Konzentrationslagern unterstützen um die Kosten so gering wie möglich zu halten. Himmler beauftragte umgehend den Bau der ersten Heilkräuterplantage im SS-Hilfslager Schleißheim bei Dachau, eine ehemalige Pulver- und Munitionsfabrik. Es wurde nach der Notverordnung vom 28.Februar 1933, als das Grundrecht der persönlichen Freiheit außer Kraft gesetzt wurde, für Schutzhäftlinge genutzt.

Die Leitung dieser Anlage erhielt Rudolf Lucaß, der gleichzeitig Gründungsmitglied der „Arbeitsgemeinschaft für Heilpflanzenkunde" an der Ludolf-Krehl-Klinik in Heidelberg war. Später wurde er Referent für Heil- und Gewürzpflanzen in der Reichsführung SS.[59]

Erste Erfolge der Anlage Schleißheim zeichneten sich ab und man wollte diese Idee im größeren Rahmen als Plantage anlegen. Im Dachauer Moor nahe dem Konzentrationslager (KZ) begann die Erschließung und Trockenlegung der Anbauflächen. Rentabel war der Heilpflanzenanbau nur durch den Einsatz der Häftlinge um Arbeitskräfte ohne Lohn zu bekommen. 429 Todesopfer forderte die schwere körperliche Arbeit im Winter 1940 bei Unterernährung und teils schlechten Wetterbedingungen.

Das Stammlager Dachau blieb nicht das einzige Beispiel. Auch andere Plantagen wurden an Konzentrationslager angebunden um die Häftlinge als billige Arbeitskraft zu nutzen. Tatsächlich gab es dafür eine Dachorganisation ab 1939, die „Deutsche Versuchsanstalt für Ernährung und Verpflegung" unter der Leitung von Oswald Pohl (Leiter des SS-Verwaltungshauptamtes).

---

[58] Kersten, Felix,Medizinalrat: „Totenkopf und Treue"-Heinrich Himmler ohne Uniform; 1. Auflage, Robert Mölich Verlag, Hamburg (1952); Seite 57

[59] Haug, Roswitha; „ die Auswirkungen der NS-Doktrin auf Homöopathie und Phytotherapie". Eine vergleichende Analyse von einer medizinischen und zwei pharmazeutischen Zeitschriften zur Erlangung des Grades einer Doktorin der Naturwissenschaften; Marburg/Lahn 2009; Seite 435

Wenn man überhaupt eine Rechtfertigung brauchte, wurde dies mit dem Interesse der deutschen Volkswirtschaft begründet.[60]
Die Konzentrationslager, so tragisch ihr Dasein ohnehin schon war, wurden noch zu weiteren Zwecken missbraucht. Auf Befehl des Reichsführers-SS Heinrich Himmler sollten 1941 homöopathische Prüfungen stattfinden. Genauer bedeutete es, ob am Menschen mittels homöopathischer Arznei Heilerfolge bei tuberkulosekranken Häftlingen erzielt werden können.
Walter Neff (1909-1960), früher Landwirt und Verwalter eines Gutshofes, war Häftling im KZ Dachau seit dem 14. März 1938. Nach monatelanger Einzelhaft und Strafkompanie wurde er von SS-Hauptsturmführer Adam Grünewald zum Arbeitseinsatz auf die Plantage verbannt.
Im Jahre 1941 war es Neff der den Auftrag erhielt, die homöopathische Versuchsstation für Tbc-Kranke einzurichten. Gleichzeitig wurde er zum Oberpfleger des Reviers ernannt und sein Zuständigkeitsbereich fiel in den Revierblock 5.
Über ein eventuelles Prüfungsresultat ist leider nichts bekannt. Es sind auch keine anderen Quellen über dieses Thema zugänglich. Ein Zitat beweist jedoch, dass auch die Homöopathie dort keine Wunder vollbracht hat, wie sollte sie auch:
Neff ist von Anfang an bemüht, eine ganze Kraft darauf zu verwenden, Leben zu erhalten. So entläßt er einmal fünfzig unheilbar Kranke aus dem Revier >probeweise< ins Lager, um zu verhindern, daß sie von einer Ärztekommission, die ihren Besuch in Dachau angekündigt hat, zur Vergasung im Schloß Hartheim bei Linz bestimmt werden.[61]
Die erste medizinische Versuchsabteilung war in Dachau eröffnet und es folgen noch weitaus schlimmere.

Als im Jahre 1942 der Stabsarzt der Luftwaffe und Untersturmführer Dr. Sigmund Rascher in das Konzentrationslager Dachau auf eigenen

---

[60] Haug, Roswitha; „ die Auswirkungen der NS-Doktrin auf Homöopathie und Phytotherapie". Eine vergleichende Analyse von einer medizinischen und zwei pharmazeutischen Zeitschriften zur Erlangung des Grades einer Doktorin der Naturwissenschaften; Marburg/Lahn 2009; Seite 436
[61] www.zbdachau.de/fates/ger/neff.htm: „Zum Beispiel Dachau" – Arbeitsgemeinschaft zur Erforschung der Dachauer Zeitgeschichte

Wunsch versetzt wurde, begannen die wirklich unmenschlichen Experimente an Häftlingen. Die Grausamkeit wird an den verschiedenen Versuchen deutlich:

Höhentodversuche, Kältetodversuche, Leberpunktion, Übungsoperationen, Ernährungsversuche, Meerwasserversuche uvm.

Außerdem gab es noch eine Phlegmonestation auf der Heinrich Himmler die Wirksamkeit der Sulfonamide untersuchen wollte.

Es wurde den Gefangenen flüssiger Eiter unter die Haut gespritzt und dann in verschiedenen Versuchsreihen behandelt. In diesem Fall soll auch die Homöopathie mit verschiedenen Kräutertees beteiligt gewesen sein, die Quellen sind aber nicht eindeutig. Das einzige was noch über diese Methode erwähnt wird ist, dass diese Gruppe weniger leiden musste, weil sie zumindest eine ausreichende Flüssigkeitszufuhr bekamen.[62]

3.10 Verfolgte Homöopathen im Dritten Reich

Leider fehlen bislang genaue Forschungen auf dem Gebiet, der durch Nationalsozialisten verfolgten Homöopathen.

Es gab sicher viele Schicksale, die unter den Nationalsozialisten, aus rassistischen oder politischen Gründen, aus dem Land vertrieben, verfolgt oder ermordet wurden. Bekannt sind einige wenige praktizierende Homöopathen, wie z.B. Otto Leeser (1888-1964), Dr. med. Martin Gumpert (1897-1955), Edward C. Whitmont (1912-1998) und William Gutman (1900-1991), die Deutschland unter dem NS-Regime verlassen mussten.

Martin Gumpert musste im Jahre 1936 Deutschland verlassen, der als Verfasser einer Hahnemann-Biographie bekannt wurde.

Der aus Wien stammende Homöopath Edward C. Whitemont emigrierte gezwungenermaßen 1938 in die USA.

William Gutman, ebenfalls in Wien geboren, floh 1938 nach New York, wo er Homöopathie an einem Medical College unterrichtete.[63]

---

[62] Geidobler, Carolin; „Menschenversuche im KZ Dachau", Facharbeit aus dem Fach Geschichte, Gymnasium Gars, Kollegstufenjahrgang 2002/2004, S. 14

[63] Jütte, Robert, Prof. Dr.; Leiter des Instituts für Geschichte und Medizin der Robert Bosch Stiftung in Stuttgart; „Homöopathie und Nationalsozialismus - eine historische Expertise (Stand Juni 2008)

Dr. med. Otto Leeser war sicher das prominenteste Opfer. Er war von 1929 bis 1933 Leiter der Frauenabteilung im Homöopathischen Aushilfskrankenhaus in Stuttgart. Aufgrund seiner jüdischen Abstammung wurde er aus dem „Zentralverein homöopathischer Ärzte" und der Schriftleitung des „Hippokrates" ausgeschlossen. Kurze Zeit später, 1934, musste er über Holland nach England emigrieren, wo Leeser die britische Staatsbürgerschaft annahm. Dort fehlte ihm allerdings die Zulassung um als Arzt zu praktizieren. Trotzdem fand er einen Weg auch dort die Homöopathie zu lehren.[64]

3.11 Die Homöopathie während des 2. Weltkrieges

Die homöopathische Berichterstattung kam während des 2. Weltkrieges fast vollständig zum erliegen. Einige Zeitschriften, wie die AHZ und die deutsche Apotheker - Zeitung mussten im Laufe der Kriegsjahre ihre Veröffentlichungen stark minimieren oder sogar einstellen. Weitere Literatur ist aus dieser Zeit schwer zu finden, was zum Teil darin begründet liegt, dass viele Unterlagen zerstört wurden.[65]

Aber auch das Interesse der Machthaber hat sich ganz auf das Kriegsgeschehen verschoben und der Homöopathie fehlte die Unterstützung von wichtigen Befürwortern aus den Reihen des Regimes. Der bereits erwähnte zweite Vierjahresplan, demzufolge innerhalb vier Jahre sowohl die Wirtschaft, als auch die Wehrmacht kriegsbereit sein sollte, war nicht kompatibel mit homöopathischen Sichtweisen eines Gesundheitssystems. Es musste schnell und zielorientiert militärisch gehandelt werden.

Das Robert Bosch Krankenhaus war dadurch in seiner Position für die Stadt Stuttgart unverzichtbar geworden, weil es durch seine Lage fast völlig unbeschädigt blieb. Allerdings war keineswegs der Bedarf an homöopathischen Arzneien erforderlich, sondern die notwendigen Behandlungen beschränkten sich fast ausschließlich auf chirurgische

---

[64] http://de.wikipedia.org/wiki/Otto_Leeser

[65] Haug, Roswitha; „ die Auswirkungen der NS-Doktrin auf Homöopathie und Phytotherapie". Eine vergleichende Analyse von einer medizinischen und zwei pharmazeutischen Zeitschriften zur Erlangung des Grades einer Doktorin der Naturwissenschaften; Marburg/Lahn 2009; Seite 43/44

Eingriffe. Erinnerungen der damaligen Leiterin, Emmy Barth, zeigen die damals vorherrschende Not:

Schließlich war unser Krankenhaus noch das einzig erhalten gebliebene der Stadt, so daß alle Fliegerverletzten und Verbrannten zu uns gebracht werden mußten. Da lagen die Räume und Gänge voll bis auf den letzten Platz mit Schwerstverletzten.[66]

Auch die Aktivitäten des homöopathischen Laienverbandes nahmen durch die Schicksale und der unüberwindbaren Ausnahmesituation während des Krieges stetig ab. 1945 ist dieses großartige Beispiel einer einheitlichen Bewegung völlig zerstört und erlangte später nach dem Krieg trotz Bemühungen nicht annähernd die Popularität von damals. Die homöopathische Praxis kam in der Zeit des Krieges nicht vollständig zum Erliegen, aber die anfängliche Euphorie wie sie oben um 1933 beschrieben wurde, gab es nicht mehr. Dennoch verlieh Adolf Hitler während der Kriegsjahre den Professorentitel 1939 an Dr. Med Bastanier und Hanns Rabe, später im Jahre 1942 auch an Alfons Stiegele.[67] Reichsärzteführer Gerhard Wagner starb 1939 im Alter von 50 Jahren an Leukämie. Sein Nachfolger wurde Leonardo Conti (1900-1945), ein in der Schweiz geborener Mediziner. Conti übernahm das NSDAP-„Hauptamt für Volksgesundheit" und war Leiter des NSD-Ärztebundes.[68] Später wechselte er zur SS und wurde dem Stab als Oberarzt zugeteilt. Er war schon immer politisch radikal rechts orientiert und machte durch einen fanatischen Antisemitismus auf sich aufmerksam. Conti war stark beteiligt an der Judenverfolgung, Vertreibung jüdischer Ärzte, Menschenversuchen, Zwangssterilisationen, Schwangerschaftsunterbrechungen und Euthanasie und erhielt hohe Auszeichnungen durch die NSDAP und die SS für seine Verdienste.[69]

---

[66] Faltin, Thomas; „Homöopathie in der Klinik", die Geschichte der Homöopathie am Stuttgarter Robert-Bosch-Krankenhaus; Band 7; Karl F. Haug Verlag; August 2002; Seite 49

[67] Wischner, Matthias; „Kleine Geschichte der Homöopathie"; KVC Verlag; Essen 2004; Seite 61/62

[68] http://de.wikipedia.org/wiki/Leonardo_Conti_%28Mediziner%29

[69] Leyh, Ernst-Alfred, Dr. med. dent. ; „Volksschicksal", „Wehrkraft" Leonardo Conti (1900-1945) und die Ideologisierung der Medizin in der NS-Diktatur; Universität Heidelberg, Promotionsfach: Geschichte der Medizin;

Die Tatsache dass er als Auslanddeutscher in der Hierarchie soweit oben anlangte war bemerkenswert. Das lag nicht zuletzt an seinen Grundsätzen der nationalistischen Weltanschauung, die Blut, Ehre und Boden als maßgebliche Punkte betrachteten.

Leonardo Conti war wie seine Geschichte schon vermuten lässt, allen naturheilkundlichen Heilweisen gegenüber sehr distanziert. Er war überzeugt davon, nur eine staatliche Medizinalverwaltung, im schulmedizinischem Sinne, könnte die Aufgaben im Reich meistern. Die Gesundheitsämter wurden ausgebaut um eine deutlichere Selektierung in der erbbiologischen Kontrolle vornehmen zu können.

3.12 Erste Entwicklungen in der Nachkriegszeit

Nach dem 2. Weltkrieg hatte die Homöopathie in der Öffentlichkeit an Bedeutung verloren, sie erholte sich nur langsam von den enormen Einschlägen der Kriegszeit. Die AHZ, die ihren Dienst 1944 aufgeben musste, brachte erst 1948 wieder eine erste Ausgabe heraus. Heinz Schoeler (1905-1973), beteiligt 1936-1939 an der homöopathischen Arzneiüberprüfung im Krankenhaus in Leipzig, wurde 1948 Hauptschriftleiter dieser ersten Nachkriegsausgabe. Er schränkte sein Vorhaben, die Homöopathie voranzubringen, erheblich ein, indem er den alleinigen Einsatz homöopathischer Mittel als Kunstfehler in Erwägung zieht.

Die Frage nach der endgültigen Eingliederung in die allgemeine Universitätsmedizin wird von Jahr zu Jahr dringender.[...] Der Allgemeinpraktiker benötigt nach wie vor gute Mitteilungen aus der Praxis für die Praxis. [...] Wertvoll sind auch Arbeiten, die für die homöopathischen Ärzte im Sinne der allgemeinen ärztlichen Fortbildung Bedeutung haben, etwa über Grenzgebiete der Allopathie und der Homöopathie und über solche Gebiete, in denen die Anwendung der Homöopathie als Kunstfehler zu betrachten ist. So muß zum Beispiel ein Überblick geschaffen werden, wieweit die Chemotherapie und das Penicillin die Homöopathie verdrängt haben.

Kritische Arbeiten, die mit beweisenden Unterlagen zur Klärung der Hochpotenzfrage beitragen, sind ebenfalls erwünscht.[70]

---

[70] Haug, Roswitha; „ die Auswirkungen der NS-Doktrin auf Homöopathie und Phytotherapie". Eine vergleichende Analyse von einer medizinischen und zwei pharmazeutischen Zeitschriften zur Erlangung des Grades einer Doktorin der Naturwissenschaften; Marburg/Lahn 2009; Seite 158/159

Desweiteren ist noch das Stuttgarter Robert-Bosch-Krankenhaus nennenswert. Es erfuhr erneuten Aufschwung in der homöopathischen Abteilung mit der Rückkehr Otto Leesers aus England 1949. Dort bildete er bis zum Jahre 1955 noch 600 homöopathische Ärzte aus.[71] In dieser Zeit, vom 30. Juli bis 2. August 1951 in Lausanne, waren zum ersten Mal wieder, seit 1938, deutsche Homöopathen auf dem XV. Weltkongreß der Liga Homoeopathica Internationalis, vertreten.[72] Mitte der 1950 Jahre wurde dann ein neuer Impuls für die Homöopathie in Deutschland gesetzt. Adolf Voegeli (1898-1993), aus der Schweiz, veröffentlichte im Jahre 1955 sein Werk „Heilkunst in neuer Sicht" und hielt ab 1956 zahlreiche Seminare in Deutschland.[73] Diese Publikation erfolgte allerdings nur in der BRD, denn in der DDR fand die Anfeindung gegen die Homöopathie 1959 ihren Höhepunkt. Dort gab es eine Wanderausstellung mit dem Titel „Aberglauben und Gesundheit. Ausstellung gegen Aberglauben und Kurpfuscherei."[74]

4. Fazit

Zusammenfassend zeigt sich, dass sich die Homöopathie inhaltlich, medizinisch und systematisch nicht weiterentwickelt hat. Die homöopathischen Vertreter haben das Konstrukt der Nationalsozialisten genutzt um ihre Sache weiterzuentwickeln. Es gab vielversprechende und interessante Ansätze Universitäten einzubeziehen oder die Wirksamkeit der Homöopathie nachweisen zu wollen, aber letztendlich mussten sich alle Vorhaben den Kriegszielen unterordnen.
Die Laienbewegungen waren im Laufe der Jahre für die Homöopathie von unschätzbarer Bedeutung. Sie bildeten die Basis für die Verbreitung

---

[71] Wischner, Matthias; „Kleine Geschichte der Homöopathie"; KVC Verlag; Essen 2004; Seite 69
[72] Haug, Roswitha; „ die Auswirkungen der NS-Doktrin auf Homöopathie und Phytotherapie". Eine vergleichende Analyse von einer medizinischen und zwei pharmazeutischen Zeitschriften zur Erlangung des Grades einer Doktorin der Naturwissenschaften; Marburg/Lahn 2009; Seite 168
[73] Schroers, Fritz D.; „Lexikon deutschsprachiger Homöopathen"; Karl F. Haug Verlag; 2006; Seite 153/154
[74] wikipedia.org/wiki/Homöopathie#Deutsche_Demokratische_Republik; Stand 21.11.2011

der Lehre Hahnemanns und waren außerdem gut organisiert. Es gab verschiedene Verbände, aber mit den gleichen Zielen und Forderungen. Der Nationalsozialismus hat es geschafft diese Organisation innerhalb weniger Jahre zu zerstören. Es lag an der untergrabenden Politik, die so unnachahmlich lockend und beeinflussend war, wie kaum vorher. Die homöopathischen Laien sahen Hoffnung ihre Anliegen zu verbessern, endlich weiter zu kommen in dem was sie tun und man gab ihnen die Plattform dazu. Das führte allerdings zum Verlust der Eigenständigkeit in den Verbänden. Es sollte im Rahmen der nationalistischen Gleichschaltung eine Einheit geschaffen werden, die nicht mehr in der Lage war, wie früher zu agieren.

Insgesamt betrachtet ist von der anfänglichen Vision, der Homöopathie einen gesicherten Platz neben der Schulmedizin zu geben, zum Ende der NS-Zeit nicht mehr viel übrig geblieben. Die Gründe dafür sind vielfältig. Die Kriegswirren hatten einiges dazu beigetragen, denn die Homöopathie schien keineswegs geeignet, dem zweiten Vierjahresplan standzuhalten.

Einen guten Einblick in damalige Verhältnisse gewährt außerdem der Bericht von Fritz Donner. Die unhaltbaren Illusionen prominenter homöopathischer Ärzte, infolge der staatlichen Einmischung sind enorm. Demzufolge wurden Prüfungen in einer Art und Weise vorgenommen, die mit der normalen homöopathischen Praxis nichts mehr zu tun haben. Wenn man Hanns Rabe als Beispiel nimmt bekommt man den Eindruck, dass er die praktische und therapeutische Bedeutung der Homöopathie gar nicht wahrnahm um sie folgerichtig umzusetzen.

Der Donner Bericht ist aus wissenschaftlicher Sicht nicht besonders wertvoll, weil die Originalunterlagen nicht mehr zur Verfügung stehen. Man muss allerdings zugeben, dass er ein Fiasko für die Homöopathie darstellt. Hier ist eine detaillierte, weitergehende Analyse der vorliegenden Unterlagen notwendig, diese Ergebnisse erneut zu hinterfragen um das Scheitern der Arzneiprüfungen zu verstehen. Zumal dieser Bericht von Gegnern der Homöopathie immer wieder als Beweis angeführt wird, dass diese Lehre der Heilkunst nicht wirksam sein soll.

Es schien, anfangs des Nationalsozialismus, dass die Homöopathie ihre Blütezeit erleben könnte, die Führungsliege des Regimes stand der Naturheilkunde durchaus offen gegenüber.

Erkennbar ist, dass sich einige führende Homöopathen aus reinem Opportunismus auf die Seite der Nazis stellten, dadurch aber die Grundlagen der eigentlichen Lehre verraten haben. Sie wollten politische und medizinische Anerkennung erfahren, die ihnen bis dahin verwehrt geblieben war.

Wir Homöopathen sollten dieses geschichtliche Ereignis, wie auch schon von Fritz Donner gewünscht als Mahnruf erkennen. Denn wir stehen heute vor den gleichen Problemen, Anerkennung und Gleichberechtigung zu erfahren wie damals.

Eine Möglichkeit zur wissenschaftlichen Anerkennung der Homöopathie wurde jetzt geschaffen, denn die Steinbeis-Hochschule in Berlin beginnt voraussichtlich im Februar 2012 mit einem neuen Studiengang. Er beinhaltet das Studium zum Bachelor of Science in Komplementär Medizin mit der Homöopathie als Vertiefungsrichtung.

Aber es zeigt sich erneut in aktuellen Diskussionen, dass nicht alle heutigen Schulen und Verbände in der Lage sind diesen neuen Aufbruch in einheitlicher Weise zu unterstützen.

Danksagung

Ich möchte mich herzlich bei allen bedanken die mir während meines Studiums und bei dieser Abschlussarbeit zur Seite gestanden haben.

Insbesondere meinem lieben Mann Egbert, der mich geduldig ertragen hat, wenn nicht alles so lief wie es sollte. Meinen wunderbaren Söhnen Noel und Thure, die auf mich verzichten mussten, wenn Mama wieder einmal zu lange vor dem Computer saß.

Meiner Mutter Anna Härzschel, denn ohne sie hätte ich das Studium und somit diese Arbeit nicht beenden können. Danke für deine Zeit, die du während meiner Abwesenheit meiner Familie geopfert hast.

Herzlichen Dank an meine Schwiegermutter Ria Mastall, die spontan zur Stelle war, wenn Not am Mann war.

5. Literaturverzeichnis

Broszat, Martin; „Der Nationalsozialismus. Weltanschauung, Programm und Wirklichkeit"; 4. Auflage; Deutsche Verlags-Anstalt; Stuttgart 1961

Bothe, Detlef; „Die Homöopathie im dritten Reich."; Zur Verfügung gestellt von der Karl und Veronica Carstens Stiftung.

Der Spiegel; Titelthema: „Homöopathie, die große Illusion"; Heft 28, 2010

Dinges, Martin; „Weltgeschichte der Homöopathie" Länder – Schulen – Heilkundige; Verlag C.H. Beck; München 1996

Donner, Fritz; „Vier Vorlesungen über Homöotherapie", Gehalten im Sommersemester 1934 an der Berliner Akademie für Ärztliche Fortbildung; Verlag Dr. Willmar Schwabe, Leipzig C1 1938

Donner, Fritz; „Zwölf Vorlesungen über Homöotherapie", Gehalten an der Berliner Akademie für ärztliche Fortbildung i. d. Jahren 1939-1945; Karl F. Haug Verlag 1948

Donner, Fritz; „Bemerkungen zu der Überprüfung der Homöopathie" durch das Reichsgesundheitsamt 1936 bis 1939. Verfasst 1966
Das Original dieses Textes befindet sich im Homöopathie Archiv des Instituts für Geschichte der Medizin der Robert Bosch Stiftung, Straussweg 17, D70184 Stuttgart

Ernst E.Prof. ; University of Exeter, Centre for Complementary Health Studies, Großbritannien; „Außenseiter, Schulmedizin und nationalsozialistische Machtpolitik";
Aufsatz im Deutschen Ärzteblatt 92, Heft 3; 20. Januar 1995

Faltin, Thomas; „Homöopathie in der Klinik", die Geschichte der Homöopathie am Stuttgarter Robert-Bosch-Krankenhaus; Band 7; Karl F. Haug Verlag; August 2002

Geidobler, Carolin; „Menschenversuche im KZ Dachau"; Facharbeit aus dem Fach Geschichte. Gymnasium Gars, Kollegstufenjahrgang 2002/2004

Haug, Alfred; „Für Homöopathie und Volk" Protokolle des Süddeutschen Verbandes für Homöopathie und Lebenspflege an der Schwelle zum dritten Reich. Zur Verfügung gestellt von der Karl und Veronica Carstens Stiftung.

Haug, Roswitha; „ die Auswirkungen der NS-Doktrin auf Homöopathie und Phytotherapie". Eine vergleichende Analyse von einer medizinischen und zwei pharmazeutischen Zeitschriften zur Erlangung des Grades einer Doktorin der Naturwissenschaften; Marburg/Lahn 2009

Hippokrates, Organ für die Einheitsbestrebungen in der Medizin, „Zeit- und Streitfragen"; 8. Jahrgang, Heft 32; Donnerstag, 12. August 1937

Homöopathische Zeitung, 6/1986 AHZ; Zur Verfügung gestellt von der Karl und Veronica Carstens Stiftung.

Jütte , Robert, Prof. Dr., Leiter des Instituts für Geschichte und Medizin der Robert Bosch Stiftung in Stuttgart; „Homöopathie und Nationalsozialismus - eine historische Expertise (Stand Juni 2008); Zur Verfügung gestellt von der Karl und Veronica Carstens Stiftung.

Karrasch, Bertram; „Volksheilkundliche Laienverbände im Dritten Reich"; Hippokrates Verlag; 1998

Kersten, Felix, Medizinalrat; „Totenkopf und Treue"-Heinrich Himmler ohne Uniform; 1. Auflage, Robert Mölich Verlag; Hamburg 1952

Leyh, Ernst-Alfred, Dr. med. dent. ; „Volksschicksal", „Wehrkraft" Leonardo Conti (1900-1945) und die Ideologisierung der Medizin in der NS-Diktatur; Universität Heidelberg, Promotionsfach: Geschichte der Medizin

Lickint, Fritz; „Vierjahresplan und Homöopathie"; Hippokrates, Organ für die Einheitsbestrebung in der Medizin; 8 Jahrgang; 1937

Lucae, Christian; „Homöopathie an deutschsprachigen Universitäten" Die Bestrebung zu ihrer Institutionalisierung von 1812 bis 1945 (Quellen und Studien zur Homöopathiegeschichte) Band 4; Karl F. Haug Verlag; Heidelberg 1998

Otto, Eduard; Naturheilärzte im Nationalsozialismus „Das Dresdner Experiment", Naturheilmethoden sollen überprüft werden; Deutsches Ärzteblatt 90, Heft 18; 7. Mai 1993; Zur Verfügung gestellt von der Karl und Veronica Carstens Stiftung.

Schroers, Fritz D.; „Lexikon deutschsprachiger Homöopathen"; Karl F. Haug Verlag; 2006;

Wischner, Matthias; „Kleine Geschichte der Homöopathie"; KVC Verlag; Essen 2004

Internetverweise
Homepage des Robert-Koch-Krankenhauses; www.rbk.de/ueberuns/geschichte/zeitleiste.html; Stand 15.10.2011
www.bochumer-bunker.de/der_vierjahresplan.html; Deutsches Ärzteblatt Nr.15, 63. Jahrgang; Berlin 7.Oktober; Stand 01.10.2011
Eppenich, Heinz; www.hpathy.de/content/zur-geschichte-der-deutschen-homöopathischen-krankenhäuser, Stand 21.10.2011
www.frauenweise.de/homoeopathie-und-nationalsozialismus.html, Stand 01.10.2011

Arbeitsgemeinschaft zur Erforschung der Dachauer Zeitgeschichte; „Zum Beispiel Dachau"; www.zbdachau.de/fates/ger/neff.htm; Stand 15.10.2011

wikipedia.org/wiki/Gerhard_Wagner_(Reichsärzteführer); Stand 01.10.2011

wikipedia.org/wiki/Neue_Deutsche_Heilkunde; Stand 01.10.2011

wikipedia.org/wiki/Otto_Leeser; Stand 01.10.2011

wikipedia.org/wiki/Leonardo_Conti;Stand 01.10.2011

wikipedia.org/wiki/Homöopathie#Deutsche_Demokratische_Republik; Stand 01.10.2011

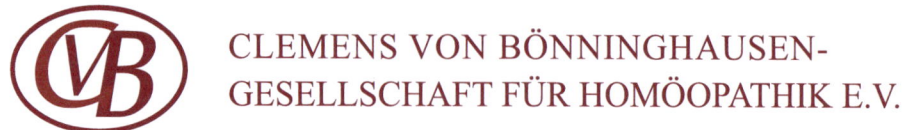

CLEMENS VON BÖNNINGHAUSEN- GESELLSCHAFT FÜR HOMÖOPATHIK E.V.

Schriftenreihe der CvB-Akademie

Homöopathisches Jahrbuch 2009 der Clemens von Bönninghausen-Akademie.
Books on Demand 2009, 240 Seiten

Homöopathisches Jahrbuch 2010 der Clemens von Bönninghausen-Akademie.
Books on Demand 2009, 229 Seiten

James Grant Gilchrist: Tumoren - ihre Ätiologie und Heilbarkeit.
Verlag Grundlagen und Praxis 2008, 224 Seiten, 4 Abbildungen

James Compton Burnett: Erkrankungen der Milz.
Verlag Müller & Steinike 2005, Band 26 der CvBA-Reihe, 93 Seiten

John Henry Clarke: Die homöopathische Verschreibung (The Prescriber).
Verlag Müller & Steinike 2002, Band 25 der CvBA-Reihe, 631 Seiten

C.M. Boger: Philosophie des Heilens.
Verlag Müller & Steinike 2002, Band 24 der CvBA-Reihe, 108 Seiten

James Compton Burnett: Bacillinum – Die neue Heilmethode der
Schwindsucht mit ihrem eigenen Erreger.
Verlag Müller & Steinike 2001, Band 23 der CvBA-Reihe, 113 Seiten

Wolfgang Mettler: Die Darmnosoden.
Verlag Müller & Steinike 2000, Band 22 der CvBA-Reihe, 180 Seiten

James Compton Burnett: Fieber und Blutvergiftung, Ringworm,
Natrium muriaticum.
Verlag Müller & Steinike 2000, Band 21 der CvBA-Reihe, 160 Seiten

Gerhard Risch, Yves Laborde: Die hereditären chronischen Krankheiten.
Verlag Müller & Steinike 1998, Band 20 der CvBA-Reihe, 604 Seiten

James Compton Burnett: Die homöopathische Behandlung oder fünfzig
Gründe, warum ich ein Homöopath bin.
Verlag Müller & Steinike 1997, Band 19 der CvBA-Reihe, 135 Seiten

H.C. Allen: Die Heilmittel von Fiebern.
Verlag Müller & Steinike 1997, Band 18 der CvBA-Reihe, 688 Seiten

R.T. Cooper: Krebs und Krebssymptome.
Dr. Fortier-Bernoville und A. H. Grimmer: Die homöopathische Behandlung
von Krebs.
Verlag Müller & Steinike 1996, Band 17 der CvBA-Reihe, 172 Seiten

Roland Methner: Klinische Materia Medica der Krebsmittel in drei Bänden
Teil 3, Pankreatium – Zincum.
Verlag Müller & Steinike 1995, Band 16 der CvBA-Reihe, 143 Seiten

Wolfgang Mettler: Klinische Materia Medica der Krebsmittel in drei Bänden
Teil 2, Ignatia – Ozon.
Verlag Müller & Steinike 1995, Band 15 der CvBA-Reihe, 150 Seiten

Yves Laborde: Materia Medica der Krebsmittel in drei Bänden
Teil 1, Aalserum – Hydrocotyle.
Verlag Müller & Steinike 1995, Band 14 der CvBA-Reihe

John H. Clarke: Dr. Skinners Hauptcharakteristica der Materia Medica /
Radium als innerliches Mittel.
Verlag Müller & Steinike 1995, Band 13 der CvBA-Reihe, 146 Seiten

James Compton Burnett: Erkrankungen der Haut.
Verlag Müller & Steinike 1994, Band 12 der CvBA-Reihe, 60 Seiten

James Compton Burnett: Die Gicht und ihre Heilung.
Verlag Müller & Steinike 1994, Band 11 der CvBA-Reihe, 94 Seiten

James Compton Burnett: Die Lebererkrankungen. Gelbsucht, Gallensteine, Vergrößerungen, Tumoren und Krebs: Ihre Behandlung.
Verlag Müller & Steinike 1994, Band 10 der CvBA-Reihe, 116 Seiten

J.W. Hutchinson: Siebenhundert Kardinalsymptome aus Cowperthwaites Materia medica.
Verlag Müller & Steinike 1993, Band 7 der CvBA-Reihe, 113 Seiten

Yves Laborde: Repertorium miasmatischer Symptome.
Verlag Müller & Steinike 1992, Band 6 der CvBA-Reihe, 332 Seiten

James Compton Burnett: Venenerkrankungen, speziell Venosität, Varikozele, Hämorrhoiden, variköse Venen und ihre Behandlung mit Arzneimitteln.
Verlag Müller & Steinike 1992, Band 5 der CvBA-Reihe, 77 Seiten

James Compton Burnett: Vakzinose und ihre Heilung mit Thuja nebst Anmerkungen über die Homöoprophylaxe.
Verlag Müller & Steinike 1991, Band 4 der CvBA-Reihe, 59 Seiten

James Compton Burnett: Die Heilbarkeit von Tumoren durch Arzneimittel.
Verlag Müller & Steinike 1991, Band 3 der CvBA-Reihe, 174 Seiten

James Compton Burnett: Tumoren der Brust - Behandlung und Heilung.
Verlag Müller & Steinike 1991, Band 2 der CvBA-Reihe, 89 Seiten

John Henry Clarke: Die Heilung von Tumoren durch Arzneimittel (mit besonderem Hinweis auf Krebsnosoden).
Verlag Müller & Steinicke 1991, Band 1 der CvBA-Reihe, 117 Seiten